中医
急诊急救指南

主编 庞国明 张胜强 刘增省

中国健康传媒集团

中国医药科技出版社

内 容 提 要

本书为突出中医诊疗、急救特点的指南类图书。全书共分五章，总论着重阐述中医急诊的概念、源流、特点、理论体系、技术发展概况、四诊要点、辨证要点等；其后重点介绍危重急症、常见内科急病、急性中毒和其他急病的诊治。将中西医知识有机结合，全书内容简明扼要，通俗易懂，拈来可用，便于掌握，适合作为广大急诊、基层、中医医师的重要参考书。

图书在版编目（CIP）数据

中医急诊急救指南 / 庞国明，张胜强，刘增省主编 . — 北京：中国医药科技出版社，2019.3

ISBN 978-7-5214-1045-7

Ⅰ . ①中… Ⅱ . ①庞… ②张… ③刘… Ⅲ . ①中医急症学—指南 Ⅳ . ① R278-62

中国版本图书馆 CIP 数据核字（2019）第 051331 号

美术编辑 陈君杞

版式设计 也 在

出版 **中国健康传媒集团** | 中国医药科技出版社

地址 北京市海淀区文慧园北路甲 22 号

邮编 100082

电话 发行：010—62227427 邮购：010—62236938

网址 www.cmstp.com

规格 880×1230mm $\frac{1}{32}$

印张 11 $\frac{1}{4}$

字数 281 千字

版次 2019 年 3 月第 1 版

印次 2023 年 3 月第 2 次印刷

印刷 三河市万龙印装有限公司

经销 全国各地新华书店

书号 ISBN 978-7-5214-1045-7

定价 39.00 元

编委会

前　言

中医药学凝聚着中华民族的聪明智慧，形成了许多独特的理论和有效的方法，是我们中华民族优秀传统文化的重要组成部分。尤其在治疗急危重症方面历史悠久、内容丰富，急救的方法不知凡几，其适应证更是遍及临床各科。有些项目不但在过去长期领先于世界，而且至今仍有其独特的应用价值。

"没有全民健康，就没有全面小康。"全民健康更离不开中医药的保驾护航。为此河南省开封市120急救指挥中心、河南省开封市中医院组织省内急诊专家编写了《中医急诊急救指南》。旨在切实提高广大基层急诊人员的业务素质，使一线急救人员面对复杂病情时更有得心应手的应急处置方法。本书共五章，总论部分着重阐述中医急诊的概念、源流、特点、理论体系、技术发展概况、四诊要点、辨证要点等；其后重点介绍危重急症、常见内科急病、急性中毒和其他科急病等，各病下设概述、诊断与鉴别诊断、急救措施、辨证论治、综合治疗、预防与调护等；此外将中西医知识有机结合，突出中医的诊疗要点、急救特点。内容简明扼要，通俗易懂，拈来可用，便于掌握。适合作为广大急诊、基层、中医医师的重要参考书。

由于急救医学发展日新月异和作者专业水平所限，书中难免出现疏漏之处，诚望同仁多提宝贵的建设性意见，帮助作者改进。

编者

2019年2月

目 录

第一章　总论

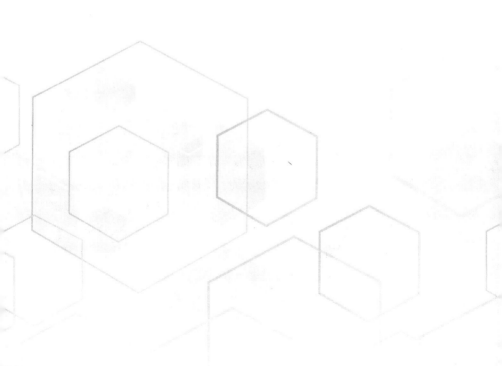

第一节　中医急诊学概念

中医急诊学是一门古老而又新兴的学科，是运用中医学理论和中医临床思维方法研究急危重症的病因病机、证候演变规律、辨证救治与处理等问题的一门临床学科。其在中医学学术发展的历程中占有重要地位，是中医学学术发展和飞跃的突破口。从中医学的发展历史来看，中医学学术发展的核心是急救学科的进步。急诊医学研究的内容首先是急危重症的诊断与鉴别诊断，其次是急危重症的抢救治疗。急诊灾害医学研究的范围是急救方法、急救运输、急救网络等。急症医学研究的内容是以症状为中心的急危重症的诊断与鉴别诊断及抢救方法。中医急诊学所涉及的范围极其广泛，凡临床各科疾病处于急危重阶段均属其研究范围，另外，也包括急性中毒及各种危重病综合征等。

第二节　中医急诊学源流

回顾历史，中华民族在同疾病做斗争中取得了宝贵经验，涌现出扁鹊、华佗、张仲景等中华民族千古传诵的名医，医者们运用中药、砭石、针灸等方法治疗急危重症，扁鹊针"三阳五会"治疗虢太子尸厥即是中医急诊学的雏形。中医急救学在不断的实践中逐渐形成了自己独特的理论，其中《黄帝内经》《难经》《神农本草经》《伤寒杂病论》为最具代表性的中医学著作。《黄帝内经》中《素问》偏于论述生理病理以及各种病症的发生机制，如"煎厥""薄厥""水肿""疫病""脏厥""痉"-等急性热性危重症；《灵枢》偏于论述针灸、经络、补泻剂法，其治疗对象亦是急危重症，如"癫狂""厥病"。《神农本草经》记载了345种中药及其药效，奠定了中医急诊药物学的理论基础。《伤寒杂病论》建立了中医急诊学的"辨证救治体系"。《伤寒论》以六经辨证为主体，系统地论述了外感热病的辨证论治方法，其中如"阳明三急下证""少阴三急下证"等篇实为中医治疗危重病的先导。又如呕、哕、利、痞、各种厥证、高热、谵语、神志障碍、血证等，《伤寒论》均做了系统的阐述并提出行之有效的救治方法。《金匮要略》则以脏腑辨证为纲领，论述了各种临床常见病及危重病，如痉、中暑、中风、胸痹、腹痛、水肿、便血、胸痛、喘证、肺痈、黄疸、疮疡等。《伤寒杂病论》的问世，使中医彻底摆脱了急诊急救理论与临床脱节的现象，为中医急诊急救技术的发展奠定了基础。

一、晋隋唐时期

晋唐时期，急诊医学逐渐兴起。隋·巢元方《诸病源候论》为阐述疾病病因病机第一书，其中有伤寒、温病、猝死、中暑、自缢死、溺、食物中毒、水毒、射工、妇、儿、五官、金疮肠出、头破脑出等36余候。晋·葛洪的《肘后备急方》讲到肠吻合术，蝎螫虫咬，内、外、妇、儿、五官各科疾病，急众之病，无不毕备。唐·孙思邈《千金要方》《千金翼方》则是秉承先贤之经验，集自己数十年临证之大成而为书。书中列有备急方16首，如猝死抢救之外用"仓公散"，内服"还魂散"，针刺间使、人中，又灸百会等法，为医界沿用至今。

二、宋金元时期

宋金元时期，多年战乱，瘟疫流行，各种危重病症随处可见。由于"古方今病，不相能也"论点的产生，形成了金元时期中医学百家争鸣的发展时代，"金元四大家"为其中杰出代表，革故鼎新，创立新说，一时成为时尚，推动了中医学术的发展及进步。

三、明清时期

明清时期为温病学派形成、发展与成熟的时期，其理论体系自《瘟疫论》《温热论》《临证指南医案》问世得以形成。温病学派理论基础源自于《黄帝内经》，而其辨证思维模式则与《伤寒论》相似。温病学派的可贵之处在于其对中医病因病机学认识上的贡献，如对疫气的认识、对"时疫"致病的深入认识、对温热病邪的认识、对伏邪的认识，其中其对疾病演化"三焦传遍""卫气营血"的论述更是为中医辨证施治理论的发展做出了贡献，亦更贴近现今中医学者的思维模式及施治方法。其所论述伏邪温病、疫之气的发病方式及传播途径均与病原微生物所致各种传染病相近，同时亦对近期发现的非典型肺炎、高致病性人禽流感等的预防及治疗颇有意义，奠定了现代中医学治疗危重病的基础。

四、现代发展

新中国建立初期，国内医学和经济发展滞后，农村缺医少药现象十分严重。毛泽东同志提出"中国医药学是一个伟大的宝库，应当努力发掘加以提高"的指示，使中医药发展迎来了一个生机蓬勃的春天。此后，中医药在防病治病及历次重大传染性疾病如流行性感冒、流行性乙型脑炎、流行性脑脊髓膜炎、小儿肺炎、肝炎等流行时期发挥着举足轻重的作用。由于中医药的积极参与，使得临床疗效、生存率、生活质量均有明显提高，而病死率、致残率则明显下降，一方面体现了国家保护中医学发展的政策，另一方面则说明中医药经历新中国数十年的发展，已经成为一门较为成熟的医学学科。

近年来，中医急诊学科工作者已成为中医药现代化研究的先锋。国家中医主管部门在"六五""七五"期间组织全国的中医急诊同仁组成了十余个中医药防治危重病学组，集中攻克中风、血证、厥脱、高热、胸痹等中医危重病症，进行了深入系统的理论及临床治疗手段研究，开急救用中药研制之先河，促进了中药剂型的改革，研制出了诸如生脉注射液、参附注射液、参麦注射液、醒脑静注射液、清开灵注射液等知名产品，进而推动了整个中医药学科的发展，加快了中医药现代化研究的进程。中药各种制剂的使用不仅仅限于中医院，在综合性医院中也广为应用，且逐渐走出国门，迎来了中医药学成熟鼎盛的时期。

中医学虽然经历了数千年的发展过程，但是相对于西医学而言，未知领域仍然较多，如诊察技术手段尚主要依靠西医的检测手段。中医急诊工作人员，无论从知识结构、急诊急救培训、急诊设备的投入，还是社会的认可度等，均与同级综合性医院的水平有较大的差距。中西医知识兼备是当前承担中医急诊工作的必备条件，这种人才的培训模式目前尚不成熟，方式方法的选择上各地区各有千秋，故中医院的急诊急救工作，风险更大，成才更难。新一轮的中医、中西医结合急诊基地建设是国家中医药管理局大力鼓励并支持发展中医急诊的有力措施，这将是提升中医急诊地位、提高中医水平、加强中医急诊建设、培训中医急诊人才的有利时机。中医院急诊科是发挥中医药优势的第一主阵地，因此建设好这个基地，对提高中医院的诊疗水平和综合服务能力非常重要。负责基地建设的学术和学科带头人应抓住这一有利时机，真正从提高中医疗效入手，把基地建设成为人才培养、规范化管理、常规化培训、新技术及疗法应用推广、基层急诊从业人员继续教育、满足社会对中医急诊人员需求的主阵地。

中医药历经2000余年，始终彰显着旺盛的生命力。中医药学正在走向世界，为全人类的健康发挥其特有的作用，而中医急诊学也正在国家政策的有力指导下与时俱进，救人治病。只要我们抓住机遇，开拓进取，在继承中求发展，在实践中再创新，就一定能在中医急诊工作中有所作为，最终创造出具有中国特色的现代中医急诊医学，造福于全人类。

第三节　中医急诊学特点

急诊医学所研究的疾病为各科疾病的急危重状态，不同于原发病的病理变化发展。发生急危重状态时原有疾病的病理已发生了重大的变化，如某种疾病的病理基础是气虚，因某种原因发生了突变，形成了"气虚阳脱、气虚阴脱"的病理状态，实际上原来的疾病病理已经发生了本质的改变，因此，中医急诊学有其固有的特点。

一、病性的急危性

急危性是中医急诊学的主要特点。急指发病快，传变快；危是指病情重，已经严重威胁到病人的生命，随时可能出现死亡。因其疾病来势凶猛，传变迅速，稍有不慎就可能造成严重的后果。

二、证候的整合性

本特点是中医学"整体观"在中医急诊学的重要体现，所谓证候整合性是指疾病发生了急危重症状时，已经由单一的脏腑经络病变发展为多脏腑及经络、气血津液等的病理改变。证候由单纯变为复杂，或由一个专科的疾病病理变化并发了多科的疾病病理改变，已经脱离了原有疾病的病理改变，证候发生了本质变化，形成了中医急诊学特有的病理机制改变。因此，更要求我们能从整体上对疾病进行诊断、治疗。首先，要对疾病可能的发展后果有明确的认识，突出"治未病"的学术思想，在判断预后上才能不发生错误。其次，由于众多急危重症往往是多个脏腑同时或相继发生病变，因此，证候的整合性更显重要，不能以点带面，而应全面考虑，才能在抢救用药上不出现偏颇。

三、病机的衡动性

在治疗急诊疾病时需要注意的另外一个方面是病机的"衡动性"。动是指疾病总是处于动态变化当中，这在急诊方面体现得尤其明显。很多急症发展变化非常快，证型转化十分迅速，急症往往为大实大虚之证，而且初起为大实之状如"肺热壅盛"之证，可能很快"逆传心包"而出现大虚之证，因此应时刻关注疾病的变化，及时采取应对措施。衡是指人体处于某些特定的平衡点。疾病的本质就在于阴阳失衡，而治疗的目的就是恢复阴阳平衡。这种平衡有高水平的平衡，也有低水平的平衡。当我们面对阴阳俱虚性的疾病时，急需解决的是纠正其阴阳的平衡，先使其在低水平取得平衡，使疾病处于相对稳定阶段，再图缓效，而不追求一役平其功。

急诊病机的辨识贵在于四诊之中，搜求致病之因作用于人体具体部位而引发的一系列病理变化过程，而后才能明辨证理，用药有效。急诊病机关键是"正气虚于一时，邪气暴盛而突发"，突出"正邪交争"。正邪交争是指致病邪气与人体正气的相互作用，这种相互作用不仅关系到疾病的发生发展，而且关系到疾病邪正交争的整个过程，并随疾病的变化而变化。邪气损伤正气和正气对邪气的抗御反应是正邪交争的基本形式，也是急诊学重要的病机形式。

（一）邪气暴盛而突发

"邪气盛则实"。所谓实，是指邪气盛而正气尚未虚衰，以邪气盛为主要矛盾的一种病理变化。实所表现的证候称之为实证。发病后，邪气亢盛，正气不太虚，尚足以同邪气抗衡，临床表现为亢盛有余的实证。实证必有外感六淫或痰饮、食积、瘀血等病邪滞留不解的表现。如外感热病进入热盛期，出现大热、大渴、大汗、脉洪大等，或出现潮热、谵语、狂躁、腹胀满坚硬而拒按、大便秘结、手足汗出、舌苔黄燥、脉沉数有力等症状，前者称为阳明经证，后者称为阳明腑证。就邪正关系来说，它们皆属实，就疾病性质来说，它们均属热，故称实热证。此时，邪气里盛，但正气尚未大伤，还能奋起与邪气斗争，邪正激烈斗争的结局，以实热证的形式表现出来。因痰、食、水、血等滞留于体内引起的痰盛、食积不化、水湿泛滥、瘀血内阻等病变，都属于实证。急危重病的早期由于突感外邪，或外感六淫过盛，或感受疫疠之邪，或五志过极，可造成邪气亢盛。内外之邪短期内化火、化热、生变，阻碍气机，气机逆乱，脏腑功能紊乱，甚至危及生命。病因持续存在，不断累积，如外感六淫、疫疠之邪，周围致病环境以及其他致病因素持续存在，不断侵袭人体，致使邪气亢盛；或邪气暴戾，突袭人体，致使邪盛而突发，如高热的环境，热毒炽盛；或过敏原没有祛除；或各种毒物的不断吸收和再吸收；或各种毒蛇咬伤；或脓疡没有充分引流、脏器穿孔没有及时手术干预等。

病理产物作为病因，积聚日久，或不断产生，亦可导致邪气亢盛。外感六淫、饮食积劳、七情内伤作用于机体，疾病在演变过程中日久不愈，产生痰浊、瘀血、风、火等病理产物，同时这些病理产物又作为病因作用于机体，引起机体严重的损伤，闭阻经络，阻遏气机，气机逆乱，发为急症，如胸痹、心痛、头痛、中风、闭证、脱证等。同时在急症正邪交争和治疗过程中又会出现新生的病理产物和新的病机，如脱证通过益气、养阴、温阳等治法，随着脱证的纠正，痰、血、水气加重而引起高热、胸痛、水肿等病症。邪气损伤正气和正气对邪气的抗御反应是正邪交争的基本形式，是任何疾病发生发展的演变过程。

（二）气、血、精、神受损

中医急症的发生发展主要取决于病变过程中气、血、精、神的盛衰。气、血、精、神决定着病人生与死、顺与逆，因气、血、精、神是人体生命的基础，故明代张景岳强调：“人身以血气为本，精神为用，合是四者以奉生，而性命周全矣。”

1. 气

病发于气者，由外因而生，多源于六淫邪毒、疫病之气，由内生而病，每源于诸气致乱。无论病生于内外，皆能造成气机阻滞，郁则气积，既伤津液，又耗正气，伤神明。火毒炽盛，耗血动血，妄行生瘀，煎津成痰，火、瘀、痰互结，上逆下扰，变生危候。火极不平，损气伤正，以致元真受损，无力拒邪外达而邪气内陷，造成气损血亏，精伤神败，危证丛生，也有火毒逆陷，热盛肉腐而生痈肿者也。气病之伤，也能造成正气消耗。“气不足便是寒”，寒凝津血，结而为痰，滞而为瘀，故轻者为寒病，重则为厥为逆。亦有正气消耗，损伤元真，元真脱泄者，为危为死。故庄子说：“气聚则生，气散则死。”

2. 血

病发于血，由外生者，多因寒热外邪所致，由内生者，每由饮食不节、意外损伤或喜怒失常而成。其病先成于营，而后累伤于血，则邪扰血络，以致血不能安行脉中。轻则血由络渗，重则络破脉伤，而生痰生瘀，或内溢外泄，甚至亡血脱气。其病先成于气，造成气血逆乱，脉络郁闭不通，变生厥逆阻绝之危候。亦有邪毒入血逆陷而发内痈外疮之患。"血者，水也"，津液也在其中，血液内变，津血失常，渗而为饮，聚结成痰，滞而生瘀，故"血为百病之胎"。

3. 精

精者，身之本也。精源于先天，充养于后天，津、液、血、汗、涕等均为精之属。故精之用乃性命之本。伤源于外者，有火毒、寒毒、疫疠之气等，造成本精亏虚，气不化生，正虚于内而不能托邪外出，极易导致邪毒肆虐而内陷，攻心冲脑，为病险恶。或邪毒内炽，侵伤骨髓，久而不出，轻则伤津损液，耗血动血，使正气被毒所束，故病发危笃，变证百出。重则精亏髓枯，精不化气，正气不支，邪陷脏腑，或损脏器，或伤脏真，为败为脱。正如《灵枢·本神》所说："是故五脏主藏精者也，不可伤，伤则失守而阴虚；阴虚则无气，无气则死矣。"

4. 神

神源于先天之精，并以后天水谷之精气充养，藏之于脑，分属于脏腑、百骸之中，故五脏、百节皆有神。神、魂、魄、意、志五神统领五脏活动之用，使之相辅相成，生而有序，制而有节，承而不绝，生化不息，神为其主。神之伤，有因邪毒内侵，直犯神明者，亦有脏腑、气血病变侵伤五神者，或情志失节，内动神明，或脑髓病变，神明失主，均可造成神病，心神失主，五神失用，以致脏腑功能紊乱。轻则精神恍惚，神情错乱，或妄言妄行。重则脑髓受伤，神失其宅，神机不用，升降出入不灵，窍络闭塞而见神昏谵语、循衣摸床，甚则神气散败、两目眒圆。故经曰："得神者昌，失神者亡。"

（三）升降出入失常

"升降出入，无器不有"，可见，升降出入是建立在脏腑、经络、气血津液等基础上的运动过程，其枢轴源自于中气，即胃气也。中气在身，自动自静，出入有处，升发有时，序而有制，则人身生化正常。可见，升降出入为急诊病机的关键。其病发于外者，先因于中焦脾胃之虚，卫气不足，营气不充，营卫失调，开调不利，腠理不密，以致外邪乘虚内侵，留滞于表，凝聚腠理，出入失常而为外感之疾，更有"温邪上受，首先犯肺，逆传心包"者。病发于内者，有邪毒炽盛内陷于中，或情志失节、饮食所伤、意外中毒等造成脾胃受伤，中轴不运，升降失常。升多而降少者，脏腑功能多偏亢，气血阴阳逆乱，故临床多表现为上盛下虚，本虚标实，甚则气升而不降，血逆而不下，导致血脉阻绝，或气机壅闭，而病见厥逆、卒中、薄厥、猝死等危象，终则真气脱泄而夭亡；降多而升少者，脏腑功能偏衰，三焦水道不通，气血阴阳亏损，故临床多表现为脏腑、气血的亏虚，甚则出现五脏之衰，危则胃气败亡，水谷不进，或气衰失摄，阴精消亡，必死无疑。《医门法律》总结为："五脏六腑，大经小络，昼夜循环不息，必赖胸中大气，斡旋其间。大气一衰，则出入废，升降息，神机化灭，气立孤危矣。"亦即"有胃气则生，无胃气则死"。

一般而言，顺传者，邪气不盛，正气尚能胜邪，故其势较缓，其传变多按照疾病的普遍规律，有序相传。如温病传变"卫之后方言气，营之后方言血"，伤寒病的循经传、表里传，杂病急症的脏腑表里传及生克乘侮相传等。其逆传者，由于正气衰惫，或邪盛毒剧，正气不支，防御无力，邪毒长驱直入，攻腑陷脏，以致脏器受损，脏真受伤，故病势突变，凶险难复，且不按疾病的普遍规律发展变化。如热病，邪在手太阴，传入阳明胃与大肠，如反逆传心包，累伤于肾，亦有邪毒势盛，正气不支，毒气内陷，深伏脏腑，蚀体损用，以致生化欲绝，精气将涸，神机欲灭，神气败伤，故险危逆证丛生。更有毒剧正衰，既损脏腑，又伤经络，以致邪毒与气血相结，津结生痰，血阻成瘀，内致脏腑衰竭，外致经络不用，血脉凝滞，甚则正气消亡，精气外脱，阴阳离决。急症中常见逆传，是由于急症本身特点决定的，即急症的病因或邪毒急盛，或正气大衰易出现"直中"等。

第四节　中医急诊学的理论体系

中医治疗学最为重要的理论就是辨证论治，历代各家对其进行了大量的研究和临床实践，对于推动中医学的发展起到了决定性的作用。《黄帝内经》的出现标志着中医学理论体系的形成，为后世发展的各种辨证体系奠定了基础。如东汉张仲景基于《素问·热病》《素问·阴阳应象大论》等创立了著名的六经辨证体系；易水学派创始人张元素基于《黄帝内经》相关理论，在吸收孙思邈、钱乙等前人经验的基础上创立了以寒热虚实为纲的脏腑辨证体系；清代温病学家叶天士，在吸取前人经验的基础上创立了治疗温病的卫气营血辨证体系。从一定意义上讲，各种辨证体系都是在急重症的基础上形成的，也就是说，各种辨证体系实际上就是临床上诊治急危重症的基本方法，对于临床急危重症临床疗效的提高起到了极大的推动作用。

中医急诊学科理论体系完善的标志之一就是急危重症辨证体系的构建。急危重症的核心病机是"正气虚于一时，邪气暴盛而突发"，因此，我们提出了"三态论"的辨证论治理念和"三纲"辨证体系。急诊医学临床诊治要求准确、快捷，要在极为复杂的临床情况面前能够用最简单的方法、最能够体现临床本质的辨证体系，取得最有效的结果。中医学辨证论治体系中，最简洁的辨证理论体系就是后世在程钟龄的"六要"基础上提出的"八纲辨证"，其对中医学起到了提纲挈领的作用。然而，各学科如何运用，存在很大的差异。在中医急诊学领域，八纲辨证的临床使用极为重要，但要有一定的方法和思路，分步进行。首先辨明中医之最高层次即阴阳两纲，继而对病人的疾病状态进行辨识即三态论治。所谓三态论治就是基于虚、实、虚实互存三种状态，进而归纳总结出以证候为核心的疾病状态，为临床救治提供准确的目标。

一、三态论是急诊辨证的思维之市

所谓三态就是疾病发生发展变化存在的三种不同的状态，是基于证候基础上的疾病变化过程中的一个横截面。证候相对稳定，状态总因不同的内部、外部条件而变化，状态是在不停运动的，把握住状态就更具有针对性，是提高临床疗效的基本途径之一。

三态就是虚态、实态、虚实互存态。它不同于传统的两纲辨证即虚证和实证。虚实两纲辨证是静态的，而三态理念是动态的，因为处于静态形成了"一分为二"的分类，而动态的变化形成了"一分为三"的分类。在两态论的基础上因为变化而产生了第三种状态，这种认识疾病的基本方法是基于疾病存在不同发展变化的根本规律，是基于中国传统文化"道生一，一生二，二生三，三生万物，万物负阴而抱阳，冲气以为和"的哲学思想。虚态、实态、虚实互存态是阴阳和哲学理念在急症诊治方面的具体应用。相互对立的各种事物或表现之间的交错和谐、阴阳平衡，维持了人体生理功能的正常，不会导致疾病发生。这种交错在某种因素的作用下发生了不和谐、不协调的现象，导致疾病的发生甚至疾病加重导致死亡。

三态论不是一种新的辨证体系，是基于中国哲学的一种创新思维方法，这种方法改变了传统的"一分为二"的思想，重视细节的处理，对于急危重症的诊断和治疗具有极大意义。

二、三纲辨证

三纲辨证是在"三态论"的指导下对八纲辨证的进一步的简化。在急危重症中，阴阳、表里、寒热不能全面地概括疾病的证候转化，而虚实两纲的变化可以涵盖其他六纲的内容，为了进一步简化急危重症的辨证体系，提出了虚、实、虚实互存三纲的辨证体系。虚实是辨别邪正盛衰的两个纲领。虚指正气不足，实指邪气盛实。虚证反映人体正气虚弱而邪气也不太盛。实证反映邪气太盛，而正气尚未虚衰，邪正相争剧烈。虚实辨证，可以掌握病者邪正盛衰的情况，为治疗提供依据，实证宜攻，虚证宜补。只有辨证准确，才能攻补适宜，免犯虚虚实实之误。

1. 虚证

虚证是对人体正气虚弱各种临床表现的病理概括。虚证的形成，有先天不足、后天失养和疾病耗损等多种原因。各种虚证的表现极不一致，很难全面概括，常见的有面色淡白或萎黄、精神萎靡、身疲乏力、心悸气短、形寒肢冷、自汗、大便滑脱、小便失禁、舌淡胖嫩、脉虚沉迟，或消瘦颧红、口咽干燥、盗汗潮热、舌红少苔、脉虚细数。

2. 实证

实证是对人体感受外邪或体内病理产物堆积而产生的各种临床表现的病理概括。实证的成因有两个方面：一是外邪侵入人体，二是脏腑功能失调以致痰饮、水湿、瘀血等病理产物停积于体内。随着外邪性质的差异、致病之病理产物的不同，而有各自不同的证候表现。由于病因不同，实证的表现亦极不一致，常见的表现有发热、腹胀痛拒按、胸闷、烦躁、神昏谵语、呼吸气粗、痰涎壅盛、大便秘结，或下利、里急后重、小便不利、淋沥涩痛、脉实有力、舌质苍老、舌苔厚腻。

3. 虚实互存证

凡虚证中夹有实证，实证中夹有虚证，以及虚实齐见，都是虚实互存，如表虚里实、表实里虚、上虚下实、上实下虚等。由于虚和实错杂互见，所以在治疗上便有攻补兼施之法。但在攻补兼施中还要分别虚实的孰多孰少，因而用药就有轻重主次之分。虚实互存中根据虚实的多少有实证夹虚、虚证夹实、虚实并重三种情况，此外根据体质又有体虚病实以及体实病虚之异。

（1）实证夹虚：多发生于实证过程中正气受损者，亦常见于素有体虚而新感外邪者。其特点是以实邪为主，正虚为次。

（2）虚证夹实：多见于实证深重，迁延日久，正气大伤，余邪未尽者，亦可见于素体大虚，复感邪气者。其特点是以正虚为主，实邪为次。

（3）虚实并重：多为重证。多见于实证迁延日久，正气大伤，而实邪未减者，或原正气甚弱，又感受较重邪气者。其特点是正虚与邪实均十分明显，病情严重。

（4）体虚病实：指人体因为某些疾病处于虚证状态，实因某种病因发生实证。如气血虚弱之人，突发急性胆胀，疼痛欲死。

（5）体实病虚：正常体壮之人，突发急症如创伤大失血，会短时间之内出现虚态。虚实互存，但不同于虚实夹杂，当细辨之。

4. 虚实转化

疾病的发展过程是邪正斗争的过程，主要表现为虚实的变化。在疾病过程中，由于病邪久留，损伤正气，实证可转为虚证；亦有正气虚，脏腑功能失常，而致痰、食、血、水等凝结阻滞而出现因虚致实证。

5. 虚实真假

临证中当别虚实真假，以去伪存真，才不致犯"虚虚实实"之戒。虚实真假与虚实互存不同，应注意审察鉴别。

（1）真实假虚：指疾病本质属实证，但又出现虚之征象。如热结肠胃、痰食壅滞、大积大聚之实证，却见神情沉静、身寒肢冷、脉沉伏或迟涩等表现，古称之为"大实有羸状"。治疗应专主攻邪。

（2）真虚假实：指疾病本质属虚证，但又出现实的征象。如素体脾虚，运化无力，因而出现腹部胀、满、痛等表现，古人所谓"至虚有盛候"，就是指此而言。治疗应用补法。

虚实真假的鉴别，可注意以下几点：脉象的有力无力、舌质的胖嫩与苍老、发声的亢亮与低怯、体质的强弱、发病的原因、疾病的新久以及治疗经过。

三、两纲是急诊辨证的高层次

两纲指阴阳两纲，阴阳两纲是八纲辨证的总纲。阴阳学说是中医哲学的基础，临床上面对复杂的临床表现，总可以划分阴阳两类，表示疾病总体发展方向，具有十分重要的临床意义。以阴阳两纲诊断的证候除阴证、阳证以外，还有阴脱、阳脱危重证候。

（一）阴证与阳证

1. 阴证

凡符合"阴"的一般属性的证候，称为阴证。如里证、寒证、虚证概属阴证范围。不同的疾病，所表现的阴性证候不尽相同，各有侧重，常见的有面色暗淡、精神萎靡、身重蜷卧、形寒肢冷、倦怠无力、语声低怯、纳差、口淡不渴、大便稀溏、小便清长、舌淡胖嫩、脉沉迟或弱或细涩。

2. 阳证

凡符合"阳"的一般属性的证，称为阳证。如表证、热证、实证概属于阳证范围。不同的疾病表现的阳性证候也不尽相同，常见的有面色红赤、恶寒发热、肌肤灼热、神烦、躁动不安、语声粗浊或骂詈无常、呼吸气粗、喘促痰鸣、口干渴饮、大便秘结奇臭、小便涩痛短赤、舌质红、苔黄黑生芒刺、脉象浮数或洪大或滑实。

（二）阴脱与阳脱

阴脱与阳脱是疾病的危险证候，辨证稍差，或救治稍迟，死亡立见。阴脱与阳脱是两个性质不同的病证，阴脱的主要病因是机体内大量脱失津液，阳脱的主要病因是阳气亡脱。因为气可随液脱，也可随血脱，所以阳脱也常见于汗、吐、下太过以及大出血之后，同时，许多疾病的危笃阶段也可出现阳脱。由于阴阳是互存互根的，所以阴脱可导致阳脱，而阳脱也可致阴液耗损。在临床上，应分别阴脱、阳脱之主次，及时救治。

1. 阴脱

临床表现为身热肢暖，烦躁不安，口渴咽干，唇干舌燥，肌肤皱瘪，小便极少，舌红干，脉细数无力。大汗淋漓、其汗温而黏为阴脱的特征。

2. 阳脱

临床表现为身凉恶寒，四肢厥冷，蜷卧神疲，口淡不渴，或喜热饮，舌淡白润，脉微欲绝。大汗出，汗冷、味淡，为阳脱的特征。

阴阳的概念虽然抽象，但结合临床实际阴阳辨证就十分清晰，不仅简便易行，更有助于临床疗效的提高，因此在急诊临证之时，时时关注阴阳，救治方向方才不误。

四、六证是急诊之证的核心

基于阴阳两纲，在三态论的指导下，归纳总结疾病的六种不同状态，为临床诊治奠定基础。通过四诊，掌握了辨证资料之后，根据病位的深浅、病邪的性质、人体正气的强弱等多方面的情况，进行分析综合，归纳为六类不同的状态称为六证。六证是分析疾病共性的辨证方法，是各种辨证的总纲，在诊断过程中，有执简驭繁、提纲挈领的作用。六证并不意味着把各种证候截然分为六个类别，它们是相互联系而不可分割的。疾病的变化往往不是单一的，而是经常会出现寒热、虚实交织在一起的夹杂情况，如虚实夹杂、寒热错杂。在一定的条件下，疾病还可出现不同程度的转化，如寒证化热、热证转寒、实证转虚、因虚致实等。在疾病发展到一定阶段时，有的出现一些与疾病性质相反的假象，如真寒假热、真热假寒、真虚假实、真实假虚等。因此，不仅要熟练掌握六证的特点，还要注意它们之间的相兼、转化、夹杂、真假，才能正确而全面地认识疾病，诊断疾病。

（一）寒热三证

寒热是辨别疾病性质的两个纲领，阴盛或阳虚表现为寒证，阳盛或阴虚表现为热证。寒热辨证在治疗上有重要意义。《素问·至真要大论》说:"寒者热之,热者寒之",两者治法正好相反,所以寒热辨证,必须准确无误。

1. 寒证

寒证是疾病的本质属于寒性的证候。可以由感受寒邪而致,也可以由机体自身阳虚阴盛而致。由于寒证的病因、病位不同,又可出现不同的证型。如感受寒邪,或侵犯肌表,或直中内脏,故有表寒、里寒之别。里寒的成因有寒邪入侵者,有自身阳虚者,故又有实寒、虚寒之分。各类寒证的临床表现不尽一致,常见的有恶寒喜暖,面色㿠白,肢冷蜷卧,口淡不渴,痰、涎、涕清稀,小便清长,大便稀溏,舌淡,苔白润滑,脉迟或紧等。

2. 热证

热证是疾病的本质属于热性的证候。可以由感受热邪而致,也可以由机体自身阴虚阳亢而致。根据热证的病因、病位不同,亦可出现不同的证型。如外感热邪或热邪入里,便有表热、里热之别。里热中,由实热之邪入侵或自身虚弱造成,则有实热和虚热之分。各类热证的证候表现也不尽一致,常见的有恶热喜冷,口渴喜冷饮,面红目赤,烦躁不宁,痰、涕黄稠,吐血衄血,小便短赤,大便干结,舌红苔黄而干燥,脉数等。

3. 寒热错杂

在同一病人身上同时出现寒证和热证,呈现寒热交错的现象,称为寒热错杂。寒热错杂有上下寒热错杂和表里寒热错杂的不同。

(1)上下寒热错杂:机体上部与下部的寒热性质不同,称为上下寒热错杂。包括上寒下热和上热下寒两种情况。上下是一个相对的概念,如以膈为界,则胸为上,腹为下,而腹部本身上腹胃脘为上,下腹膀胱、大小肠等属下。上寒下热:机体在同一时间内,上部表现为寒,下部表现为热的证候。例如,胃脘冷痛,呕吐清涎,同时又兼见尿频、尿痛、小便短赤,此为寒在胃而热在膀胱之证候,即中焦有寒,下焦有热,就其相对位置而言,中焦在下焦之上,所以属上寒下热的证型。上热下寒:机体在同一时间内,上部表现为热,下部表现为寒的证候。例如，病人胸中有热，肠中有寒，既见胸中烦热、咽痛口干的上热证，又见腹痛喜暖、大便稀溏的寒证，就属上热下寒证。

（2）表里寒热错杂：机体表里同病而寒热性质不同，称为表里寒热错杂。包括表寒里热和表热里寒两种情况。表寒里热：为寒在表、热在里的一种证候。常见于本有内热，又外感风寒，或外邪传里化热而表寒未解的病证。如恶寒发热，无汗头痛，身痛，气喘，烦躁，口渴，脉浮紧，即是寒在表而热在里的证候。里寒表热：为表有热、里有寒的一种证候。常见于素有里寒而复感风热，或表热证未解，过服寒凉以致脾胃阳气损伤的病证。如平素脾胃虚寒，又感风热，临床上既能见到发热、头痛、咳嗽、咽喉肿痛的表热证，又可见到大便溏泄、小便清长、四肢不温的里寒证。

寒热错杂的辨证，除了要辨别上下表里的部位之外，还要分清寒热的多少。寒多热少者，应以治寒为主，兼顾热证；热多寒少者，应以治热为主，兼顾寒证。

4. 寒热转化

（1）寒证转化为热证：先有寒证，后来出现热证，热证出现后，寒证便渐渐消失，这就是寒证转化为热证。多因机体阳气偏盛，寒邪从阳化热所致，也可见于治疗不当，过服温燥药物。例如感受寒邪，开始为表寒证，见恶寒发热，身病无汗，苔白，脉浮紧。病情进一步发展，寒邪入里化热，恶寒症状消退，而壮热、心烦、口渴、苔黄、脉数等症状相继出现，这就表示其证候由表寒而转化为里热。

（2）热证转化为寒证：先有热证，后来出现寒证，寒证出现后，热证便渐渐消失，就是热证转化为寒证。多因邪盛或正虚，正不胜邪，功能衰败所致，也见于误治、失治损伤阳气的病人。这种转化可缓可急，如热病日久，阳气日耗，转化为虚寒证，这是缓慢转化的过程，如高热病人，由于大汗不止，阳从汗泄，或吐泻过度，阳随津脱，出现体温骤降、四肢厥冷、面色苍白、脉微欲绝的虚寒证（阳脱），这是急骤转化的过程。寒热证的转化反映邪正盛衰的情况。由寒证转化为热证，是人体正气尚盛，寒邪郁而化热；热证转化为寒证，多属邪盛正虚，正不胜邪。

5. 寒热真假

当寒证或热证发展到极点时，有时会出现与疾病本质相反的假象，如"寒极似热""热极似寒"，即所谓真寒假热、真热假寒。这些假象常见于病情危笃的严重阶段，如不细察，往往容易误治，后果严重。

（1）真寒假热：是内有真寒、外见假热的证候。其产生机制是阴寒内盛格阳于外，阴阳寒邪格拒而成，故又称"阴盛格阳"。阴盛于内，格阳于外，形成虚阳浮越、阴极似阳的现象，其表现身热、面色浮红、口渴、脉大等似属热证，但病人身虽热却反欲盖衣被，渴欲热饮而饮不多，面红时隐时现，浮嫩如妆，不像实热之满面通红，脉大却按之无力，同时还可见到四肢厥冷、下利清谷、小便清长、舌淡苔白等症状。所以，热象是假，阳虚寒盛才是疾病的本质。

（2）真热假寒：是内有真热而外现假寒的证候。其产生机制是阳热内盛，阳气闭郁于内，不能布达于四末而形成，或者阳盛于内，拒阴于外，故也称为"阳盛格阴"。根据其阳热闭郁而致手足厥冷的特点，习惯上又叫"阳厥"。其表现手足冷、脉沉等，似属寒证，但四肢冷而身热，不恶寒反恶热，脉沉数而有力，更见烦渴喜冷饮、咽干、口臭、谵语、小便短赤、大便燥结或热痢下重、舌质红、苔黄而干等症。这种情况的手足厥冷、脉沉就是假寒的现象，而内热才是疾病的本质。

辨别寒热真假的要领，除了要了解疾病的全过程外，还应注意体察以下几个方面：假的出现，多在四肢、皮肤和面色方面，而脏腑气血津液等方面的内在表现则常常如实反映着疾病的本质；假热之面赤仅在面颊上见浅红娇嫩之色，时隐时现，而真热的面红却是满面通红；假寒常表现为四肢厥冷，而胸腹部却是大热，按之灼手，或周身寒冷而反不欲近衣被，而真寒则是身体蜷卧，欲得衣被。

（二）表里三证

表里是辨别疾病病位内外和病势深浅的纲领，这是一个相对的概念。就躯壳与内脏而言，躯壳为表，内脏为里；就脏与腑而言，腑为表，脏为里；就经络与脏腑而言，经络为表，脏腑为里。从病势深浅论，外感病者，病邪入里一层，病深一层；出表一层，病浅一层。这种相对概念的认识，在六经辨证和卫气营血辨证中尤为重要，以上是广义之表里概念。狭义的表里，是指身体的皮毛、腠理、经络为外，这些部位受邪，属于表证；脏腑、气血、骨髓为内，这些部位发病，统属里证。表里辨证，在外感病辨证中有重要的意义，可以察知病情的轻重，明确病变部位的深浅，预测病理变化的趋势。表证病浅而轻，里证病深而重。表邪入里为病进，里邪出表为病退。了解病势的轻重进退，就能掌握疾病的演变规律，取得治疗上的主动权，采取适当的治疗措施。

1. 表证

表证是指六淫疫病邪气经皮毛、口鼻入侵时所产生的证候。多见于外感病的初期，一般起病急，病程短。表证有两个明显的特点：一是外感时邪，表证是由邪气入侵人体所引起；二是病情轻，表证的病位在皮毛腠理，病轻易治。其临床表现有恶寒、发热、头身疼痛、舌苔薄白、脉浮，兼有鼻塞、流涕、咳嗽、喷嚏、咽喉痒痛等症。

2. 里证

里证是疾病深在于里（脏腑、气血、骨髓）的证候。它是与表证相对而言的。多见于外感病的中后期或内伤疾病。里证的成因，大致有三种情况：一是表邪内传入里，侵犯脏腑所致；二是外邪直接侵犯脏腑而成；三是七情刺激、饮食不节、劳逸过度等因素，损伤脏腑，引起功能失调，气血逆乱而致病。

第五节　中医急救技术发展概况

一般人认为中医只能治疗慢性病，不能治疗急性病，似乎中医缺乏急救措施，而事实并非如此。下面介绍几种中医急救法。

一、胸外按压急救法

东汉末年，医圣张仲景首先将人工按压法用于救治"自缢死"，并载入《金匮要略》，其文曰："徐徐抱解，不得截绳，上下安被卧之，一人以脚踏其两肩，手少挽其发，常弦弦勿纵之；一人以手按揉胸上，数动之；一人摩捋臂胫屈伸。若已僵，但渐渐强屈之，并按其腹，如此一炊顷，气从口出，呼吸眼开。"一千多年前，古代医家已用按胸、按腹，又配合屈伸四肢等活动，急救自缢死。张仲景通过他的临床实践，充分肯定了这种急救法，认为"法最善，无不活者"。《本草纲目》中也有类似的记载。这种人工急救法，相当于今天的胸外心脏按压和臂环运动式。

二、口对口吹气式人工呼吸法

口对口吹气式人工呼吸法早在元代以前就有。据《中藏经》记载："缢死方，先令人抱起解绳，不得用刀断，扶于通风处，高首卧，取葱根末，吹入两鼻，更令亲人吹气入口，喉喷出涎，即以矾石末取丁香煎汤调一钱匕灌之。"《中藏经》有人说是华佗著，经考证，乃是由六朝人撰，为公元3~6世纪时的医学著作。这么说来，口对口吹气式急救法在中国约有一千六百多年历史了。

三、催吐法

古代医家根据"宿食在上脘者，当吐之"的理论，创造了多种催吐法。有药物催吐、食物催吐和机械催吐。

最早记载的药物催吐医方见于张仲景所著《伤寒论》和《金匮要略》。"病人手足厥冷，脉乍紧者，邪结在胸中，心下满而烦，饥不能食者，病在胸中，当须吐之，宜瓜蒂散。""宿食在上脘，当吐之，宜瓜蒂散。"瓜蒂散是中国医学史上第一个催吐方，由瓜蒂、赤小豆两味药物组成。古代医家曾用它急救食物中毒的病人，也有用之解河豚鱼毒。河豚鱼是含有毒素的鱼类，毒素主要聚集在肝脏、卵巢及睾丸之中，这种毒素能引起人类中枢神经和末梢神经麻痹，严重者导致死亡。清代医书《辨证录》记载："人有食河豚，舌麻心闷，腹胀气难，舒开而声不出，以瓜蒂散饮之，必大吐，吐后前症尽解。"瓜蒂散所以能催吐作用，根据现代药理分析，因为瓜蒂中含有甜瓜蒂毒素，它能刺激胃黏膜引起呕吐，如此，可将有毒物质排出体外。古代也有用苦参进行催吐，如"如饮食后不知记何物毒，心烦满闷者，急煎苦参汁饮，令吐出""鱼肉菜等毒。上方（指苦参）煎服，取吐即愈"。

除用药物外，也有用盐水进行急救催吐者，古代医家认为这种方法胜过药物催吐。古书记载："极咸盐汤三升，一味，霍乱心腹暴痛，宿食不消，积冷烦满者，热饮一升，以指刺口。"并指出"此法大胜诸药，俗人以为田舍浅近法，鄙而不用，守死而已。凡有此疾，即须先用之"。

古代医书中还有用鸡蛋白催吐，急救"砒中毒"的记载。砒是有毒性的物质，现代称"砷"。李时珍在《本草纲目》中描述砒的毒性是"鼠雀食少许毒死……人服至一钱许亦死"。古代有解"砒毒"的方法，砒霜服下未久者，取鸡子一二十个，打入碗内搅匀，入明矾末三钱，灌之，吐则再灌，吐尽便愈。据现代药理分析，砒很容易由胃壁吸收入血，但砒在胃内遇到蛋白质，就成为一种不溶解于水的结合体，明矾有凝固蛋白作用，又是民间常用的催吐药。用鸡蛋白和明矾进行催吐，解除砒中毒，是符合科学原理的。

除了药物、食物催吐外，还有机械催吐。古代曾用洗干净的鸡毛，刺激咽喉进行催吐。元代危亦林著《世医得效方》一书，记载用"鸡羽扫咽喉间"进行催吐。在民间还流传用筷子压舌催吐，此皆属于机械催吐法。

四、嗅鼻法

嗅鼻法是中医学中特有的急救法之一，是将芳香开窍的药物研成粉末，吹进病人的鼻孔，利用药物刺激鼻腔内的黏膜，促使晕厥病人苏醒。这是中医学长期积累下来的简便有效的急救方法。

汉代已用嗅鼻法抢救"尸蹶"病人，采用"菖蒲屑纳鼻两孔中，吹之"。石菖蒲的根茎含有特殊的刺激气味，这种气味具有开窍、醒脑的作用。《神农本草经》记载石菖蒲的功效是"开心孔，补五脏，通九窍"，古代将石菖蒲的根茎研成粉末嗅鼻，救了不少昏厥症病人，到了宋元时代，人们给它定了一个名字，叫"内鼻散。"

随着人们对药物的不断认识，除石菖蒲外，还发现生半夏、皂荚、细辛等药物均可作为嗅鼻剂，并能取得良好效果。据宋代《医说》记载：刘太丞的邻居朱三的儿子，患了急性病，出现了手足冰冷、呼吸困难、脉息微弱等症状。朱三请刘太丞医治，刘太丞根据唐代《外台秘要》所载的医方，用生半夏研成细末，放进病人的鼻腔里，由于生半夏刺激鼻腔黏膜，使得病人喷嚏而醒，手足逐渐回暖，神志也慢慢地恢复过来。

金元时代医学家朱丹溪用皂角和细辛等制成"通关散"以嗅鼻取嚏，急救昏厥不醒的危险病人。至今临床上使用的"通窍散"就是在"通关散"的基础上，增加其他芳香开窍的药物而成，对治疗夏季中暑、昏厥不醒等病症，均具有苏醒神志的作用。这种简便有效的急救方法，愈来愈引起人们的注意。

五、导尿法

我国第一个使用导尿法的是唐代著名医学家孙思邈。有一天，他家里来了一个久不解小便的病人，小肚子胀得鼓鼓的，非常难受，虽经医治，都不能解除病人的痛苦。孙思邈根据自己几十年的临床经验，认为不需扎针、吃药。他用一根洗净的葱管，剪去尖头，小心地把葱管插进病人的尿道，用嘴吹口气，等一会儿，小便即不断流出。孙思邈利用这种简易的方法，挽救了危急病人的生命。孙思邈将它编入《千金要方》一书，写道："小便不通……以葱叶除尖头，内阴茎孔中深三寸，微用口吹之，胞胀，津液大通，便愈。"

到了元代，我国医学家不但掌握男性病人的导尿法，同时对女性病人也使用导尿法，导尿工具也有了改进，以鸟的羽毛管代替了葱叶。明代《本草纲目》中曾记述了这样一个病例：蕲州（今湖北蕲春县）有个妇女，患了小便不通的毛病，当地有一个医生，用猪膀胱一个，吹胀后安上翎管，插入病人尿道，并用手指搓转猪膀胱，不久，果然尿液大流。对这种不为当时人习用的治疗方法，李时珍称它为"机巧妙术"。

我国在医疗上使用导尿法比法国医生拿力敦在1860年发明橡皮管导尿早了一千二百多年。

六、针刺放血法

用针刺放血方法急救垂危病人，古代称为"刺络"，也是急救措施之一。这种治疗方法是根据病人的不同疾病，用锋利的三棱针刺入络脉（身体浅表的静脉血管），使流出瘀阻之血，达到急救的目的。两千多年前的《黄帝内经》就有"菀陈则除之者，出恶血也"的记载。

"刺络"的起源可追溯到史前文化时期，我们的祖先在生活和劳动中，身体由于被尖石或荆棘刺伤出血，所带病痛却意外地得到减轻或消失。这种现象经过多次的重复（偶然的或有意识的），人们便产生了这样一种认识：撞伤或刺破身体某些部位出血，可以减轻或治愈某些疾病。于是出现了医疗的石制工具—砭石。当时这种原始针具广泛地用于切割脓包和刺破皮下血管以放血。随着生产力的发展、钢铁器的出现，出现了金属制造的放血针具—锋针。据《黄帝内经》记载，锋针类似于现代的三棱针，"锋针者，刃三隅以发痼疾"，使于"主拥热出血"之用。从《黄帝内经》起，历代医书均有记载，不少医生都掌握了用锋针放血治病的方法。

据传，唐高宗李治某一天突然出现一阵头昏目眩，眼睛顿时失明。坐在竹帘后听政的武则天焦急万分，遂立即将侍医秦鸣鹤召来。秦鸣鹤分析了唐高宗眼睛失明的原因，认为是由风毒上攻而引起，提出了针刺放血的治疗方法。武则天认为要在皇帝头上进行针刺放血是谋害皇命的阴谋诡计，应处斩刑。唐高宗极力劝阻，并说："医之议病，理不加罪"，"出血未必不佳"。于是，秦鹤鸣进行了针刺放血治疗。过了一会，唐高宗竟然高声大喊："吾眼明矣！吾眼明矣！"此即侍医秦鹤鸣针刺百会及脑户穴出血，以治愈风眩、目不能视急症的案例。

唐代刺史（地方长官）成君绰，有一天感到喉中闭塞，吃饭、喝水都感到困难。刺史派人请唐代医家甄权来治病。经诊断后，甄权认为不需要用汤药治疗，他用锋针向病人的大拇指桡侧，离指甲旁开一分左右的少商穴刺去，说来也奇，经甄权的轻轻一扎，挤出几点血，刺史的咽喉阻塞症状渐渐地消失了。直到今天，人们仍常用针刺少商穴放血来治疗急性扁桃体炎，效果良好。

明代著名针灸医学家杨继洲继承前人的经验和家传技术，编辑了针灸专书《针灸大成》，书中也论述了针刺放血急救的内容。认为"急以三棱针，刺手十指十二井穴，当去恶血。又治一切暴死恶候，不省人事及续肠痧"之症，并称这种治疗方法"乃起死回生妙诀"。

针刺放血法的急救作用，不仅为古代医家所重视，而且流传民间，经针刺放血后，险症常可立刻解除，针刺放血法是中医学中一种独特的针刺外治疗法，至今在临床上仍有重要价值。

在西医学尚未传入中国之前，中医在治疗急症、重症上有着一套完整的治疗措施，曾经在世界医学发展中处于领先地位。近20年来，一些中医有志之士为中医急症事业的发展耗费了大量的心血，取得了一些重大成果。生脉注射液、清开灵、醒脑静、血塞通、复方丹参滴丸、速效救心丸、瓜霜退热灵等都已成为抢救急重病人得心应手的药物。

1983年重庆急诊工作座谈会上提出加强中医急症工作的几点意见，把中医急症工作提高到战略高度、学科水平标志的高度。1985年上海急症工作会议上正式确定成立高热、厥脱、中风、心痛、胃痛、血证、剂改七大急症协作组。1987年长春第一次全国中医急诊学术及工作会议，统一了思想，为现代中医急诊医学的形成奠定了基础；同时举办的中医急症学习班，也为中医急症事业培养了一大批人才。

1992 年广州中医急症工作第二次会议明确提出面对危重病人，由于病情复杂，中医治疗抢救有相当难度，故而对中医急症工作的要求应本着先中后西、能中不西、中西医结合的原则，并决定在全国成立中医急症治疗中心及建设标准化急诊科，以及成立多脏衰协作组。至此，以急症协作组为龙头的中医急症工作在全国中医院已形成网络，中医急症医学已基本形成。

1996 年成都急诊会议总结了"八五"期间的急诊工作，修改了中医急症诊疗规范，确立十大急症协作组，包括 100 多个省市级医院，连同二级网络共 500 多个单位参加的协作攻关队伍已经成形，并正常运转。同时，国家中医药管理局医政司组织全国知名的中医急症专家及中药、药理、工艺质量控制专家评选出适用于急诊的必备中成药，强调时效、量效、证效，为临床提供了高效、速效药物。由于向临床医生提供了更多的治疗手段与高效、速效药物，受到了急诊及各科医生的欢迎。

在医学教育上，全国部分中医院校陆续开设了中医急诊课。1989年，北京针灸骨伤学院编写了第一部中医急症教材，率先在全国开设了中医急诊课。辽宁、广州、云南、江西等地也陆续开课。1992 年，由国家中医药管理局教育司组织编写了中医历史上第一部急症教材——《中医急诊学》全国统编教材，对中医学术发展产生了深远的影响。中医急症学作为重点课程在全国各中医院校开设，对于提高中医学科水平及中医院校学生的动手能力发挥了巨大的作用。中医急症的医、教、研也受到卫生部、国家中医药管理局及广大中医工作者的重视。1998 年正式成立了中国中医药学会急诊分会，至此，中医急诊医学作为一个古老而新兴的学科已经形成。

自急症协作组成立以来的 22 年，中医急症工作在国家中医药管理局的正确领导下，在全国中医急症工作者的共同努力下，克服重重困难，取得了很大成绩，正逐步向前发展。十大急症协作组起到了龙头作用，其成员单位成为中医急症工作的骨干队伍，强化了中医急诊意识，形成了以中医急症协作组、中医急症治疗中心为核心的全国急诊网络。各省、市、自治区、县、区级中医院均有急诊科，并参加当地的急诊医疗工作，有的中医院急诊科已被纳入全国急救中心 120 网络，如北京、广州等。研究开发新药物、运用新手段治疗急症成为热点。各协作组研究的成果正逐渐被推广和应用，新的剂型，高效、速效药物不断出现，并且涌现出一大批热爱中医急症事业、学术水平较高的专家、学科带头人，以及与之相适应的急诊队伍。

1999 年在广州召开了中华中医药学会急诊分会成立后的第一次学术会议及急症协作组组长会议，会议认真回顾了协作组成立以来所做的工作。大家一致认为，中医急症工作只能加强不能削弱，中医急症工作是中医学术发展的需要，是中医学科水平的标志，是中医医疗体系中的重要组成部分。

20 多年来，国家中医药管理局采取的一系列得力措施，使得中医急症工作取得了较大成绩。以急症协作组为中心的全国中医急症网络已经形成，研制急症药物的方法及手段已成为攻关的主要目标，并且完善了一些急诊病种的诊疗规范。但是应当看到，由于急症的特点，治疗上必须采取综合手段，单一方法是不行的，要想再取得更大更多的成绩，单单靠一个单位或一个人是不行的。中医常用的急救方药现仅介绍如下两种。

（1）安宫牛黄丸：安宫牛黄丸是传统的中医急救药品，尤其适用于中风、偏瘫，伴有高热昏迷的病人，另外还广泛应用于颅脑损伤所致的意识障碍、幼儿重症肺炎、高热惊厥、中毒性痢疾、大脑发育不全等伴有高热、神昏、抽搐等危象患者的急救，自古以来即有"救急症于即时，挽垂危于顷刻"的美称。安宫牛黄丸是由清代名医吴鞠通在继承古方基础上创制的，记载于《温病条辨》卷一，后从宫廷传入同仁堂沿用至今。"安宫"即"安心宫"，"心宫"即心包，为心之舍。安宫牛黄丸由清热凉血解毒、泻火豁痰清心、镇惊开窍醒神的药物组成，是用来治疗神昏窍闭之证的方剂。

（2）独参汤：独参汤具有急救功效，以人参 30g，煎约 30 分钟，取汁服之。急用时可含服或直接咀嚼服之，能够大补元气，回阳固脱，兼有养血活血之功，对产后失血过多、阳气虚浮欲脱所致的产后昏厥有急救功效。

在人类回归大自然的今天，病人、社会都要求中医必须能看急诊，中医药应该在医疗保健事业中发挥应有的作用。面临飞速发展的西医学，中医必须要有竞争、危机意识，才能在激烈的竞争中求生存，求发展。为此，我们要加强急诊科室的建设，提高中医院综合服务功能，狠抓急诊人才的培养，培养出一批能够掌握现代急救技术，并能运用中医手段与方法抢救危重病人的新型人才。要从中医急诊入手提高中医医院的综合能力，狠抓急诊中成药、新剂型的研制与开发，要研制治疗呼吸衰竭、心脏衰竭、肾衰竭、多脏器衰竭等急危重症的高效、速效新剂型；要加强急症协作组建设，进一步完善急诊诊疗规范，扩大新病种的研究。

2007 年 6 月，国家中医药管理局医政司在成都召开了中医、中西医结合急诊临床基地会议，会议明确指出中医急诊是中医学科水平的标志，23 家急诊临床基地应在原急症协作组及急诊医疗中心基础上进一步深化与发展，这对中医学术发展有着战略意义。各单位领导应当给予高度重视，要成立领导小组、专家组及研究室，发挥老专家及学科带头人的作用。会议还明确指出，中医急诊基地建设不是单纯急诊科建设，应当包括多学科、多病种建设，中医急诊临床基地应是一级科室、重点学科。要选择 3~5 个疗效可靠的优势病种，从实际出发进行深入研究。最后，会议进一步明确指出，建设急诊临床基地的目的是对中医的继承、发扬与创新，以提高中医对急危重症的诊治水平。

第六节　中医内科急症的四诊要点

中医对内科急症的诊断，必须运用四诊的方法来完成。但由于内科急症，病情危急，瞬息万变，所以在进行诊治时，必须争分夺秒，掌握时机。这就要求对四诊方法的运用既要审查内外，辨证求因，四诊合参，又要突出重点，简便可靠，抓住要领，迅速做出比较正确的诊断，以免延误抢救良机。在内科急症诊断方面，中医学有着极为丰富的内容和独特的理论。

一、望诊

望诊是运用医生的视觉对急症病人全身各部进行观察，而最主要的在于观察机体外部的神、色、形、态的变异，借以推断疾病的变化。在内科急诊中，要特别注意以下几点。

（一）观神察目

古人认为："神藏于心，外候在目。"《灵枢·天年》又云："失神则死，得神则生。"此皆说明观神察目在诊断急症时的重要性。

1. 观神

神指精神状态，由精气化生，是人体生命活动的主宰与体现。《灵枢·平人绝谷》云："神者，水谷之精气也。"所以观察病人精神的好坏，可以判断机体脏腑阴阳气血的盛衰和疾病的预后。一般地说，精气充盛则神旺，精气虚衰则神疲，精气衰竭则神亡。观神主要是观察目的神态。一般分"四神"，即"有神""神疲""失神""假神"四种。可见诊治急症，首重观神，而观神尤以观察病人目光神采为主，这是非常重要的诊断方法。

2. 察目

察目主要从目色、目态两个方面来检查。

（二）望面部五色

望面部五色一是望面色的荣润枯晦，二是望面部的五色变化。

（三）望形态

根据"阴静阳躁"的理论，临床上，凡属阳热实证，多出现躁动的姿态，如躁扰不安，神情烦躁，乐于见人，甚则谵语躁狂。阴寒虚证，多见沉静姿态，如恶寒蜷卧，神情沉静，精神萎靡，懒于见人，不愿多言。凡病中神志昏糊，循衣摸床，两手撮空，为神气失守、病情垂危之候。

（四）辨舌验齿

1. 辨舌

舌为心之苗，又为脾之外候，许多脏腑的循行经络与舌有联系。舌苔是由胃气熏蒸所致，或邪浊上升，致生苔垢。所以，辨舌质，可知五脏之虚实，气血之盛衰；验舌苔，可知六淫之深浅和胃气的盛衰。可见舌质与舌苔反映邪正盛衰两方面的情况，临床诊断，必须结合起来观察。

2. 验齿

验齿是诊断温热急症的独特方法之一。由于齿为骨之余，而肾主骨，龈为胃之络，热邪不燥胃津，必耗肾液。所以验齿对于判断热邪之轻重、津液之存亡，有一定参考价值。

（五）审苗窍

1. 鼻部

鼻为肺窍，而属脾经。中医学历来重视观鼻五色和动态以诊断疾病。鼻头色青，是腹中痛，色黄是里有湿热，色白是亡血，色赤是脾肺二经有热，色微黑是有水气。鼻孔干燥，属阳明热证。凡病中鼻黑如煤，乃大凶之兆。

2. 口唇

脾开窍于口，其华在唇，所以观察口唇，可以判断脾的病变和气血的盛衰。

3. 咽喉部

咽喉红肿而痛，是肺胃积热。红肿腐烂，而且皮肤又发病痧，则属烂喉丹痧。

4. 耳

耳为肾之窍，属少阳经。察耳之枯润，可知肾之强弱。

（六）望皮肤

1. 辨斑疹

温热病过程中，肌肤表面常常出现红色斑疹，借此可以了解病邪的深浅轻重，为辨证施治提供依据。

2. 辨白痦

肤肌发现白痦，多是温热病中湿热留恋气分、郁蒸肌肤而成。白痦外露，是郁湿外透之机，但当辨别顺逆。

（七）望排泄物

1. 痰涎

凡痰涎色白清稀的是寒痰；略现色黄成块的是热痰；白滑而易咳出的是湿痰；色清多水泡的是风痰。

2. 呕吐物

呕吐是常见急症之一，总因胃失和降、气逆于上所致。无论外感内伤均可导致呕吐。临床当将呕吐物的颜色、臭味、吐势等结合观察，以辨别寒热虚实。

3. 大便

下利黄色水样便，混有黏液或暴迫下注，肛门灼热，是肠道湿热泄泻。下利鸭溏稀薄，腹部冷痛，喜温喜按，口不渴喜热饮为寒泄。

4. 小便

清长而量多属寒证，短少赤涩是热证。小便混浊不清，为湿浊下注，或为脾肾气虚。尿有砂石者为石淋；尿如膏脂者为膏淋。

二、闻诊

闻诊，包括听声音和嗅气味两个方面。通过闻诊可以辨别疾病的寒热虚实，判断疾病的轻重安危。

（一）听声音

凡语声重浊，声高有力，多属实证；语音轻清，低微细弱，多属虚证。鼾声不醒，手撒遗尿，多是中风入脏的脱证；神昏谵语，声高有力，多是热陷心包的闭证。神疲语弱，重复不已，是郑声的正虚证；语言涩，舌运不灵，是风痰作祟。

从听呕吐、呃逆的声音，可区别寒热虚实。凡吐势猛烈，声音洪亮有力，多为实热；吐势徐缓，声音低弱无力，多属虚寒；呃声高而短促，响亮有力，多属实热；呃声低而沉长，微弱无力，多属虚寒。若久病而出现呃逆，多属胃气衰败的危证，必须加以注意。

（二）嗅气味

嗅气味，主要是嗅病人的口气、汗气、呕吐物、痰涕及二便的气味。

呕吐物或口气酸臭，味如败卵，是胃有宿食。口气臭秽，多是胃热；口气腐臭，多是内痈；口气恶臭，多是癌肿晚期。身汗腥膻气，是风湿热邪，久郁肌肤。身汗如尸臭，为瘟疫病。

如病人昏迷痉厥而呼气中带杏仁味，应考虑有无氰化物（如苦杏仁等）中毒。如昏迷而病人手足部皮肤或呼出气、呕吐物有特殊蒜臭味，当警惕有无有机磷农药中毒。如呕吐物有特殊的芳香臭味，多系敌敌畏、敌百虫等中毒。昏迷而口气有苹果味的，多属肝昏迷。

三、问诊

在内科急症工作中，问诊占有特别重要的位置，范围比较广泛。现结合急症特点，从询问全身情况和急症的主要病候两方面进行叙述。

（一）问全身情况

问全身情况是中医诊断学的理论特点。中医认为人体是个有机的整体，疾病的发生是病因作用于机体引起阴阳盛衰失调的全身性病理反应。因此，中医诊断疾病，亦着重运用问诊了解全身情况。如口渴不渴、四肢寒温，以及二便、饮食口味等，据以判断疾病的寒热虚实。内科急症的问诊，也应注意以下几个方面。

口渴与否，反映疾病的寒热变化，津液的盛亏；问四肢寒温，是区别阴阳盛衰的关键；询问二便，以判断疾病的寒热虚实；了解食欲，对判断脾胃之气的盛衰，掌握疾病的预后转归，有着重要的临床意义。

疾病过程中，食欲渐增，渐进饮食，表示胃气渐复，病情虽重，亦有挽回的希望。若久病危殆，本不能食，但突然反而暴食，这是中焦脾胃之气将绝的征象，称为"除中"，也是"回光返照"的一种表现。

（二）问主要病候

内科急症种类繁多，其症状表现亦错综复杂。所以，对急症问诊，必须把询问主要病候与全身情况结合起来，才能做出正确诊断，现分别叙述如下。

1. 问寒热

恶寒与发热是临床常见的症状，可由多种疾病引起。内科急症亦多出现恶寒发热。问寒热，要从热型、发热时间以及兼症等方面询问。首先要区别外感发热与内伤发热。其中在外感发热中要注意区别六淫邪气和受邪深浅；在内伤发热中，要注意区别气血阴阳以及属痰属瘀等。

2. 问昏厥

昏厥是以突然昏倒，不省人事，或有四肢厥冷为主要表现的一种病证。发病虽急，但一般在短时间内能够逐渐苏醒，醒后无偏瘫、失语、口眼㖞斜等后遗症。但个别病情严重的，也可"一厥不复"，而致死亡。现就临床所见的气、血、痰、食、暑、痛几种昏厥简介如下。

（1）气厥：气厥的发生分虚实两端。

（2）血厥：血厥的发生亦分虚实两端。

（3）痰厥：凡问及素日痰涎较盛，偶因恼怒气逆，痰随气升，蒙蔽清窍，引起突然昏厥，喉有痰声，口吐涎沫，呼吸急促，舌苔白腻，脉多沉滑，为痰厥之证。

（4）食厥：凡问及由于饱食之后，又因郁怒，以致食气相结，气机受阻，引起突然昏厥，腹胀满，气息窒塞，是为食厥。

（5）暑厥：凡问及于暑热季节，久曝烈日之下，感受暑邪，暑热郁蒸，蒙蔽清窍，引起头晕头痛，闷乱烦躁，面色潮红，继而猝仆，不省人事，或有神妄，舌红而干，脉象洪数，是为暑厥。

（6）痛厥：凡问及由于身受创伤或内脏剧痛难忍，突然昏厥，面白，汗出，是为痛厥。

3. 问昏迷

指病人不省人事或神志昏糊的危重证候，中医文献亦称"神昏""昏溃"。昏迷与昏厥不同，一般昏迷病情较重，昏厥病情较轻。

昏迷主要见于外感热病或内伤杂病的晚期阶段。热邪入里，心神被蒙，是外感热病所致昏迷的主要原因。当然临证时还要分热陷心包、热盛动风、热灼津枯以及兼痰、兼湿的不同情况，常见有热闭心包证、湿热蒙蔽清窍证、热盛动风证、中风昏迷证、湿浊上蒙证以及阴虚津竭证，其中阴虚津竭见于外感热病成内伤杂病的晚期阶段。

4. 问疼痛

疼痛是临床常见的自觉症状之一，亦是内科急症常见的主要病候，疼痛部位不同，证明病变脏器不同。就疼痛部位而言，痛在胸部，病在心肺；痛在上腹脘部，病在脾胃；痛在上腹胁部，病在肝胆；痛在脐腹部，病在大小肠；痛在小腹部，多属肝经及冲任之病；痛在脐右下少腹部，多属肠痈。就疼痛的性质而言，凡起病急骤，痛势剧烈，痛而拒按，热敷不减，烦热渴饮者，为热证、实证；凡发病缓慢，痛势隐隐，痛时喜按，疼痛遇冷加剧，得热减轻者，为寒证、虚证。凡胀痛明显，痛处走窜不定，多属气滞；疼痛剧烈或如针刺，或如刀割，固定不移，多属血瘀。而气滞与血瘀，又往往相兼为患，但要分别主次，权衡轻重。临床常见内科急症之疼痛，有以下五种：①里热结滞，腑气不通；②湿热蕴结，肝胆失疏；③胃络内损，瘀血凝滞；④寒邪直中，气机阻滞；⑤胸阳不通，心脉瘀阻。

四、切诊

（一）诊察败脉

1. 真脏脉

其脉象表现，毫无和缓从容之象，坚锐之极，散漫之极，或混乱无序，失去脾胃中和之象，谓脉无胃气，其病主凶。

肝之真脏脉：弦急强劲，如循刀刃，如新张弓弦，毫无冲和之象，为肝脏死脉。

心之真脏脉：坚而搏，如循薏苡子，如操带钩，绝无圆润流利之象，为心脏死脉。

脾之真脏脉：如鸟之喙、鸟之距，坚锐不柔，如屋之漏，水之流，乍数乍疏，忽来忽止，散乱无序。此均为失去脾土中和之象，为脾脏死脉。

肺之真脏脉：大而虚，如风吹毛，如以毛羽中人肤，空虚无根，散乱无绪，全无敛意，为肺脏死脉。

肾之真脏脉：搏而绝，发如夺索，如指弹石，辟辟然，全无柔润之象，为肾脏死脉。

综上所述，说明五脏之脉，是以胃气为本。有胃气者为平脉，胃气少者为病脉，全无胃气者为死脉。

2. 七怪脉

元代危亦林《世医得效方》列怪脉十种，称为"十怪脉"。后世医家在"十怪脉"中除去偃刀、转豆、麻促，称为"七怪脉"。这些脉象，在内科急症中常可碰到。

釜沸：脉在皮肤，浮数之极，如釜沸中空，绝无根脚，乃三阳热极，无阴之候。

鱼翔：脉在皮肤，头定而尾摇，浮浮泛泛，似有似无，如鱼翔的状态，乃三阴寒极，为亡阳之候。

弹石：脉在筋肉之下，辟辟凑指，如指弹石，乃肾经真脏脉也，难治。

解索：脉在筋肉之上，乍疏乍密，散乱无序，如解乱绳状，肾与命门之气皆绝。

屋漏：脉在筋内间，如残漏之下，良久一滴，溅起无力，如水滴溅地貌，为胃气营卫俱绝。

虾游：脉在皮肤，来者隐隐其形，时而跃然而去，如虾游冉冉，忽而一跃的状态。

雀啄：脉在筋肉间，连连急数，三五不调，止而复作，如雀啄食之状，脾无谷气已绝于内。

（二）详诊胸腹

在内科急诊时，除诊肌表、诊手足外，重点应详诊胸腹。胸和腹是人体的重要部位，五脏六腑深居于内，为营卫气血之源。疾病的发生，主要是脏腑功能失常，气血盛衰失调。因此，按诊胸腹，可以诊知脏腑的疾病。

1.胸部按诊

（1）诊虚里：虚里穴在胸部左乳下第四五肋间，内藏心脏。虚里穴又是诸脉所宗，为胃之大络，所以诊察虚里的动势，可以辨疾病的轻重安危。凡按之应手，动而不紧，缓而不急，是宗气内积胸中，为无病之征。若动微而不显，是不及，为宗气内虚；若动而应衣，是太过，为宗气外泄之象；若动而欲绝而无死候表现的多见于悬饮、食积等证；其动已绝，而人迎脉也停止跳动的，为死候。

（2）诊脘部：脘部即胸骨以下部分，是胃部，又叫"心下"。按诊要注意此处的软硬和压痛明显与否，以鉴别痞与结胸证。心下按之硬而痛的，是结胸，属实证，按之濡软而不痛的，多为痞证，属虚证。若脘痛，喜温喜按的为虚寒证，得温不减而拒按的为实热证。

2.腹部切（按）诊

（1）满痛：腹满疼痛有虚实的不同。凡腹疼痛而喜按的，属虚；拒按的属实。腹满，按之即起，叩之如鼓，小便自利的，属气胀；若重按有凹陷，或如囊裹水，叩之音浊，小便不利的，是水臌。

（2）积聚：腹内有包块，按之坚硬，推之不移而痛有定处的，为癥积，多属血瘀；肿块时聚时散，或按之无形，痛无定处的，为瘕聚，多属气滞。

第七节　中医内科急症的辨证要点

一、辨外感与内伤

外感急症由感受六种疫毒之邪、正邪交争所致。总以病邪外入，继而传里为发病规律，通常可涉及六经、卫气营血。内科急症的多个病证结合八纲、脏腑、病因病机进行辨证。外感所致者每以热病居多，以高热为主症，贯穿于卫气营血各个阶段之中，亦可因阳热炽盛，耗伤阴津，出现痉、厥、闭、脱或夹风、动血诸患。内伤急症因久患疾病，脏腑已损，精气亏耗，复加各种诱发因素，更使正气虚弱加重所致。在脏腑阴阳气血失调的基础上，内生风火、水湿、痰瘀等病理因素，使病情由轻而重，由缓而急，但无外邪内陷、病势进退的传变发展规律。病情轻重主要是由受病脏腑的虚实变化及气机逆乱的程度而定。辨证应以脏腑为中心，重视病理因素的作用。脏腑功能失调，则邪从内生，导致气滞、痰阻、水湿、血瘀、浊毒，影响气机的升降出入，进而气机逆乱，出现多种危候。

具体而言，外感与内伤可从发病形式、病程、传变规律等方面来区分。外感急症为新病，病起急骤，病程短，大多有短暂的卫表证候，以实证为主，如中暑、急黄、疫斑热、高热等为外感所致；内伤急症有原发病可查，是慢性疾病的积累突变，病程较长，无表证，往往表现为虚实错杂，如真心痛、心力衰竭等。但外感病症也可因素体亏虚或者邪盛伤正，表现有虚的一面。内伤急病更可因感受外邪，使病情加重，故外感与内伤常相互关联。

由于外感、内伤常可错杂为患，临床必须分清因果主次，抓住主要矛盾，采取相应措施。这与认识疾病的特性、控制病情发展、提高救治效果密切相关。

二、辨脏腑病位

急起病变涉及多脏器，在病情发展过程中，常多脏关联，但主病之脏腑尚有先后主次之别，故临证需根据病人的证候表现，明辨脏腑病位。若见心悸怔忡、心胸闷痛、唇舌青紫、神昏谵语、四肢冷、脉结代或微欲绝，为病位在心；见头痛、面红目赤、两胁胀痛、肢体抽搐、牙关紧闭、口角流涎、舌体歪斜、脉弦，则病在肝；见脘腹胀满、目黄身黄、食少纳呆、呕吐呃逆、大便稀溏或便结，则病在脾胃；见呼吸急促、张口抬肩、喉中痰鸣、不能平卧，或呼吸时断时续、咳声低者，为病位在肺；见周身浮肿、少尿气短、动则尤甚、面色苍白，为病位在肾。在辨病辨主脏的同时，还需辨相关的脏腑。

三、辨病理因素

风、火、痰、毒是内科急症病变过程中起重要作用的病理因素。不同的病证在不同的阶段，其主要病理因素既各有不同，又每多相兼为用。临证需详细辨证，掌握各自的主要特点及其同病关系。风胜则见抽搐、手足蠕动、角弓反张、口眼㖞斜、肢体不遂；火盛则见身热渴饮、面红目赤、身发斑疹、狂躁妄动；如风火相煽则高热、抽搐并见，衍之为病尤为广泛，性质多端，病涉多脏。在急症中，主要常有风火相兼为患，如风邪内闭则忽然昏晕倒仆；风入络则肢体不遂、瘫痪麻木、拘急疼痛；火邪灼心则见神昏谵语、面赤、狂躁不安；邪热袭肺，可见喘急气粗、胸中闷热；邪热壅滞，可见刺痛，痛处不移，拒按，或出血，面色晦暗，舌黯有瘀斑，脉涩，临床常可因部位不同而出现相应的证候。

四、辨标本主次

因急症发病急骤，变化迅速，病情危重，预后不可预测。故分清层次的标本关系，有利于把握救治的时机，分析和解决突出的危急证候，使临床治疗尽快显示出效果。

标本主次是急诊辨证的重要环节。内科急症可从正邪虚实、原发病与继发病、原发病因与诱因等方面来辨识。一般而言，邪实为标，正虚为本；继发病、诱因为标，原发病为本；症状为标，病因为本；病急为标，病缓为本。从临床实际来看，急救往往标急于本，以邪实标急为主。此外，必须强调急症的辨证主要是依据病情的缓急轻重定标本主次。

五、辨病势传变与顺逆

传变是邪正消长的病理变化。疾病的发展按特定的规律有序相传者，谓之顺传，反之即为逆传。病势的传变主要与正气之强弱、邪气之轻重、病位之深浅、治疗是否得当等因素有关，而病势的逆传是由于邪气过盛或正气甚衰。急证的传变尤为迅速、复杂，往往顷刻之间，危在旦夕。掌握急症传变的规律，有利于及时、准确地判断和处理各种紧急出现的病证、变证，使病人转危为安。

外感急症之热病多见卫气营血、六经、三焦传变。在一般情况下，依序顺传，病邪由浅入深，此时正气不弱，正气尚能与之相争，或者邪气亢烈，正气耗伤，病邪内陷。

内伤急症病变深及脏腑，其传变与外感急症不同，表现为脏腑相传。顺传者按脏腑表里、生克乘侮的规律传变。逆传者则因正气衰败，脏腑气血混乱，正邪力量对比悬殊，病理产物丛生，外邪引动内邪，导致多脏腑受损，病情加重。

六、辨证与辨病

辨证与辨病是对临床表现及其动态变化的综合认识，是把握疾病的重点和关键。辨证者着重于对疾病临床表现及其动态变化的综合认识，揭示其处于某一阶段的主要矛盾，具有较强的个性，体现了中医的整体观。辨病着重于疾病病理变化全过程的认识，分析其基本矛盾，把握疾病的重点和关键。病证结合的诊断是以纵横交叉的模式反映疾病的本质和发展过程的各个阶段，注意辨证与辨病的结合是不可忽视的重要方面。

首先必须明确，中医学也有自身的病名诊断，是依据四诊辨证、辨病，分析内在病理变化，反映疾病的特异性及其发展、转归，为施治提供依据。但这与西医学的辨病又有不同，它既要分析某个病的特性及基本规律，又要结合个体及临床表现。可见，中医学的辨病与辨证有相互补充的关系，对理法处方具有重要指导意义。

辨病的另一层含义是西医学的病名诊断。不同的疾病有其特殊的病理基础和病机特点。辨病有助于识别不同疾病的特异性，能帮助分析和解决疾病发展过程中突出的危急矛盾。因此，病证结合的诊断方法，有利于更全面、准确地认识疾病，提高中医药的救治水平。总之，临证需注意辨证与辨病的有机结合，才能充分发挥中医药的优势，不至生搬硬套，以西医替代中医。

总之中医急诊与急救博大精深，一直服务着中国人民，并走向世界。

第二章 危重急症

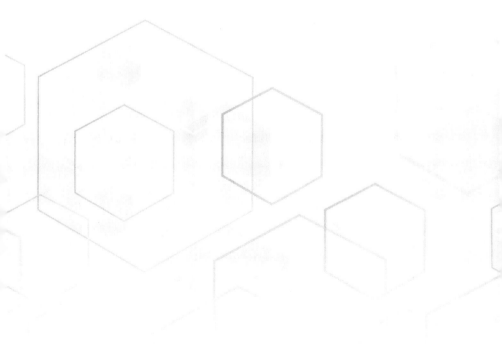

第一节　猝死

猝者，突然也，同"卒"；死者，丧失活力。猝死是人类的最严重的疾病，指各种内外因素导致心脏受损，阴阳之气突然离决，气机不能复返，心脏接近停止跳动或刚刚停止跳动而表现为发病疾速，忽然神志丧失，寸口、人迎、阴股脉搏动消失，呼吸微弱或绝，全身青紫，瞳仁散大，四肢厥冷等一系列临床症状的危重疾病。"猝死"在中医古籍中称"卒中恶死""卒尸厥死""卒客忤死""五绝""暴脱"等。《黄帝内经》有"血之与气并走于上，则为大厥，厥则暴死，气复反则生，不反则死"等关于此类危象病机转化的论述。张仲景在《伤寒杂病论》中附有急救杂疗专篇，详细介绍了"自缢""溺水"的急救方法，并以操作性急救技术为主，配合针灸、药物，开创了综合急救措施的先河。我国第一部急救医学专著《肘后备急方》是晋代葛洪所撰，书中记述了90余种救疗方法。唐代孙思邈所著《千金翼方》特立备急方27首，专为救疗危亡而设，如"卒死"外用仓公散，内服还魂汤，并配合针灸治疗。给药途径有口吹、内服、闻、熏、洗、导、外敷等多种，方简而效捷。

就西医而言，猝死为"平素身体健康或貌似健康的病人，在出乎意料的短时间内，因自然疾病而突然死亡"。广义的猝死指引起突发死亡的一切因素，包括外伤、车祸和内科急症等。而本节所述猝死多指因内科急危重症所致的证候群，是真心痛、脱证、厥证、卒中、痫病等疾病突然加重的最危重且仍有可逆性的阶段。病人多身体虚弱，或有潜在疾病风险，由情志过极、劳累过度或感受外邪诱发，出现阴阳离决的严重证候，发病突然，进展迅速，死亡率高。

总括而言，中医针对猝死的传统急救术有以下特色：①历代均有发明创新，已形成一套"猝死"的急救医疗理论和行之有效的传统技术；②病名虽多，常以"卒死""暴厥""尸厥"或"五绝"概之；③发生机制上，认为不论何种原因，导致气血暴遏、脏腑暴闭、暴脱

（阴、阳、气、血之暴脱）均可发生"猝死"。因其生机本旺，猝遭不测之变，瞬间暴亡，即刻急救得法，通闭复元，仍可复其生机，挽救生命；④主张就地抢救，以操作性急救术为主，配合针灸、药物等综合措施，简便易行，讲究实效。

章 危重急症

一、诊断要点

（一）疾病诊断要点

［主症］突然神昏，不省人事，虚里、寸口、人迎、阴股脉、跌阳脉搏动消失，气息微弱或呼吸停止。

［兼症］气息不调，舌青舌卷，面唇甚至全身青紫瘀暗，瞳神散大或两目睁圆，四肢厥冷甚至身冷如冰等。

［脉象］脉微欲绝、十绝脉。

（二）证候诊断要点

本病病因繁多，上至巅顶，下至手足，内至骨髓，外至经络，均可猝然发病，起因或虚，或实，或热极，或寒盛，表现不一，然而无论病因如何，累及心肺二脏，阳气暴脱，阴阳离决方成本病。故病严重至此，证候反而单一。

二、鉴别诊断

本病并非单一疾病，而是多种突发严重疾病的终末阶段，临床上以突然神昏，不省人事，虚里、寸口、人迎、阴股脉、跌阳脉搏动消失为主症。脱证、厥证、卒中、真心痛等疾病均可兼神昏、不省人事等临床表现，但虚里脉搏动消失、气息微弱或呼吸停止是猝死独特的临床表现，凡疾病进展，或猝然发病见相关证候者皆归于本病。

与厥证相鉴别

厥证有突然神昏、呼之不应、四肢厥冷等表现，但可触及人迎脉、阴股脉搏动，心音存在、心电图正常可资鉴别。

43◇

三、急救措施

猝死一旦发生，必须立即分秒必争就地进行心肺复苏术（CPR），操作步骤如下。

（1）评估操作环境安全。

（2）判断意识：拍病人肩部，并呼唤"喂！您怎么了？"以评估病人的反应，如病人无反应，进行下一步。

（3）检查呼吸是否正常，同时以食指和中指指尖触及病人气管正中部（相当于喉结部位），向左或向右旁开两指，至胸锁乳突肌前缘凹陷处，触摸颈动脉搏动，判断颈动脉搏动是否微弱或消失（触摸时间为5~10秒）。如果无呼吸或呼吸不正常（仅喘息），颈动脉无搏动，立即呼救，启动院内急救系统。

（4）将病人去枕平卧于硬板床或地上，解开其衣领并松开裤带，暴露病人胸腹部。

（5）实施胸外心脏按压：①确定部位。按压部位在胸骨中下段1/3交界处，双乳头连线的中点。②按压方法。操作者一手掌根部紧贴按压部位，另一手重叠其上，十指交叉，双臂关节伸直并与病人胸部呈垂直方向，用上半身重量及肩臂肌力量向下用力按压，每次按压后胸廓充分回弹，力量均匀、有节律，按压间隙手可以放在胸上，但不能有力量，按压频率为100~120次/分钟，按压幅度为胸骨下陷5~6cm。

（6）病人颈部如无损伤，将头偏向一侧，清除口鼻咽腔分泌物，检查有无活动义齿，有活动义齿则除去。

（7）开放气道（仰头举颏法）：左手小鱼际置于病人的前额，向后向下方施加压力，右手中指、食指向上向前托起下颌，使病人气道打开。对怀疑有颈椎脊髓损伤的病人，应避免头颈部的延伸，可使用托下颌法。

（8）建立人工呼吸：操作者站在病人右侧肩部或头部，将连接好的简易呼吸器面罩完全覆盖病人的口鼻，一手将面罩紧贴病人皮肤使之密闭（EC手法固定面罩）；另一手挤压呼吸囊将气体送入（每次送气量500~600ml），然后松开（每次送气时间为1秒钟以上）；观察病人胸部复原后，紧接者做第二次，频率为每分钟10~12次。

（9）心脏按压与送气相配合：按压通气比为30：2，即按压30次，连续送气2次（每次按压中断必须控制在10秒以内）。

（10）心肺复苏中有室颤时应尽可能早除颤，肾上腺素为心肺复苏的首选用药，每次1mg，3~5分钟后可重复用药。

（11）做5个循环后，以送气2次结束。判断自主呼吸、大动脉搏动是否恢复，瞳孔有无缩小，光反射是否恢复，口唇、肤色、甲床有无转红润及血压有无回升。

（12）复苏成功，将病人的头复位，用纱布擦拭其口鼻周围，穿好衣裤，盖好被子，继续行有效的高级生命支持及综合的心脏骤停后治疗。

（13）心肺复苏有效指征：心音及大动脉搏动恢复，收缩压≥60mmHg；口唇、肤色、甲床转红润；瞳孔缩小、光反射恢复；自主呼吸恢复。

心脏复苏成功后，需要继续维持有效的循环和呼吸功能，对于疑似心源性心脏骤停，且心电图ST段抬高的心脏骤停病人，应急诊实施冠状动脉血管造影，紧急冠状动脉血运重建。多项观察性研究发现，紧急冠状动脉血运重建与存活率、良好的功能预后都存在正相关。防治因缺氧引起的脑水肿，应给予护脑醒神的清开灵注射液或醒脑静注射液以及参脉注射液等，或针刺人中、百会等穴位，并维持水和电解质平衡，防治急性肾功能衰竭及伴发感染等，而转入辨证治疗。

四、辨证论治

阳气暴脱

［证候］突然神昏，不省人事，虚里、寸口、人迎、阴股脉、跌

阳脉搏动消失，气息微弱或呼吸停止，舌青舌卷，面唇甚至全身青紫瘀暗，瞳神散大或两目睁圆，四肢厥冷甚至身冷如冰等。

［治法］回阳固脱。

［方剂］人参附子汤或独参汤。

［常用药物］人参、附子、细辛、干姜。

五、综合治疗

（一）针灸

1.体针

方法1

［取穴］人中、十宣、少商、内关、百会、涌泉、心俞。

［配穴］四肢抽搐加合谷、太冲；喉中痰声漉漉加丰隆、膻中。

［操作］采取强刺激手法，以上下左右顺序为宜。

方法2

［取穴］人中、肺俞、素髎、十宣、曲池。

［操作］采取强刺激手法，以宣通肺气。

2.灸法

方法1

［取穴］气海、关元、神阙、百会、足三里、涌泉、心俞。

［操作］足三里、内关可刺灸并用，手法宜轻，余穴均用灸法，灸气海、神阙、关元，可不拘壮数，以脉复、汗止、肢温为度。

方法2

［取穴］人中、膻中、百会、合谷、足三里。

［操作］灯火灸法，灯火灸是灸法之一，指用灯草蘸植物油点火后在穴位上直接点灼的灸法，又称灯草灸、打灯火、焠法。操作时应蘸油适量，动作迅速，以防燃油下滴引起烫伤。当灯火灼及穴位皮肤时可听见轻微"啪"声，灯火即灭，称为一焠。每穴一般只灸一焠。灸后局部稍起红晕，应注意清洁，避免感染。

3.耳针

[取穴]心、脑、皮质下、肾上腺。

[操作]上穴全取，任选一耳强刺激，留针时间不定，以心跳恢复、神志清醒为度。

4.三棱针

方法1

[取穴]少泽、十宣、人中、百会。

[操作]用三棱针点刺，挤出几滴鲜血，以强心通脉，护脑醒神。

方法2

[取穴]人中、肺俞、素髎、十宣、曲池。

[操作]用三棱针点刺，挤出几滴鲜血，以宣肺利气。

（二）中成药

（1）安宫牛黄丸、至宝丹、苏合香丸鼻饲给药以醒脑开窍。

（2）通关散吹入鼻中取嚏以宣通肺气，开窍醒神。

（3）四味回阳饮以回阳固脱。

（三）注射剂

（1）参附注射液以回阳固脱。

（2）清开灵注射液、醒脑静注射液、血塞通注射液以醒脑开窍，强心通脉。

（3）参麦注射液以益气救阴。

（四）其他治法

1.葱黄刺鼻法（《肘后备急方》）

急用葱黄心刺鼻孔中入 7~8 寸（此即内迎香穴），鼻目出血即苏，无血者难救。

2.刺舌下紫脉法（《串雅》）

即用瓷碗块尖，刺舌下两侧静脉出血，不可刺舌下正中静脉，忌用铁制针具。

3. 吹耳法（《肘后备急方》）

以管放入耳中，施术者用力吹气 3 次，先吹左耳，后吹右耳。

4. 灸神阙法（《肘后备急方》）

以盐末填脐眼（即神阙穴）中，用大艾炷灸脐中百壮。

5. 通关散吹鼻法

以牙皂、细辛等份为末吹鼻中，有嚏则生，无嚏则死。

6. 生半夏粉吹鼻法（《肘后备急方》）

以生半夏粉吹鼻中。

7. 回阳九针法（《针灸大成》）

按以下穴位顺序施重手法针刺：哑门、劳宫、三阴交、涌泉、太溪、中脘、环跳、足三里、合谷。

六、预防与调护

（1）良好的生活习惯、及时的体检和防治基础疾病是减少猝死发生的根本方法。

（2）减少情绪刺激，远离引发恶性刺激的环境是重要因素。

（3）猝死救治成功后，应积极治疗原发病，减少再发几率，动态评估脏腑功能情况，防止严重并发症、多脏器功能损伤及衰竭的发生。

第二节　厥证

厥证是由阴阳失调、气机逆乱所引起，以突然昏倒、不省人事、四肢厥冷为主要表现的一种病证。轻者昏厥时间短，清醒后无偏瘫、失语、口眼㖞斜等后遗症。重者则可一厥不醒而死亡。厥证是一个证候，可见于多种疾病之中。西医学的休克、中暑、低血糖昏迷、癔病、高血压脑病等出现厥证表现者均可参照本篇内容进行辨证论治。

一、诊断要点

（1）发病前常有先兆症状，如头晕、心悸、视力模糊、面色苍白、出汗等，而后突然发生昏仆，不省人事，移时苏醒。发病时常伴有恶心、汗出，或伴有四肢逆冷，醒后感头晕、疲乏、口干，但无失语、瘫痪等后遗症，缓解后如常人。

（2）发病前常有明显的情志刺激史，或有大失血病史，或有暴饮暴食史，或有痰盛宿疾。应了解既往有无类似病证发生，注意询问发作时的体位、持续时间以及厥之前后的表现。

二、鉴别诊断

1. 与痫证相鉴别

痫证常有先天因素，或有头部外伤史，以青少年多见。痫之重者亦为突然昏仆，不省人事，发作时间短暂，发作时常伴有嚎叫、抽搐、口吐涎沫、两目上视、小便失禁等。常反复发作，每次症状均相类似，苏醒缓解后如常人。此外，还可做脑电图检查以资鉴别。

2. 与中风相鉴别

中风以中老年人为多见。素有肝阳亢盛病史，中脏腑者，突然昏仆，并伴有口舌歪斜、偏瘫失语等症，神昏时间较长，苏醒后有偏瘫、失语等后遗症。

3. 与昏迷相鉴别

昏迷为多种疾病发展到一定阶段所出现的危重证候。一般来说发生较为缓慢，常有原发病存在，有昏迷前的临床过程，先轻后重，由烦躁、嗜睡、谵语渐次发展，一旦昏迷后，持续时间较长，恢复较难，苏醒后原发病仍然存在。

三、急救措施

（1）立即将病人置于平卧位，双足稍抬高，松解衣领及腰带。

（2）保持呼吸道通畅，吸氧（过度换气例外），纠正低氧血症。

因心理原因引起的过度换气，应进行心理治疗，给予镇静剂。

（3）发作时可针刺人中、合谷、百会等穴位。

（4）根据病人的临床表现，以及病史、体征和心电图等检查，明确诊断。针对病因进行治疗。准确诊断引起厥证的病因是预防厥证再发的关键所在，治疗效果取决于厥证的病因。治疗目标是预防厥证发作，降低死亡危险性。

四、辨证论治

1. 气厥

（1）实证

［主症］突然昏倒，人事不知，牙关紧闭，两手握拳，呼吸急促。

［兼症］或见四肢厥冷。发作前情绪激动不安，或郁闷不乐，或觉胸前堵闷，四肢麻木。

［舌脉］舌苔薄白，脉伏或沉弦。

［治法］理气开郁。

［方药］五磨饮子加减，药用沉香6g，乌药6g，槟榔10g，枳实10g，木香3g。

［加减法］亦可加入白豆蔻、檀香、藿香之类以理气开郁。若肝阳上亢，症见头晕而痛，心烦易怒，可加入钩藤、菊花、石决明、磁石等药以平肝潜阳。若苏醒后食欲不振，可加茯苓、白术、炒谷麦芽健脾利湿，消食和胃。若醒后悲伤欲哭，或哭笑无常，睡眠不宁者，可加茯神、远志、酸枣仁、生牡蛎等药以安神定志，或加用甘麦大枣汤。如两胁胀满，喜叹息，加郁金、香附疏肝理气，白芍养血柔肝。若痰声漉漉，痰多气壅者，可加胆南星、贝母、橘红、竹沥等药以涤痰清热。精神刺激常可导致本证反复发作，平素可服逍遥散、柴胡疏肝散等以调和肝脾，理气解郁，防止复发。

（2）虚证

［主症］头晕目眩，心慌气短，突然昏仆。

［兼症］呼吸微弱，面色苍白，汗出肢冷，或见小便自遗。

［舌脉］舌质淡，苔薄白，脉沉细微。

［治法］益气回阳。

［方药］四味回阳饮加减，药用人参 10g，附子 10g，炮姜 6g，甘草 6g。

［加减法］若表虚自汗，可加黄芪、白术以益气固表。汗出不止者，加煅龙骨、煅牡蛎、浮小麦等以固涩敛汗。若食少纳呆，可加白术、茯苓、陈皮、半夏等以健脾化湿和胃。若心慌气短，心悸不宁，加白芍、当归、酸枣仁等养心安神，加远志、茯神、生牡蛎以安神定志。另有在排尿时发生晕厥，亦为气虚所致，如《石室秘录》所云："人有小解之时，忽然昏眩而倒者，亦阴阳之气脱也。"拟有逢生丹，用人参、附子、白术、石菖蒲、半夏、生酸枣仁等药治疗。本证亦有反复发作者，因此平时必须注意调养，可经常服用香砂六君子丸、参苓白术丸、补中益气丸等健脾益气之品，以调理气血，增强体质。勿过劳、调情志亦是防止复发的重要环节。

2. 血厥

（1）实证

［主症］突然昏倒，不省人事，牙关紧闭，面赤唇紫。

［兼症］醒后头昏头痛，平时急躁易怒，口苦面赤，头晕胀痛。

［舌脉］舌质红，苔薄黄，脉弦。

［治法］理气降逆祛瘀。

［方药］通瘀煎加减，药用当归 12g，红花 10g，山楂 15g，乌药 6g，香附 10g，木香 6g，青皮 6g，泽泻 10g。

此证若反复发作，以致气血难以平和，也可一厥不醒，终成危候。另有心痛骤发，四肢逆冷，进而昏厥者，可先用苏合香丸灌服，以开闭塞之窍，缓解后可按心痛辨证治疗。

（2）虚证

［主症］心悸头晕，或眼前发黑，昏厥无知。

［兼症］面色苍白，口唇不华，目陷口张，自汗肤冷，气息低微，或四肢震颤。

［舌脉］舌质淡，苔薄白，脉芤或细数无力。

［治法］益气养血。

［方药］急用独参汤灌服，继用人参养营汤，药用人参 10g，黄芪 30g，白术 15g，茯苓 20g，甘草 6g，当归 12g，熟地 30g，白芍 15g，五味子 6g，肉桂 3g，远志 12g，陈皮 12g。

［加减法］若肝阳亢盛，头晕头痛者，可加钩藤、菊花、珍珠母等平肝潜阳，加白芍、枸杞子、生地以育阴，加牛膝引血下行。若急躁易怒，少寐多梦，可加钩藤、石决明、龙胆草、牡丹皮等平肝泄热，加郁金、薄荷疏肝理气，加酸枣仁、远志等养心安神。若出血不止，当酌加止血药：崩漏者加茜草根、牡丹皮、侧柏叶；冲任虚寒者加炮姜、艾叶；咯血、吐血者加白及、仙鹤草、白茅根；外伤出血者加三七等。若见自汗身冷，呼吸微弱者，加附子、干姜等温阳之品。心悸不眠者，加龙眼肉、酸枣仁、柏子仁等养心安神。若口干少津，加麦冬、石斛、北沙参等养胃生津。若看见血迹后，即觉头晕目眩，心慌不宁，站立不稳，肢冷汗出，发生昏厥者，亦为气血两虚，可参照本证进行治疗。

此证若反复发作，以致气血难以平和，也可一厥不醒，终成危候。另有心痛骤发，四肢逆冷，进而昏厥者，可先用苏合香丸灌服，以开闭塞之窍，缓解后可按心痛辨证治疗。

3. 痰厥

［主症］眩晕，或咳喘气急，突然昏厥，喉中痰鸣。

［兼症］胸闷纳呆，或呕吐涎沫，呼吸气粗。

［舌脉］舌苔白腻，脉沉滑。

［治法］行气豁痰。

［方药］导痰汤加减，药用半夏 12g，胆南星 9g，陈皮 12g，茯苓 20g，枳实 10g。

［加减法］若痰气壅盛咳喘者，加杏仁、白芥子降气化痰。如头晕甚者加天麻平肝潜阳。食欲不振加白术健脾和胃。胸闷加苏梗、桔梗疏理气机。如兼有外感表证，酌加荆芥、薄荷、金银花、连翘等以

散风解表。若痰浊内阻，郁而化热，症见口干便秘，舌苔黄腻，脉滑数者，可加全瓜蒌、黄连、栀子、竹茹等清化痰热之品，或用礞石滚痰丸以豁痰清热降火。

4. 食厥

［主症］暴饮暴食，突然昏厥。

［兼症］脘腹胀满，呕恶酸腐，头晕。

［舌脉］舌苔厚腻，脉滑。

［治法］消食和中。

［方药］昏厥如发生在食后不久，可先用盐汤探吐，以祛食积。继以神术散合保和丸治疗。药用山楂15g，神曲15g，莱菔子10g，藿香10g，苍术10g，厚朴10g，砂仁6g，陈皮10g，半夏12g，茯苓20g，连翘20g，甘草6g。

［加减法］若呕恶，加黄芩、竹茹清热止呕。如腹胀而大便不通者，可用小承气汤导滞下行。本证小儿为多，成人多见于饮食之后，复加恼怒而成。因此，本证重在预防，尤其是脾胃虚弱者，更应注意不要贪食，食后避免情志过极。

5. 暑厥

［主症］身热汗出，口渴面赤，继而昏厥，不省人事。

［兼症］或有谵妄，头晕头痛，胸闷乏力，四肢抽搐。

［舌脉］舌质红而干，苔薄黄，脉洪数或细数。

［治法］开窍醒神，清暑益气。

［方药］昏厥时应予牛黄清心丸或紫雪丹以凉开水调服，清心开窍醒神为主。继用白虎加人参汤或清暑益气汤加减，以祛暑清热，益气生津。药用石膏20g，知母12g，荷梗12g，黄连6g，竹叶10g，西瓜翠衣30g，西洋参10g，麦冬12g，石斛12g，粳米30g，甘草6g。如因暑邪煎迫，热蒸汗出，气随汗脱，多汗乏力，四肢逆冷，面色苍白，心悸口渴，为气阴大伤，宜益气生津，固表止汗，方用参附龙牡汤。方中以人参补气，附子回阳，煅龙骨、煅牡蛎敛汗摄阴。可加麦冬、石斛养阴生津，知母、西瓜皮清暑解热。若暑热内闭，热灼阴

伤，肝风内动，昏厥不醒，四肢抽搐者，治宜清热解暑，凉肝息风，方用羚角钩藤汤加减。方中羚羊角、钩藤、桑叶、菊花清热凉肝，息风止痉；生地、白芍、甘草凉血清热，缓解挛急；川贝、茯神、竹茹清热化痰，可加西瓜皮、荷叶、知母等清热解暑之品。若是暴受秽浊之气，内闭清窍，气机不利，症见突然昏厥，不省人事，口噤不开，手足厥冷，面色晦暗，脘腹胀满，二便闭塞不通，宜用苏合香丸或玉枢丹辟秽开窍。

暑厥一证多发生在炎热夏季，常因露天作业，烈日曝晒，或于闷热之室外作业过久所致，年老体弱及病后体虚之人更易于发病，宜加强防护。昏厥发生之后，应迅速将病人移至阴凉通风处，必要时应配合输液、物理降温等西医抢救治疗。

五、综合治疗

（1）厥证的治疗，首先要分清虚实，进行急救。对于邪实窍闭之神昏而厥，应以辛香走窜的药物开窍醒神。对于元气亏虚、气随血脱、津竭气脱之神昏而厥，应以益气回阳、救逆固脱的药物救治之，不可妄投辛香走窜之品，以防止津气进一步耗散。

（2）厥证临床上有气、血、痰、食、暑等厥之分。其病因往往与情志刺激有关，或兼有饮食不节，或为劳倦体虚所致，故平素调畅情志，健运脾胃，增强体质，可依据辨证的结果服用疏肝解郁、健脾和胃、补养气血之品，以预防其复发。

（3）对于休克病人应立即输注生脉注射液或参附注射液或参麦注射液等药，同时配合输液或输血或输升压药等西医抢救治疗。休克时亦可配合针灸疗法，耳针、电针、灸法能通过经络的作用以疏通气血，调整阴阳，治疗休克。耳针常用穴是肾上腺、升压点、皮质下、心等。电针取穴常在素髎、内关、人中、中冲、涌泉、足三里等。灸法常用穴有太溪、气海、脐中、百会、关元等。

（4）偶然发病者，苏醒后要注意调理，避免再发；经常反复发作者，要找出病因，予以积极治疗。对于平素体质虚弱，病后或老年气血亏虚者，应注意避免过度疲劳，注意调理脾胃，增强体质；平素肝气不舒，肝阳偏亢而失于调理者，尤应避免情志刺激而致病发；体胖湿盛痰多之人，饮食宜清淡，戒烟酒，以免痰湿内生。

六、预防与调护

厥证之转归取决于病人正气之强弱及阴阳失调、气血逆乱之轻重。若阴阳气血相失，进而阴阳离决，则发展为一厥不复之死证。若阴阳气血失常，或为气血上逆，或为中气下陷，或气血痰瘀等邪气内闭。气机逆乱而阴阳尚未离决，此时若正气来复，治疗得当，则气复返而生，若误治失治，则易变生他证。如气厥和血厥之实证，常转化为气滞血瘀或肝阳上亢之证；血厥虚证，常转化为脱证等等。厥证的预后，与病人平素正气的强弱、邪气的盛衰及抢救治疗得当与否密切相关。发病之后，若呼吸比较平稳，脉象有根，表示正气充足，预后良好。反之，若气息微弱，或见昏聩不语，或手冷过肘，足冷过膝，或脉象沉伏如一线游丝，或散乱无根，或人迎、寸口、趺阳之脉全无，多属危候，预后不良。

第三节　猝心痛

猝心痛，又名卒心痛，是由于正气亏虚，痰、瘀、寒等邪致病，或寒凝气滞，或痰瘀交阻，致胸阳不振，心脉痹阻，不荣则痛，出现以猝然心痛、痛不得息为主要表现的一类疾病。本病可单因为病，亦可多因综合致病，临床以突然发作胸骨后或左胸前区憋闷、压迫性钝痛，向左肩背或左前臂内侧放射为主症。《素问·刺热篇》："心热病者，先不乐，数日乃热，热争则卒心痛。"《太平圣惠方》卷四十三曰："夫卒心痛者，由脏腑虚弱，风邪冷热之气客于手少阴之络，正气不足，邪气胜盛，邪正相击，上冲于心，心如寒状，痛不得息，故云卒心痛也。"其临床表现与西医急性冠脉综合征相符合。

猝心痛根据发病特点和严重程度，又分为厥心痛和真心痛两病。《灵枢·厥病》篇提出了"厥心痛""真心痛"的概念，"厥心痛……心间痛，动作痛益甚"，"真心痛，手足青至节，心痛甚，旦发夕死，夕发旦死"。即厥心痛为猝心痛病人中疼痛程度较轻，持续时间较短，在3~5分钟内缓解者。相当于西医易于控制的不稳定性心绞痛。真心痛则是猝心痛病人中疼痛剧烈，伴心悸、汗出、焦虑、肢冷、面色苍白，持续时间较长，超过15分钟以上者，相当于西医急性心肌梗死及变异性心绞痛。

一、诊断要点

（一）疾病诊断要点

［主症］猝然发病，胸闷疼痛，甚至胸痛彻背，喘息不得卧，向左肩背或左前臂内侧放射。

［兼症］胸痛彻背，面色苍白，手足厥冷；或心悸，汗出，畏寒肢冷，入夜更甚；或汗出短气，心悸怔忡，动则尤甚，语言低微；甚者突然晕厥，汗出肢冷。

［舌脉］舌质紫黯有瘀点，舌下脉络瘀紫，脉沉紧，或沉细无力，或结代，有时呈促脉、动脉。

猝心痛包括厥心痛和真心痛，其发病特点、严重程度和预后不同，需要区别对待。

1. 厥心痛诊断要点

［主症］猝然发病，胸闷而痛，牵及肩背，时发时止，遇劳加重，休息可缓。

［兼症］面色苍白，手足厥冷，痛入夜更甚，可见心悸、汗出、畏寒肢冷。

［舌脉］舌质紫黯有瘀点，脉象或沉紧，或细涩，或结代。

［临床表现］（1）多见于中、老年人，常由体力劳动或情绪激动所诱发；

（2）胸痛，可放射至左臂内侧；

（3）疼痛性质为钝痛、压迫、憋闷、紧缩、烧灼等；

（4）疼痛在 3~5 分钟内渐消失，一般不超过 15 分钟，停止活动后可缓解，或含服速效救心丸后在几分钟内缓解；

（5）心电图检查可出现心肌缺血性改变，如 ST 段下移，T 波低平或倒置。

2.真心痛诊断要点

［主症］猝然发病，闷痛不止，胸痛彻背，背痛彻心，冷汗淋漓，心悸气短，甚者手足青至节。

［兼症］汗出短气，心悸怔忡，动则尤甚，语言低微，甚至昏厥，口唇青紫，烦躁欲死。

［舌脉］舌质紫黯或有瘀斑，脉微细或结代，甚至脉微欲绝。

［临床表现］（1）多见于中、老年人，多数病人有先兆症状；

（2）疼痛部位和性质与厥心痛相同，程度较重，持续时间较长，休息和含服药物多不能缓解；

（3）心电图可出现心肌损伤、坏死的特征性改变；

（4）血清心肌标志物阳性。

值得注意的是，厥心痛失治可能进展为真心痛。

（二）证候诊断要点

汉张仲景《金匮要略·胸痹心痛短气病脉证治》篇将本病病机归纳为"阳微阴弦"，乃本虚标实之证。根据临床实践，猝心痛病人应首先分清厥心痛和真心痛，后辨明虚实。厥心痛属本虚标实之证。实证多以痰、瘀，或郁火痹阻心脉为主，常表现为胸痛彻背，面色苍白，手足厥冷，舌苔白，脉沉紧；虚证以心阳不足、血脉瘀阻为主，常表现为压迫性剧烈疼痛，向背部放射，心悸、汗出、畏寒肢冷等。真心痛属危急重症，临床多见虚证，实证次之，或虚实夹杂。虚证中，心阳暴脱者，多表现为突然晕厥，汗出肢冷，面色苍白，醒后胸中闷痛；虚实夹杂证多因心气不足，推动无力，瘀血内结所致，常表现为神疲乏力，胸部刺痛，痛引肩背，汗出短气；实证多以寒邪闭阻、血脉凝滞所致，常表现为胸痛剧烈，痛无休止，汗出肢冷，心悸气短。

二、鉴别诊断

1. 与胃痛相鉴别

胃痛的疼痛部位在上腹胃脘部，局部可有压痛，以胀痛、灼痛为主，持续时间较长，常因饮食不当而诱发，并多伴有泛酸、嗳气、恶心、呕吐、纳呆、泄泻等消化系统症状。配合 B 超、胃肠造影、胃镜、淀粉酶等检查，可以鉴别。某些心肌梗死亦表现为胃痛，应予警惕。

2. 与胸痛相鉴别

胸痛的疼痛部位在胸，疼痛因呼吸、运动、转侧而加剧，常合并咳嗽、咯痰、喘息等呼吸系统的症状。胸部 X 线检查等可助鉴别。

3. 与胁痛相鉴别

胁痛疼痛部位以右胁部为主，可有肋缘下压痛，可合并厌油、黄疸、发热等，常因情志不舒而诱发。胆囊超声、胃镜、肝功能、淀粉酶检查等有助于鉴别。

三、急救措施

如同疾病诊断要点和证候诊断要点所述，首先应区分厥心痛和真心痛。如为厥心痛，需按标本缓急加以诊治，而诊断为真心痛，则应立即展开急救措施，以防病情恶化，发生心衰和猝死。救治治则：急则治其标。

（1）应急措施：心痛发作时即刺内关。

（2）心痛暴起，病情危急，均可导致心阳暴脱，当先救心阳，故《圣济总录》收列治猝心痛及九种心痛急救方，均以温阳通痹止痛为主，所列备急方如下，临床斟酌应用。

①丹砂丸方

［药物组成］丹砂 0.4g，乌头 40g，巴豆霜 4g。

［用法］上三味，同研匀。水煮陈曲糊为丸，如黍米大，每服三丸，冷生姜汤下。

②芎桂汤方：治猝心痛不可忍。

［药物组成］川芎、桂枝、当归、高良姜各 18g，厚朴 0.4g（去粗皮，生姜汁炙令透）。

［用法］上五味，粗捣筛，每服 10g，水煎服，去滓温服，日晚各一次。

③半夏丸方：治猝心痛。

［药物组成］半夏、细辛各 1.2g，干姜、人参、附子各 18g。

［用法］上五味，捣罗为末，醋煮面糊和丸，如小豆大，每服五丸，温酒下。

④乌头丸方：治猝心痛。

［药物组成］乌头、蜀椒各 1.2g，干姜、桂枝各 18g。

［用法］上四味，捣罗为末，炼蜜和丸。如小豆大，每服五丸，温酒下。

⑤吴茱萸汤方：治猝心痛。

［药物组成］吴茱萸 55g，桂枝 36g。

［用法］上二味，粗捣筛，每服 5g，同酒煎煮，去滓顿服。

⑥紫桂煮散方：治暴心痛。

［药物组成］桂枝、高良姜、当归各 36g，吴茱萸 18g，厚朴 1.2g。

［用法］上五味，捣罗为散，每服 5g，生姜 3 片，枣 1 枚劈破，同煎煮，不拘时候热服。

⑦三圣散方：治猝心痛不可忍。

［药物组成］附子、莪术各 36g，胡椒 18g。

［用法］上三味，捣罗为散，每服 4g，热酒调下，妇人醋汤调下，不拘时候。

⑧神应丸方：治暴心痛危笃者。

［药物组成］锻石 4g，干姜 4g。

［用法］上二味，捣罗为末，滴水丸如豌豆大，每服七丸，取葱

白一寸刺开，入开口椒七颗。湿纸裹煨熟。细嚼醋汤下。

⑨备急丸方：治心腹猝痛胀满，口噤气闷。

［药物组成］大黄、干姜各18g，巴豆0.4g。

［用法］上先将前二味捣罗为末，入巴豆再捣千杵，蜜和为剂。瓷器盛，勿透气，旋丸如梧桐子大，每服二丸，温生姜汤下，吐利为度。

⑩如圣丸方：治猝暴心痛。

［药物组成］豆豉七粒，斑蝥一枚。

［用法］上二味，同研，饭和丸，如豌豆大，每服一丸，温酒或热醋汤下。

⑪高良姜散方：治暴心痛。

［药物组成］高良姜、芍药各等份。

［用法］上二味，捣罗为散，每服7g，温酒调下，不拘时。

⑫丁桂冰麝膏

［药物组成］公丁香、上肉桂、冰片、麝香，比例4∶4∶1.5∶0.5，共研极细末。

［用法］心痛剧发时，取药2g，用少量温水，调成面糊状，置胸前疼痛处，用膏药密封固定。最好局部再加热敷。12~24小时更换或撤去。

（3）西医急救处理要点：明确急性冠脉综合征诊断后，应立即入院观察和治疗，动态监测心肌标志物和心电图。药物应予双抗，抗血小板、抗凝、扩张冠脉、改善心肌供血；维护左室功能；预防心律失常；根据病人病情选用血管紧张素转化酶抑制剂（AECI）类、β-阻滞剂等药物治疗。

如明确为心肌梗死，尤其是非ST段抬高性心肌梗死、伴有心源性休克的心肌梗死，应首选急诊介入治疗（PCI）。ST段抬高性心肌梗死，在发病90分钟内行阿替普酶等静脉溶栓效果与急诊PCI相当，如无介入条件可行溶栓治疗，如溶栓失败而在时间窗内，仍可行补救性PCI治疗。

四、辨证论治

至目前为止，尚无关于猝心痛、急性冠脉综合征的中医诊疗指南和专家共识。参考《冠心病稳定性心绞痛中医诊疗专家共识》《胸痹心痛络风内动证诊断专家共识》及近 10 年相关猝心痛、急性冠脉综合征中医研究进展等文献，归纳证型和治法。与以胸痹为代表的稳定性心绞痛不同，猝心痛以虚实为纲，虚多以心气、心阳虚为主，甚者阳气暴脱，实则以痰、瘀、寒邪为主，亦可见毒火内结。

（一）厥心痛实证

1.寒瘀互结

[主症] 胸骨后或左胸前区憋闷，压迫性剧烈疼痛，胸痛彻背。

[兼症] 阴寒偏盛者，兼见心痛遇寒加重，面色苍白，手足厥冷，舌苔白，脉沉紧；血瘀偏盛者，兼见心痛入夜更甚，舌质紫黯有瘀点，脉弦有力。

[病机] 寒凝阳遏，痰瘀交结。

[治法] 散寒祛痰，化瘀通脉。

[方剂] 瓜蒌薤白白酒汤合丹参饮。

[常用药物] 瓜蒌实、薤白、白酒适量、丹参、檀香、砂仁、半夏、甘草。

2.瘀热互结

[主症] 心胸疼痛，如刺如绞，痛有定处，入夜尤甚，甚则胸痛彻背，背痛彻心，或痛引肩背，口干苦，便结。

[兼症] 伴有胸闷，日久不愈，舌质紫黯或有瘀斑，脉象细涩或结代，心悸，或伴舌黯红或有紫气，苔薄黄，脉弦数。

[病机] 瘀热互结，闭阻心脉。

[治法] 活血化瘀，清热解毒。

[方剂] 血府逐瘀汤合犀角地黄汤。

[常用药物] 川芎、桃仁、红花、赤芍、枳壳、牛膝、当归、生

地、丹参、蒲黄、牡丹皮、水牛角。

（二）厥心痛虚证

1. 阳气虚衰

[主症] 胸骨后或左胸前区憋闷，压迫性剧烈疼痛，向背部放射。

[兼症] 心悸，汗出，畏寒肢冷，舌淡紫黯，脉微欲绝。

[病机] 阳气虚衰，心失温煦。

[治法] 益气温阳，活血通络。

[方剂] 参附汤加味。

[常用药物] 炮附子、人参、干姜、甘草、当归、丹参、郁金。

2. 气阴两虚

[主症] 胸骨后或左胸前区憋闷，压迫性剧烈疼痛，向背部放射。

[兼症] 心悸气短，倦怠懒言，舌红苔白，边有齿痕，脉细无力。

[病机] 气阴两虚，心脉失养。

[治法] 益气养阴，活血通络。

[方剂] 生脉饮加味。

[常用药物] 人参、麦冬、五味子、生地、炙甘草、丹参、郁金。

（三）真心痛实证

寒凝血瘀

[主症] 胸痛剧烈，痛无休止，形寒肢冷，汗出，心悸气短，舌质紫黯，苔薄白，脉沉紧或结代。

[病机] 寒凝心脉，胸阳不振，瘀血内结。

[治法] 祛寒活血，宣痹通阳。

[方剂] 当归四逆汤。

[常用药物] 当归、桂枝、芍药、细辛、通草、大枣、炙甘草。

（四）真心痛虚证

阳气虚衰

［主症］胸痛彻背，心悸，大汗淋漓，四肢厥冷，面色苍白，唇甲淡白或青紫，舌淡白或紫黯，脉微细。

［病机］阳气虚衰，心失温煦。

［治法］回阳救逆，敛阳固脱。

［方剂］四逆汤合生脉饮。

［常用药物］炮附子、人参、干姜、甘草、麦冬、五味子等。

五、综合治疗

（一）针刺

方法1

［取穴］内关穴、膻中穴、心俞穴、厥阴俞穴、通里穴等。

［操作］在口服汤剂的同时给予针刺疗法，根据病人发病的虚实给予补泻手法，针刺穴位消毒后入针，每个穴位留针 15~20 分钟，每天 1 次，持续 2 周。

方法2

［取穴］急性发作单取内关。

［操作］根据病人发病的虚实给予补泻手法，留针 15~30 分钟，至疼痛缓解。

（二）灸法

［取穴］选取关元、气海、心俞（双侧）、肾俞（双侧）穴。

［禁忌证］痰热壅盛者忌用。

［操作］分别进行温和灸，每次以局部皮肤有红晕、温热感而无灼痛为宜，每穴灸 15 分钟，1 次／天，持续 2 周。

（三）贴敷

1. 方1

［药物组成］细辛、高良姜、白芷、冰片、延胡索、五灵脂、小茴香。

［选穴］膻中、心俞等穴位。

［用法］药物按比例混合后，研成粉末，用姜汁或蜂蜜调成膏状，将药物贴敷于相应穴位，可留置2小时以上，根据情况调整，勿使皮肤起疱疹。

2. 冠心贴

［药物组成］瓜蒌仁、法半夏、陈皮、桂枝、乳香、没药等药物。

［选穴］膻中、心俞等。

［用法］如上。

3. 舒心膏

［药物组成］人参、黄芪、桂枝、肉桂、淫羊藿、枳实、瓜蒌、水蛭、全蝎、延胡索、冰片等。

［选穴］膻中、内关、虚里。

4. 方2

［药物组成］檀香、三七、降香、冰片。

［选穴］膻中、心俞、内关。

［用法］按2：2：4：1比例进行调制，烘干、粉碎，再用饴糖调成较干稠膏状制成贴敷方。

5. 方3

［药物组成］延胡索、冰片。

［选穴］心俞（双侧）、内关（双侧）、膻中。

6. 方4

［药物组成］细辛、白芷、半夏、冰片。

［选穴］心前区、膻中、鸠尾、心俞等任选二穴。

（四）中成药

1. 寒瘀互结

口服可选冠心苏合丸、复方丹参滴丸、麝香保心丸等；注射剂可选复方丹参注射液。

2. 瘀热互结

口服可选复方丹参滴丸、麝香保心丸等；注射剂可选复方丹参注射液。

3. 厥心痛虚证

口服药物为麝香保心丸；注射剂为参附、生脉注射液。

4. 寒凝血瘀

口服冠心苏合丸。

5. 阳气虚衰

口服药可选速效救心丸、注射剂选用参附注射液。

六、预防与调护

（1）一般调养：动静结合，调节情志，饮食有节，保持环境安静等。

（2）定期复查和服药。

（3）"心血管易损病人"：指基于斑块、血液或心肌易损性可能发生急性冠状动脉综合征（ACS）的危险病人。识别可导致ACS的斑块破裂固然重要，但决定ACS病人临床预后的还有血液凝固性及缺血心肌所导致的致命性心律失常。中医药多途径、多机制干预疾病多致病环节以及其整体观念有可能为ACS病人带来更多的益处。

第四节　脱证

脱证是因邪毒侵扰，脏腑败伤，气血受损，阴阳互不维系而致的以突然汗出、目合口开、二便自遗，甚则神昏为主要表现的急危病证。"脱"之名源自《灵枢·血络论》篇："阴阳之气，其新相得而未和合，因而泻之，则阴阳俱脱，表里相离，故脱色而苍苍然"。本病为元气不足，营卫失和，邪毒内侵，或伤津耗液，损精亏血，脱气亡阳，以致脏腑败伤。阴枯于下，阳尽于上，上引下竭，阴阳互不相抱，五络俱衰。其发生可由多种慢性疾病所致，如哮病、喘病、水肿、鼓胀、黄疸、虚劳等久久迁延至此，病情笃重；也可由突发急性疾病所致，如猝心痛、心衰、外伤所得，然而无论何因，一旦发生本病，可能出现病情的迅速恶化，甚至发展为猝死，属急危重症。目前多认为中医脱证相当于西医休克。

休克是指由于失血、细菌感染等多种原因引起的急性循环系统功能障碍，以致氧输送不能保证机体代谢需要，从而引起细胞缺氧的病理状况。休克是导致多器官功能衰竭最为常见的病因之一，并具有较高的病死率。临床表现为意识改变、烦躁、淡漠、谵妄、昏迷、尿量减少、皮肤湿冷、发绀、苍白、花斑、血压下降等。血压不是诊断急性循环衰竭（休克）的必要条件，血压正常不能排除急性循环衰竭（休克）。

虽然中医脱证与西医休克有很多共同的临床表现，但并非完全相同，如中暑所致虚脱之证，又如中风所致张口、汗出、遗尿等脱证表现，并不一定是休克；而休克所致表现身热无汗、手足冰冷更接近于"厥证"范畴，故《中医急症学》将休克归为"脱厥"范畴。然而，一旦遇见脱证，均应注意是否发生休克，应用急救措施稳定病情，并注意严密观察病情的变化，一旦确定休克发生均应当立即住院治疗，严重者需要至重症监护病房诊治。

一、诊断要点

（一）疾病诊断要点

1. 中医诊断要点

［主症］起病急骤，神情淡漠或烦躁，面色苍白或灰白或紫赤，语声低弱，息微而促，大汗淋漓，尿少或无尿。

［兼症］猝然昏仆，目合口开，二便自遗，手撒肢冷，尿少或无尿。

［舌脉］舌淡白而干，脉沉细数，重症脉伏。

2. 西医诊断标准

根据休克病因、组织灌注不足临床表现、血压、血乳酸的情况做到早期识别。典型的组织灌注不足的临床表现包括：①有引发休克的病因；②意识改变，包括烦躁、淡漠、谵妄、昏迷；③尿量减少：充分补液尿量仍然＜0.5ml/（kg·h）；④有皮肤湿冷、发绀、苍白、花斑等临床表现，毛细血管充盈时间＞2s；⑤乳酸水平持续增高。

注：血压不是诊断急性循环衰竭（休克）的必要条件，血压正常不能排除急性循环衰竭（休克）。

（二）证候诊断要点

脱证的基本中医证候特征为本虚标实，以本虚为主或正虚邪盛。脱证之病应首先分清阴阳，再因轻重缓急分别对待。阴脱之证，多由内科慢性杂病、外感、暴病等不同病因引起，如温热病后期耗津伤液，因暴吐、暴泻、大汗等所致者多有水液脱失的表现，多见神情恍惚，面色潮红，口干欲饮，皮肤干燥而皱，舌红而干，脉微细数。阳脱之证，由久病或暴疾所致，阳气暴脱，心肾不固，表现为神志淡漠，声低息微，汗漏不止，四肢微冷，舌淡，苔白润，脉微弱，甚则突然大汗不止或汗出如油，神情恍惚，四肢逆冷，二便失禁，舌卷而颤，脉微欲绝。脱证轻者，仅有气脱表现，神志淡漠，声低息微，倦怠乏力，汗漏不止，四肢微冷，舌淡，苔白润，脉微弱。脱证重症，为阴阳俱脱，表现为神志昏迷，目呆口张，瞳孔散大，息促气短，汗出如油，舌蜷囊缩，肢身湿冷，舌质淡黯，脉微欲绝或不能触及。

二、鉴别诊断

1. 与神昏相鉴别

神昏以神志不清为特征。可突然出现，更常于慢性疾病过程中渐次出现，多见于内科杂病危重阶段。发病前可有头昏、恶心、呕吐、心慌、气急、偏瘫、尿少、尿闭、浮肿等症状。

2. 与厥证相鉴别

厥证以突然昏仆、不省人事、四肢厥冷、面色苍白、但短期内可逐渐苏醒为特征。实证居多。脱证常有大汗淋漓、目合口开、二便失禁、脉微或伏，不一定有昏仆、四肢厥冷。厥证可以同时出现。

3. 与中风相鉴别

中风发病年龄多在 40 岁以上，急性起病，以突然昏仆、半身不遂、言语不利、口舌歪斜为主症。

三、急救措施

脱证是临床急危重症，应立即进入抢救程序，予吸氧、静脉给药、针灸等综合救治。无论中医、西医治疗方法，均应立即施行以下措施。

（1）鼻导管或面罩吸氧，必要时可建人工气道，行机械通气。

（2）严密观察生命体征、中心静脉压，进行有创血流检测。

（3）立即建立静脉通道，并予必要扩容和药物抢救。

（4）进行血气分析，并检测乳酸及肾功能、心肌酶学指标等以评估病情和脏器损伤情况。

1. 中医急救措施

中医急救主要以针刺、艾灸为主。

（1）对于脱证可用灸法，如灸百会、神阙、关元、足三里等。

（2）针刺：针刺人中、素髎、内关、涌泉四穴，间断捻转 10~20 分钟。若手足厥冷、大汗淋漓，联合艾灸关元、神阙。

（3）灸法

［取穴］百会穴（此穴先灸）、人中穴（此穴速以大指甲重压）、足三里、神阙穴（灸时脐内先填满盐末）、关元穴、气海穴、三阴交穴、命门穴。

［操作］各穴取生姜 1 片，以艾绒捻成三角形如豆大，上尖下平，放姜上，用火燃烧，自七壮至数十壮，灸至汗止为度。

（4）重灸法（每次灸量不少于 120 分钟）

［取穴］涌泉、神阙、三阴交、足三里、大椎。

［操作］上述穴位依次悬灸，双侧交替进行，每穴总灸时间大约为 15~20 分钟。一般灸涌泉、神阙、足三里时间达到 30 分钟时，根据病情调整，重症灸至 120 分钟。

（5）有厥脱表现，或病情危重者，可酌情予参附注射液 100ml 静脉推注或快速泵入以回阳救逆、顾护心阳。

2. 西医休克的简要处理

首先应明确休克的不同类型，才能予以妥善的急救措施。根据血流动力学特点，休克分为心源性休克、低血容量性休克、梗阻性休克和分布性休克，其中分布性休克包括感染性休克、过敏性休克、神经源性休克等。

（1）对症治疗：可简单记为 VIP 治疗，按临床治疗顺序包括改善通气（ventilate）、液体复苏（infuse）及改善心泵功能（pump）。

改善通气：部分休克病人需要接受机械通气以改善通气状况。

液体复苏：迅速建立可靠有效的静脉通路，可首选中心静脉。万分紧急时，也可考虑骨髓腔输液。晶体液可作为首选，必要时加用胶体液，如白蛋白。液体速度：液体应快速输注以观察机体对输注液体的反应，理想的起始补液速度可予（30× 体重 kg）ml/h，实际情况则应根据病人心功能、补液反应等进行综合因素评估和调整（创伤性休克、心源性休克病人应除外）。

改善心泵功能：血管活性药物的应用一般应建立在充分液体复苏治疗的基础上，首选去甲肾上腺素。前负荷良好而心输出量仍不足时给予正性肌力药物，如多巴胺、多巴酚丁胺。

（2）调控全身性炎症反应。可选用乌司他丁、糖皮质激素等。

（3）器官功能保护。

（4）不同类型休克的特殊处理。

脓毒性休克：脓毒性休克需在进行初始复苏的最初 6 小时内达到以下水平：中心静脉压 8~12 cmH$_2$O、平均动脉压（MAP）≥ 65mmHg、尿量 > 0.5ml/（kg·h）、上腔静脉血氧饱和度 > 0.70 或混合静脉血氧饱和度 > 0.65。治疗起始 1 小时内开始使用广谱抗生素治疗，抗生素使用前留取生物标本（血、痰、分泌物等），及时引流感染灶并清除坏死组织。

中毒性休克：祛除残余毒物（通过洗胃、导泻、清洗皮肤等措施），并使用解毒剂治疗。

过敏性休克：祛除过敏原，使用肾上腺素静脉注射治疗。

神经源性休克：祛除致病因素，维持呼吸循环功能，使用肾上腺素、糖皮质激素静脉注射治疗。

创伤性休克：采取允许性低血压策略，即无颅脑损伤的严重创伤病人目标收缩压设定为 80~90mmHg，直至大出血停止；有颅脑损伤且合并出血性休克的严重创伤病人平均动脉压 ≥ 80mmHg。有活动性出血病人采用限制性液体复苏治疗，严重失血考虑输注血制品，血浆与红细胞的比例为 1：1。此外还应保持病人体温，监测并预防凝血功能障碍。

心源性休克：按基础疾病进行相应治疗。心肌梗死、冠心病病人应紧急进行血运重建治疗，如溶栓、经皮冠脉介入、冠状动脉旁路移植术或主动脉内球囊反搏。左心衰竭、全心衰竭需控制补液量，右心系统衰竭可能需加大补液量。

梗阻性休克：肺栓塞可使用抗凝治疗、肺动脉血栓摘除术、腔静脉滤器植入术、溶栓治疗；急性心包填塞需要进行心包穿刺引流。

四、辨证论治

本病属内科急危症，为阴枯阳竭、阴阳不相维系之象。治疗上应益气回阳救阴，急固其本。

1. 气虚不固（气脱）

［证候］面色苍白，神志淡漠，声低息微，倦怠乏力，汗漏不止，四肢冷，舌淡，苔白润，脉微弱。

［病机］真气亏虚，散乱欲脱。

［治法］益气固脱。

［方剂］独参汤，也可用保元汤。

［常用药物］大剂人参浓煎频服；或人参、黄芪、肉桂、甘草。若喘脱，加五味子；汗漏，加煅龙牡、五味子、黄芪；二便失禁，加附子、肉桂。

2. 阴津耗竭（阴脱）

［证候］神情恍惚或谵妄、昏迷，眼眶深陷，面色潮红，汗出发热，唇干齿燥，渴喜饮冷，便秘少尿，皮肤干燥而皱，舌质干红或光剥干枯无苔，脉虚数或细数无力。

［病机］真阴枯竭，虚阳欲脱。

［治法］救阴固脱。

［方剂］生脉散加味，或合用大补元煎。

［常用药物］人参、麦冬、五味子、山药、熟地、枸杞子、当归、山萸肉、杜仲、甘草。虚阳上浮而见潮热、心悸，加生牡蛎、鳖甲、五味子以滋阴摄阳；口干咽躁，加石斛、花粉、玄参养阴生津；便秘加麻仁、玄参、生地增液润肠。

3. 阳气暴脱（阳脱）

［证候］突然大汗淋漓，神情恍惚，双目失神，四肢逆冷，心慌气促，声短息微，二便失禁，舌卷而颤，脉微欲绝。

［病机］真阳欲脱。

［治法］回阳救逆。

［方剂］四逆加人参汤，或用参附汤。

［常用药物］人参、附子、干姜、甘草。若汗脱不止，加五味子、煅龙骨、煅牡蛎；心悸胸闷，加磁石、薤白；四肢逆冷，加桂枝、当归；气促加五味子、黄芪。

4. 阴阳俱脱

［证候］神志昏迷，目呆口张，瞳孔散大，息促气短或时有时无，汗出如油，舌蜷囊缩，肢身湿冷。舌质淡黯，脉微欲绝或不能触及。

［治法］补气温阳，补阴固脱。

［方剂］参附汤合生脉散加减。

［常用药物］红参（重用）、制附片、干姜、炙甘草、肉桂、麦冬、五味子、牡蛎、龟甲等。

五、综合治疗

（一）针灸

1. 益气固脱法

［取穴］关元、内关、气海、涌泉。

［适应证］气脱证。

［操作］针刺关元、内关、气海穴，同时艾灸涌泉穴。每次10分钟，每日2次。

2. 救阴扶元法

［取穴］关元、肾俞、三阴交、涌泉。

［适应证］阴脱证。

［操作］针刺关元、肾俞、三阴交穴，同时艾灸涌泉穴。每次10分钟，每日2次。

3. 回阳救逆法

［取穴］关元、内关、肾俞、三阴交、涌泉。

［适应证］阳脱证。

［操作］针刺关元、内关、肾俞、三阴交穴，同时艾灸涌泉穴。每次 10 分钟，每日 2 次。

4. 过敏性休克治法

［取穴］人中、十宣、涌泉。

［适应证］过敏性休克。

［操作］急针刺人中、十宣等穴，不应，改用三棱针深刺涌泉，大幅摆针，至出血后，病人猛然哭出，面色转红，神志恢复继以抢救和支持治疗。

5. 开窍升压法

［取穴］素髎、内关、少冲、少泽、中冲、涌泉。

［适应证］急性休克。

［操作］针刺素髎、内关、少冲、少泽、中冲、涌泉，中度刺激，并留针，间断捻转，至血压维持在 90/60mmHg 以上时，即可出针。神昏者，加刺人中、足三里等穴。

6. 随症取穴

大汗淋漓，取复溜、素髎；四肢厥逆，取合谷、太冲，甚则十宣、人中，还可选用少冲、少泽、中冲、涌泉等穴；尿少或闭，灸关元；虚脱，灸气海、神阙等。

（二）电针

［取穴］足三里、合谷、十宣。

［加减法］阳脱者，轻度刺激，加用艾条灸关元、百会、神阙、内关。神昏者，加涌泉。

［操作］电压 10~14V、频率 106~120Hz。轻者一个电针，一个穴位。重者两个电针，两个穴位。

（三）耳针

1. 气脱治法

肾上腺、皮质下、肺，留针 30 分钟。

2. 阴脱治法

肾上腺、皮质下、肝、肾，留针 30 分钟。

3. 阳脱治法

肾上腺、皮质下、心、肝、肾，留针 30 分钟。

4. 升压法

肾上腺、升压点、皮质下、心、交感等。选配甲状腺、激素点、神门、肺、肝等。两耳交叉取穴，留针 2 小时，效果不明显时加用配穴。

（四）中成药

顽固性休克或严重休克状态，无论何因传变，多以阳气暴脱、阴阳俱脱为主，笔者推荐首选参附注射液 100ml 静脉推注或快速泵入，当先救其心阳，心阳得固后再按照脏腑阴阳施治。

1. 气脱

黄芪注射液 50ml 加入 5% 葡萄糖注射液 250ml 中静脉滴注。或参麦注射液 50ml 加入 5% 葡萄糖注射液 250ml 中静脉滴注。

穴位注射：参附注射液 0.5ml 双侧内关穴注射。

2. 阴脱

参麦注射液 100ml 静脉滴注，或稀释静脉滴注，每日 1 次。

穴位注射：参麦注射液 0.5ml 双侧内关穴注射。

3. 阳脱

参附注射液 100ml 以葡萄糖液稀释后静脉滴注，或原液泵入，每日 1 次。危重症者，可予 10ml/h 持续泵入，至血压稳定。

4. 阴阳俱脱

参附注射液 100~200ml 泵入，参麦注射液 50ml 静脉滴注，每日

1次。

5.各型脓毒症休克

血必净注射液100~200ml，分2次稀释静脉滴注，重症可予10ml/h持续泵入，直到全身炎症反应基本消失。

六、预防与调护

（1）特级护理，注意神志、面色、血压、心率、呼吸、体温、尿量情况，进行"定时管理"。

（2）排查高危人群，予慢病管理和动态监测。如高龄，免疫力缺陷，严重慢性疾病，长期卧床，长期应用糖皮质激素、非甾体抗炎药，营养摄入不良等均为脱证和休克发生的高危人群，予以定期检查。

（3）注意适当锻炼和休息：根据年龄、能力、基础病的功能等情况，予以酌情治疗。

（4）营养支持：予充足的热量和均衡搭配，注意维生素的摄入。

（5）针对病因预防：如感染性休克病人注意肺部及其他脏器感染，心源性休克注意心功能的稳定和预防急性血管病变，失血性休克注意预防造成失血的原因等，梗阻性休克注意慢性血管病变和急性缺血的发生。

（6）长期中医综合调理，着重培补元气，巩固脏腑功能。

第五节　心衰

心衰，属于病程缠绵、反复发作、进展迅速的一类疾病，无论在中医范畴还是西医范畴，均是难治并易发猝死的疾病之一。从西医角度讲，心衰是由于心脏结构或功能异常导致心室充盈或射血能力受损的一组临床综合征，其病理生理学特征为肺淤血和（或）体循环淤血以及组织器官低灌注，主要临床表现为呼吸困难、乏力（活动耐量受限）以及液体潴留（外周水肿）。包括急性心衰和慢性心衰。

中医认为，心为五脏之首，主神志，"脏真通于心，心藏血脉之气",心气是推动血液在血脉中运行的最原始动力。心衰属中医"心悸""水肿""喘证""心水"等范畴,《素问》云其发病特点:"夫不得卧,卧则喘者,是水气之客也","劳则喘息汗出。"在华佗《中藏经》中也有记载:"心有水气,则身肿不得卧,烦躁。"《灵枢·五邪》言:"邪在肺……上气喘,汗出,喘动肩背。"这与西医急性心衰发病时临床表现相似。若心脏病久,容易心气、心阳不足,日久伤气,瘀血不化,导致水液内停,乘心气亏虚,凌心射肺,则急性心衰发作。心动则五脏六腑皆摇,甚至危及生命。由此可见,古代文献在描述急性心衰发作症状的同时,也揭示了该病发作急重,病及于心,或"心痹",或"水气客",或"心有水气"的水饮上泛、凌心射肺为主要病机的病证特点。

一、诊断要点

(一)疾病诊断要点

1. 中医诊断要点

[主症]心悸,气短喘息,乏力,咳嗽痰多,遇劳加重,不能平卧,常伴肢体水肿。

[兼症]神疲乏力,自汗,面浮肢肿,小便少,形寒肢冷,时咳吐泡沫痰,或胸刺痛,或面色苍白,舌淡有齿痕,或口干,面颧暗红,腰酸腿软,潮热盗汗。

[舌脉]舌体多胖,舌质、舌苔多样,随证型不同;舌下脉络多见瘀紫;脉以沉脉为主,左寸为重,常兼弦、滑、细数,也可兼见促、动、结代脉。

2. 西医诊断标准

根据病史、症状、体征、心电图、心脏超声、胸部 X 线、血浆脑钠肽浓度可以做出诊断。

[主要症状]突然发作呼吸困难、喘憋,不能平卧,咳嗽或咳吐泡沫样痰,乏力、心悸、气短,尿少或伴下肢浮肿。

[体征]心脏不同程度增大,第一心音减弱,心尖部或可闻及舒

张期奔马律，双肺底可闻及湿啰音。

[辅助检查]胸片检查示肺淤血、间质性肺水肿、肺泡性肺水肿。

[心脏超声检查]收缩功能障碍，射血分数（EF）< 50%，或舒张期功能障碍。

（二）证候诊断要点

心衰的基本中医证候特征为本虚标实、虚实夹杂，其病机可用"虚""瘀""水"概括。基本证型可用气虚血瘀统御。本虚以气虚为主，进一步发展为阳气亏虚、阳气虚脱及气阴两虚；标实以血瘀为主，进一步发展为水湿内停、痰浊内阻，致多种证型。本虚是心衰的基本要素，决定了心衰的发展趋势；标实是心衰的变动因素，影响着心衰的病情变化。本虚和标实的消长决定了心衰发展演变。

二、鉴别诊断

本病中医诊断多以"喘证"为主，喘证应与哮病相鉴别。如《医学心悟》曰："夫喘促喉间如水鸡声者谓之哮，气促而连续不能以息者谓之喘。"哮指声响而言，必见喉中哮鸣有声，亦伴呼吸困难，病多责于肺，可累及多脏。喘指气息而言，为呼吸急促困难，其则张口抬肩，心肺为病均可引起；肺病之喘多与痰、咳、气急相连，平素逢外感而发，痰多浓稠，痰咯出则闷喘减轻；心病之喘，多由平卧、劳累所诱发，重症可见泡沫稀痰，难以平卧，咯痰而闷喘不减，甚者可见水肿为病。

三、急救措施

本病亦分标本缓急。急症心衰发作，可导致病情迅速发展，甚至猝死。中医长于治其慢性发作，而西医善于治标实急症。危急情况有以下几种，予以简述。

1. 急性左心衰发作

肺循环淤血的症状和体征：猝然发病，端坐呼吸，短气不足以息，咳嗽并咯粉红色泡沫痰，肺部湿啰音伴或不伴哮鸣音。

[简要处理]

（1）一般处理：心电监测，抬高上身，两下肢下垂，建立静脉通路等。

（2）氧疗：当常规氧疗方法（鼻导管和面罩）效果不满意时，应尽早使用无创正压通气。

（3）利尿剂：呋塞米、托拉塞米注射液等。

（4）血管扩张剂：首选硝酸甘油、硝普钠等，若效果不佳亦可用重组人脑利钠肽、乌拉地尔等。

（5）正性肌力药物：儿茶酚胺类药物包括多巴胺和多巴酚丁胺，洋地黄类制剂如去乙酰毛花苷注射液，磷酸二酯酶抑制剂如米力农，新型钙增敏剂如左西孟旦等。

（6）阿片类药物：常规治疗不能改善者，可予阿片类药物（吗啡）。

（7）抗心律失常药物：急性期发作快速心律失常，经去乙酰毛花苷注射液静脉推注后无改善，可酌情选用胺碘酮注射液。

（8）中药制剂：参附注射液 100ml 静脉推注或静脉滴注。

注：单纯急性右心衰发病几率小，然而当单独发作或合并发作时应评估右心功能，慎用利尿、血管扩张剂、正性肌力药。若由急性心梗引发急性心衰，24 小时内忌用去乙酰毛花苷注射液。

2. 合并顽固低氧血症

在急性心衰基础上出现顽固低氧血症，应早期应用无创呼吸机通气，以减少心肺做功。若无创呼吸机无效，或有恶性心律失常、猝死高风险者，可考虑建立人工气道和进行有创呼吸机通气。

3. 合并心源性休克

（1）参附注射液 100ml 以上缓慢静脉推注或泵入。

（2）评估容量负荷，建立中心静脉或用有创血流检测设备评估血流动力情况，并根据情况决定是否补液。

（3）正性肌力药物应用应限于心输出量严重降低时。多选多巴胺或多巴酚丁胺注射液稀释泵入（"3mg×体重"药物配置成 50ml 液体泵入，1ml/h泵速≈1ug /kg·min，升高血压剂量多在5ug/kg·min以上）。

（4）血管收缩药物：应用了正性肌力药物仍然存在低血压，可给予去甲肾上腺素（"0.3mg×体重"药物配置成50ml液体泵入，1ml/h泵速≈0.1ug /kg·min，正常剂量多在0.1~2ug /kg·min）增加血压和重要器官灌注。与多巴胺相比，此药应用时有不增加心肌氧耗的优势，然而也有增加左室后负荷的可能。

（5）机械辅助装置：主动脉内球囊反搏（IABP）可有效改善心肌灌注，降低心肌耗氧量并增加心输出量。

四、辨证论治

心衰是一种进展性的病症，因各阶段病理机制的特点有所差别，治疗上有所侧重。笔者参考了2014年《慢性心力衰竭中医诊疗专家共识》和2016年《慢性心力衰竭中西医结合诊疗专家共识》及近5年相关文献，然而对于此病，其辨证论治仍难以统一：一者，所述内容均以慢性心衰为主，很少涉及急性心衰的辨证和论治；二者，就慢性心衰而言，两个指南虽然病因病机相似，但具体分型和着眼点又有不同，相关文献更有差异；三者，指南之中，多以汤药论治，没有列举其他治疗手段的应用。故根据相关文献，制定以下几种证型和治法，一则存同求异，不至使主要证型遗漏；二者化繁为简，不至罗列繁琐证型有碍实用，于临床用时斟酌参考。

心衰失代偿的急性加重期多表现为本虚不固，标实邪盛，甚至阴竭阳脱，常需住院治疗，既要积极固护气阴或阳气以治本，更需加强活血、利水、化痰、解表、清热以治标，必要时需急救回阳固脱；代偿阶段的慢性稳定期多表现为本虚明显，标实不甚，应以益气、养阴或温阳固本调养，酌情兼以活血化瘀、化痰利水治标。

1. 气虚血瘀

[主症]气短，喘息，乏力，心悸。

[兼症]倦怠懒言，活动易劳累，或自汗，或语声低微，或面白少华，口唇紫暗。

［舌脉］舌质紫黯（或有瘀斑、瘀点或舌下脉络迂曲青紫），苔白，脉沉、细或虚。

［治法］益气养心，活血祛瘀。

［方剂］保元汤合血府逐瘀汤加减。

［常用药物］人参、黄芪、桂枝、桃仁、红花、丹参、当归、赤芍、川芎、甘草等。气虚甚者，黄芪加量或加党参、白术等；血瘀甚者加丹参、三七、地龙等；兼痰浊者，加瓜蒌、薤白、半夏、陈皮、杏仁等；兼水饮者，加葶苈子、茯苓皮、泽泻、车前子（草）、大腹皮、五加皮等。

2. 气阴两虚血瘀

［主症］气短，喘息，乏力，心悸，口渴欲饮，手足心热，盗汗。

［兼症］咽干，盗汗，心烦易怒，尿黄或便秘，颧红唇赤。

［舌脉］舌质黯红或紫黯（或有瘀斑、瘀点或舌下脉络迂曲青紫），舌体瘦，少苔，或无苔，或剥脱苔，或有裂纹，脉细数无力或结代。

［治法］益气养阴，活血通络。

［方剂］生脉散合血府逐瘀汤加减。

［常用药物］人参、麦冬、五味子、黄芪、生地黄、桃仁、红花、丹参、当归、赤芍、川芎、甘草等。偏阴虚者，可将人参换用太子参、西洋参，或加玉竹、黄精、山萸肉等。

3. 阳气亏虚血瘀

［主症］气短喘息，乏力，心悸，畏寒喜温，肢冷，脘腹或腰背发凉。

［兼症］困倦嗜睡，喜热饮，面色㿠白，小便不利，浮肿或胸腹水。

［舌脉］舌质紫黯（或有瘀斑、瘀点或舌下脉络迂曲青紫），舌体胖大，或有齿痕，脉细、沉、迟、无力。

［治法］益气温阳，活血通痹。

［方剂］参附汤、四逆汤加味。

［常用药物］人参、黄芪、附子、干姜、白术、桃仁、红花、丹

参、当归、川芎、甘草等。阳虚明显，可加桂枝、淫羊藿等；余加减用药同前。

4. 阳虚水泛（水凌心肺）

［主症］气短喘息，乏力心悸，畏寒怕冷，浮肿，小便不利，甚则不能平卧。

［兼症］心悸，喘促不得卧，口干不欲饮，咳清稀泡沫痰，眩晕，脘痞或呕恶。

［舌脉］舌淡胖大有齿痕，苔滑，脉沉或弦、滑。

［治法］温阳化水。

［方剂］真武汤合葶苈大枣泻肺汤加减。

［常用药物］人参、黄芪、附子、干姜、白术、桃仁、红花、丹参、当归、川芎、炙甘草、葶苈子、大枣等。若咳嗽咯痰，痰涎壅盛，可去葶苈大枣泻肺汤，合用二陈汤、三子养亲汤加减。若合痰热阻肺，可酌情加黄芩、浙贝母等。

五、综合治疗

（一）针刺

［主穴］血海、内关（双侧）。

［配穴］水肿者，加水泉；咳嗽者，加灸神阙；心悸者，加四神聪、百会、神门；痰浊壅盛者，加丰隆；气阴两虚者，加太溪、足三里、中脘穴；水肿者，加复溜、水泉。

［操作］采取毫针留刺方法，需留针 30 分钟。或者取列缺、内关，采用毫针泻法。

（二）灸法

［取穴］选取关元、气海、肺俞（双侧）、心俞（双侧）、肾俞（双侧）。

［适应证］以气虚、阳虚、水气凌心等为主，阴虚重证慎用。

［操作］分别进行温和灸，每次以局部皮肤有红晕、温热感而无灼痛为宜，每穴灸 15 分钟，1 次 / 天，持续 2 周。

（三）穴位注射

双侧肺俞、厥阴俞，取肝素 2ml，加注射用水 2ml 注射；或注射醒脑静注射液 1ml，内关、神门、膻中、肺俞，分别注射。

（四）中成药

1. 气虚血瘀

口服药可应用芪参益气滴丸，或麝香保心丸，或脑心通胶囊，或通心络胶囊等。急性加重期可选用黄芪注射液。

2. 气阴两虚

口服药可选用生脉胶囊、生脉饮口服液、补益强心片。急性加重期可选用生脉注射液、注射用益气复脉。

3. 阳气亏虚

口服药可选用芪苈强心胶囊、参附强心丸、心宝丸。急性加重期可选用参附注射液、心脉隆注射液。

4. 阳虚水泛

五苓胶囊。急性加重期可选用心脉隆注射液。

5. 瘀血重者

口服药可选用复方丹参滴丸、血府逐瘀胶囊等。急性加重期可选择丹参注射液、丹红注射液等。

六、预防与调护

（1）慢病管理：定期回访和定期评估病人心脏功能状况，包括心电图、心脏彩超、血脂和血管病变情况，予以积极处理；去除引起心脏病变的诱因及控制基础疾病，包括肺部感染、高血压、糖尿病等监控和诊治。

（2）严格限制吸烟和饮酒。

（3）体位与休息：尤其老年慢性心力衰竭病人，日常生活中要根据年龄、能力、心脏的功能等情况，适当限制活动量，以不出现明显心慌、气短为原则，以免诱发心功能不全。宣教病人不做超能力的活动。

（4）慢性缺氧病人可行长期家庭吸氧。

（5）慎避风寒，预防呼吸道感染。

（6）营养支持：注意低盐低脂饮食，但应予充足的热量和均衡搭配，注意维生素的摄入，以维持心脏能量代谢稳定。

（7）注意肠道功能稳定，避免便秘、用力排便和暴饮暴食。

（8）调畅情志：避免一切过激的情绪波动，尤其是发怒、焦虑等不良情绪。

（9）注意夏季和冬季心脏功能的维护。

第六节　肺衰

肺衰病是指由于肺之脏真受伤，气力衰竭，呼吸错乱，百脉不畅而引起的急危重症，病情险恶，易危及生命，是急诊与重症医学科临床常见致死性疾病。病名首见于唐代《备急千金要方》，称为"肺气衰"。根据本病的临床特点，西医学的呼吸衰竭可参照本病救治。

一、诊断要点

（一）疾病诊断要点

［主症］呼吸困难，喘息抬肩，气息喘促，不能接续，深浅不一，快慢不齐，或间歇停顿，胸闷胀满，心悸，唇紫，神疲，咳逆痰壅。

［兼症］表情淡漠，嗜睡，甚则神昏谵语，抽搐；或伴见跗肿，甚至肢体浮肿；或汗出如油；或大汗淋漓，四肢厥冷。

［脉象］滑数、涩、细数、沉涩无力等。

（二）证候诊断要点

肺衰辨证当分虚实，其实者以热毒、痰浊、水饮、瘀血为多见。其虚者以脏腑、气血、阴阳的虚衰为要。两者又常相互夹杂。实证可见气息喘促，张口抬肩，昏厥痰壅，口唇青紫，高热，烦躁不安，口渴便秘，甚则神昏谵语，舌红苔黄腻，脉涩；虚证可见喘促短气，言语无力，咳声低微，自汗恶风，面色苍白，舌淡脉细弱，或动则喘甚，喘不得卧，浮肿，按之凹陷，心慌气急，尿少肢冷，颜面晦暗，口唇紫绀，舌质淡胖或紫黯，苔白滑腻，脉沉涩无力。

二、鉴别诊断

1. 与哮病相鉴别

哮病是一种反复发作的独立性疾病，以呼吸急促、喉中哮鸣如水鸡声、严重时不能平卧为特征。

2. 与短气相鉴别

短气以呼吸气短、状若不能接续为特征，呼吸虽急而无痰声，亦无抬肩，但卧为快。但短气常为肺衰之渐。

3. 与喘证相鉴别

两者无严格界限，肺衰属于喘证的危重阶段，多个症状同时出现，治疗不及时将随时危及生命。

三、急救措施

肺衰病属于急危重症，首先应保持呼吸道通畅，及时给予吸氧，建立静脉通道，监测生命体征，同时可给予六神丸兴奋呼吸，黑锡丹纳气平喘固脱，痰多壅塞可给予大量鲜竹沥服用。并积极配合西医抢救措施，如应用无创呼吸机及气管插管机械通气等急救措施。

四、辨证论治

1. 实证

[证候] 气息喘促，张口抬肩，昏厥痰壅，口唇青紫，高热，烦躁不安，口渴便秘，甚则神昏谵语，舌红，苔黄腻，脉涩。

[病机] 痰热壅肺，肺失肃降。

[治法] 泻肺平喘，化痰降逆。

[方剂] 葶苈大枣泻肺汤合清金化痰汤。

[常用药物] 葶苈子、大枣、黄芩、山栀子、知母、桑白皮、瓜蒌仁、贝母、麦冬、橘红、茯苓、桔梗、甘草。伴高热神昏者，可口服安宫牛黄丸；腹实气逆者，可给予大承气汤；痰瘀阻肺者，加服七厘散；痰声漉漉者，可大量服用鲜竹沥口服液。

2. 虚证

[证候] 喘促短气，言语无力，咳声低微，自汗恶风，面色苍白，舌淡脉细弱。或动则喘甚，喘不得卧，浮肿，按之凹陷，心慌气急，尿少肢冷，颜面晦暗，口唇紫绀，舌质淡胖或紫黯，苔白滑腻，脉沉涩无力。

[病机] 肺气亏虚，心血不畅。

[治法] 温通心肺。

[方剂] 真武汤合葶苈大枣泻肺汤。

[常用药物] 制附子、白术、茯苓、白芍、生姜、葶苈子、大枣。伴有气阴两伤者可给予生脉散加减；伴喘脱者可给予人参四逆汤加减，或配合应用黑锡丹回阳救脱。

五、综合治疗

（一）针刺疗法

[主穴] 肺俞、支沟、定喘。

[配穴] 外寒内饮证配列缺、尺泽、风门；痰浊阻肺证选章门、

丰隆、太白、太渊；痰热郁肺证选尺泽、丰隆、列缺、曲池；肺肾气虚证选肺俞、肾俞、足三里、三阴交、气海。

［操作］施术时均以直刺为主，强调得气为度，实证强刺激，点刺不留针，起针后加火罐。虚证以补法为主，给予弱刺激，每日1次，同时急灸气海、关元穴。

（二）耳针疗法

肺、脾、肾、气管、皮质下、交感、平喘点等穴应用王不留行籽贴压，每天按压3～5次，每次每穴按压10次。

（三）穴位注射

足三里、肺俞等穴位注射喘可治注射液，定喘穴给予盐酸山莨菪碱注射液穴位注射。

（四）中成药

痰热壅肺者可给予痰热清注射液静脉滴注；痰热兼神昏者可给予醒脑静注射液静脉滴注；瘀血阻滞者可给予血必净注射液、参芎葡萄糖注射液或灯盏细辛注射液等静脉滴注；伴有心衰或者脱证，属阳虚可给予参附注射液静脉滴注，属阴虚可给予参麦注射液静脉滴注。

六、预防与调护

（1）肺衰病人常表现为正虚邪实，缓解期以正虚为主，易受外邪侵袭发病，故平素应注意饮食起居，做到室内常通风，冷暖适当，有充足的日光，适当室外活动，戒烟酒。

（2）饮食给予高热量、高蛋白、富含维生素的食物，因多数病人脾胃较弱，可少食多餐，饮食宜清淡、忌食辛辣、肥甘之品，戒烟酒。

（3）可配合太极拳、易筋经等肺康复的功法改善肺功能。

（4）配合食疗如蒸食山药，煮食百合、莲子粥等，或应用膏方和丸剂等，既便于服用，又能缓补虚损，提高抵抗力，减少发作次数。

第七节　肾衰

肾衰是指由肾病日久，致肾气衰竭，气化失司，湿浊尿毒不得下泄，以少尿甚或无尿，或以精神萎靡、面色无华、口有尿味等为常见症状的肾脏疾病。临床上以肾功能减退、代谢废物潴留、机体内环境失衡为主要表现，恶心呕吐是最突出的症状。本病属于中医学的"溺毒""虚劳""关格"等范畴。

一、诊断要点

（一）疾病诊断要点

［主症］乏力，纳差，面色少华，腰膝酸软。

［兼症］恶心，呕吐，夜尿清长或少尿，五心烦热，大便干结，舌质淡，苔白，脉沉。

（二）证候诊断要点

本病为本虚标实，正虚为本，邪实为标；以正虚为纲，邪实为目。临床辨证分类以正虚为主，治疗多采用扶正与祛邪兼顾，标本同治。但应分清标本主次、轻重缓急。治本是根本措施，应贯穿在全过程中，治标可在某一阶段突出，时间宜短。因此，保护肾气和其他内脏功能，调节阴阳平衡，始终是治疗慢性肾衰竭的基本原则。

二、鉴别诊断

与虚劳相鉴别

本病应与虚劳相鉴别，虚劳是由多种原因导致的脏腑阴阳气血严重亏损，可见多个脏器的气血阴阳虚损的表现，一般没有水肿、少尿等表现，是一个慢性、复杂性、难复性的演变过程。而慢性肾衰以肾脏虚损为主，可逐渐波及肝、脾、心。

三、急救措施

（1）治疗原发性疾病。肾衰不是独立的疾病，针对引发肾衰的原发性疾病进行合理、及时的治疗至关重要，这是救治肾衰的关键所在。

（2）调节水及电解质平衡，注意液体出入量。调节血钾、血钙、血钠及体内酸碱平衡，纠正可逆转因素。必要时可予西药调节，或血液透析、中药腹膜透析等。

（3）卧床休息以养肾，饮食给予优质蛋白饮食，忌食豆制品等物。宜低盐饮食。

（4）肾衰病情极其复杂，多易变生坏病。病人伴见外感表证，宜用麻黄加术汤，并加用抗生素治疗；见有血证、脱证、抽搐、神昏、心衰、胸水、腹水时可参照相关疾病救治。

（5）纠正贫血。血红蛋白浓度在 60g/L 以下时，当输新鲜全血。

（6）若急性肾衰已 3 天以上，尿素氮 > 25mmol/L，血肌酐 > 442pmol/L，血钾 > 7mmol/L 时，或慢性肾衰病情急剧恶化者当予透析疗法。

（7）针对失血失液引起急性肾衰竭出现津亏气脱者，治疗当以益气固脱为原则。临床急救偏于气阴虚者可静脉使用参麦注射液或生脉注射液，偏于阳虚者可静脉使用参附注射液。对尚未行血液净化者，可予通腑泻浊排毒法，使毒素从肠道排除，常用大承气汤＋丹参煎煮液 50ml＋生理盐水 100ml 保留灌肠。如阳虚者可上方加附片煎液灌肠。

四、辨证论治

（一）正虚证

1. 脾肾气虚证

［主症］倦怠乏力，气短懒言，食少纳呆，腰酸膝软。

［兼症］脘腹胀满，大便稀，口淡不渴，舌淡有齿痕，脉沉细。

［治法］益气健脾补肾。

［方药］香砂六君子汤加减。党参20g，北黄芪30g，白术15g，怀山药20g，茯苓15g，山萸肉12g，何首乌15g，砂仁12g（后下），陈皮15g。

［中成药］金水宝、百令胶囊、海昆肾喜胶囊等。

2. 脾肾阳虚证

［主症］畏寒肢冷，倦怠乏力，气短懒言，食少纳呆，腰酸膝软。

［兼症］腰部冷痛，脘腹胀满，大便稀溏，夜尿清长，舌淡有齿痕，脉沉弱。

［治法］温补脾肾。

［方药］实脾饮加减。白术15g，茯苓15g，党参20g，草果12g，仙灵脾15g，山萸肉12g，熟地15g，菟丝子20g。

［中成药］金水宝、百令胶囊、海昆肾喜胶囊、尿毒清颗粒等。

3. 气阴两虚证

［主症］倦怠乏力，腰酸膝软，口干咽燥，五心烦热。

［兼症］夜尿清长，舌淡有齿痕，脉沉。

［治法］益气养阴。

［方药］参芪地黄汤加减。北黄芪30g，山萸肉12g，太子参20g，熟地15g，怀山药20g，茯苓15g，牡丹皮12g，何首乌15g，菟丝子20g。

［中成药］肾炎康复片、金水宝、百令胶囊等。

4. 肝肾阴虚证

［主症］头晕，头痛，腰酸膝软，口干咽燥，五心烦热。

［兼症］大便干结，尿少色黄，舌淡红少苔，脉弦细或细数。

［治法］滋补肝肾。

［方药］六味地黄汤加减。山萸肉12g，熟地20g，怀山药20g，茯苓15g，牡丹皮15g，女贞子12g，墨旱莲20g，白芍15g，泽泻15g，枸杞子15g。

［中成药］金水宝、百令胶囊等。

5. 阴阳两虚证

［主症］畏寒肢冷，五心烦热，口干咽燥，腰酸膝软。

［兼症］夜尿清长，大便干结，舌淡有齿痕，脉沉细。

［治法］阴阳双补。

［方药］地黄饮子加减。肉桂 10g（另焗），仙灵脾 15g，山萸肉 12g，熟地 15g，茯苓 15g，泽泻 15g，怀山药 20g，女贞子 12g，墨旱莲 20g，熟附子 9g（先煎）。

［中成药］金水宝、百令胶囊、尿毒清颗粒等。

（二）标实证

1. 水湿证

［证候］面肢浮肿，肢体困重，胸闷腹胀，恶心呕吐，纳呆便溏，舌淡胖，苔白腻，脉濡或缓。

［治法］祛湿化浊。

［方药］五苓散加减。茯苓 15g，猪苓 12g，泽泻 15g，半夏 12g，白术 15g，陈皮 15g，白蔻仁 12g，砂仁 15g（后下）。

［中成药］海昆肾喜胶囊、尿毒清颗粒等。

2. 湿热证

［证候］头重而沉，胸脘烦闷，口苦口黏，纳呆泛恶，尿色黄赤浑浊，或灼热涩痛，大便黏滞不爽，舌质红，苔黄腻，脉濡数或滑数。

［治法］清热利湿。

［方药］黄连温胆汤加减。半夏 10g，陈皮 10g，黄连 12g，黄芩 12g，大黄 15g，枳实 15g，竹茹 12g。

［中成药］黄葵胶囊等。

3. 血瘀证

［证候］肢体刺痛、麻木，痛有定处，夜间加重，肌肤甲错，口唇紫暗，舌质黯淡或有瘀斑，舌下脉络迂曲，脉涩或结代。

［治法］活血化瘀。

［方药］桃红四物汤加减。丹参 15g，桃仁 10g，当归 15g，红花 12g，赤芍 15g，泽兰 12g，田七 3g（冲服）。

［成药］阿魏酸哌嗪片等。

4. 尿毒证

［证候］呕恶纳呆，口有氨味，神识呆钝，或烦闷不宁，皮肤瘙痒，衄血或便血，舌苔污浊垢腻，脉滑数。

［治法］泄浊蠲毒。

［方药］大黄甘草汤加减。大黄 12g，甘草 3g。

［中成药］尿毒清颗粒等。

五、综合治疗

1. 结肠透析

选用泄浊排毒类中药，随证加减，生大黄 15~30g（后下），附子 10g，煅牡蛎 50g，蒲公英 50g，甘草 6g。水煎取液 200~400ml。调节温度为 38~42℃保留灌肠，嘱病人保留 1 小时，每日 1 次，3 周为 1 个疗程。

2. 大肠水疗

应用结肠治疗仪及微机系统，由专科护士操作，用软管从肛门进入 7~10cm，注入净化的温水，对整个肠道进行分段清洗，并配合结肠按摩，再根据中医辨证分型注入 37~39℃的对症的结肠洗液 250ml（银黄降氮灌肠方：生大黄 30g，牡蛎 30g，蒲公英 30g，黄芪 30g，丹参 30g，槐米 30g）。嘱病人保留 1~2 小时，每 3 日 1 次，7 次为 1 个疗程。

3. 外敷疗法

选用活血、利水、消肿类中药（丹参 30g，桃仁 15g，当归 20g，红花 15g，赤芍 15g，大黄 10g，车前草 30，车前子 30g，草果 10g，茯苓 20g）加入敷药专用袋内，将准备好的敷药专用袋贴敷于肢体等治疗部位，每次外敷 6~8 小时，每日 1 次。

4. 中药熏洗沐足

选用安神、活血中药（茯神 15g，夜交藤 30g，当归 20g，丹参 30g，红花 20g，桃仁 10g，牛膝 20g），随证加减，加水煎煮至 1000~2000ml，倒入沐足按摩器内，浸泡温度为 41℃左右，时间为 30 分钟，沐足同时按摩涌泉、三阴交、足三里等穴位，每日 1 次，3 周为 1 个疗程。

5. 灸法

选取气海、关元、神阙、足三里等穴位，随证加减，可使用艾灸箱，每次约 20~30 分钟，每日 1 次。

6. 穴位贴敷

选用泻水饮或补肾类中药（地黄 20g，当归 20g，大黄 10g，丹参 30g，山药 10g，山萸肉 10g，茯苓皮 20g 等研末，取适量团成丸），贴敷于神阙、涌泉、关元等穴位，4~6 小时后取下即可。

六、预防与调护

（1）饮食调理：优质低蛋白饮食、低磷高钙饮食、低脂饮食，热量与糖类的摄入要满足机体生理代谢的需要，限制钾的摄入，限制水分和盐分的摄入，戒烟酒。

（2）情志调理：加强疾病常识宣教，正确认识疾病，学会自我调节，避免焦虑、紧张、抑郁、恐惧等不良情绪，保持心情舒畅，引导病人意识到自身价值，正确对待疾病。

（3）健康指导：慢性肾功能衰竭 CKD4~5 期病人要保护血管，尽量保留前臂、肘等部位的大静脉，以备用于血液透析治疗。

第八节　肝衰

肝衰竭是多种因素引起的严重肝脏损害，导致肝脏合成、解毒、代谢和生物转化功能严重障碍或失代偿，出现以黄疸、凝血功能障碍、肝肾综合征、肝性脑病、腹水等为主要表现的一组临床证候群。肝衰竭是临床常见的严重肝病证候群，肝衰竭是连续演变的过程，病死率极高，及时诊断和有效的治疗是减少死亡率的重要因素。在我国引起肝衰竭的主要病因是肝炎病毒，其次是药物及肝毒性物质（如酒精、化学制剂等）。临床将肝衰竭分为急性肝衰竭、亚急性肝衰竭、慢加急性（亚急性）肝衰竭、慢性肝衰竭。本章所述肝衰主要为急性肝衰、亚急性肝衰和慢性肝衰急性加重，以肝性脑病、黄疸、凝血功能障碍为主，而急性消化道出血、腹水等其他病症在"血症""鼓胀"等疾病中论述。

根据突发黄疸、意识障碍等主要证候，肝衰竭归属于"急黄""瘟黄""神昏""昏愦""谵妄"等中医范畴。此类疾病皆因温疫毒邪所致，湿热蕴积化毒，疫毒炽盛，充斥三焦，深入营血，内陷心包，可见猝然发黄、神昏谵妄、惊厥、出血等危重症。中医学对此类疾病很早就有记载，如《素问·热论篇》载有肝热病表现："肝热病者，小便先黄，腹痛多卧、身热。热争则狂言及惊，胁满痛，手足躁，不得安卧。"《伤寒杂病论》载有关于肝胆疾病引起脑病及意识障碍的描述如谵语、嗜卧、默默不欲饮食、心烦、如见鬼状、如狂、发狂、狂言及惊、烦燥不得卧、烦惊、惊狂、狂走见鬼、手足躁扰、循衣摸床、神昏惊厥、谵言妄语等。巢元方《诸病源候论·卷十二·急黄候》云："因为热毒所加，故猝然发黄，心满气喘，命在顷刻，故云急黄也。"沈金鳌《沈氏尊生书》载："有天行疫疠以致发黄者，俗谓之瘟黄，杀人最急。"即言此类疾病发展迅速、病情严重。

无论对中医学而言，还是从西医学角度来讲，肝衰均是治疗困难、死亡率很高的一类疾病，单一的治疗方法对于症状的缓解和急救可能有效，而病情的好转和稳定往往依赖于连续的、综合性诊治手段，包括中西医诊治方法的有机结合、内科与外科干预配合、中医内治法与外治法联合应用等措施。

一、诊断要点

（一）疾病诊断要点

1. 中医诊断要点

[主症] 身目俱黄，迅速加深，黄色鲜明或黄色晦滞，神志昏聩，时清时昧，或躁狂不安，衄血或呕血、便血等。

[兼症] 胸胁疼痛，腹胀痞满，极度乏力；或见发热不退或高热夜甚，可闻及肝臭及喉中痰鸣，大小便闭；或见恶心呕吐，腹部膨胀，身热不扬，喉中痰鸣，尿黄而少；或四肢困重，胸闷脘痞，口苦黏腻；或见身热颧红，口干且苦，不寐盗汗；或伴有肢体震颤，甚则抽搐；病甚者，可见昏迷不醒，身热鼓胀，青筋暴露，吐下血不止，手足厥冷等。

[舌脉] 舌红绛，苔少或黄糙，脉弦细数；或舌质红绛，苔黄而燥，脉弦细数；或脉微欲绝。

2. 西医诊断标准

（1）急性肝衰竭：急性起病，2周内出现Ⅱ度及以上肝性脑病并有以下表现者：①极度乏力和严重消化道症状；②有出血表现，血清总胆红素（TBil）≥10×正常值上限（ULN）或每日上升≥17.1 μmol/L；③凝血酶原活动度（PTA）≤40%，或国际标准化比率（INR）≥1.5，且排除其他原因；④肝脏进行性缩小。

（2）亚急性肝衰竭：起病较急，2~26周出现以下表现者：①极度乏力，有明显的消化道症状；②有出血表现，血清总胆红素（TBil）≥10×ULN或每日上升≥17.1 μmol/L；③伴或不伴肝性脑病；④凝血酶原活动度（PTA）≤40%（或国际标准化比率 INR≥1.5）并排除其他原因者。

（3）慢加急性（亚急性）肝衰竭：在慢性肝病基础上出现以下表现者：①明显消化道症状，并见腹水、黄疸、代谢紊乱等加重；②血清总胆红素（TBil）≥10×ULN或每日上升≥17.1μmol/L；③有出血表现，凝血酶原活动度（PTA）≤ 40%（或国际标准化比率 INR ≥ 1.5）。

（4）慢性肝衰竭：在肝硬化基础上，缓慢出现肝功能进行性减退和失代偿：①血清总胆红素（TBil）升高，常 < 10×ULN；②白蛋白（Alb）明显降低；③血小板明显下降，凝血酶原活动度（PTA）≤ 40%（或国际标准化比率 INR ≥ 1.5），并排除其他原因者；④有顽固性腹水或门静脉高压等表现；⑤肝性脑病。

（二）证候诊断要点

本病病因多样，但多归于邪毒侵袭、气机乖戾、酒食所伤、劳欲过度等因素。本病的基本病机可概括为：在各种致病因素的作用下，肝脾俱损，肝失疏泄，脾失运化，湿热、痰浊、瘀血内盛，郁而成毒，热毒内陷心包；或痰浊上蒙清窍；或肝阴内耗，肝火上炎，肝风内动，上扰心神；或肝病日久，久病及肾，脏腑俱虚，阴阳离决，神明无主。

由邪毒炽盛，尤其是湿热疫毒之邪，侵犯肝脾，内犯心营，扰乱神明引起的疾病，往往猝然发病，传变迅速，多症见发热不退或高热夜甚，重度黄疸，黄色鲜明，迅速加深，神志昏聩，或躁动不安，甚有吐衄发狂等；七情所伤，气机乖戾，挟痰而上，蒙蔽心神所致发病，发病较突然，多症见黄疸深重，色暗，神志昏蒙，时清时昧，四肢困重，胸闷脘痞等；酒食、劳欲所伤，肝肾亏耗，精气不足，发病缓慢，多症见面色晦暗或黧黑，形体消瘦，眩晕，神昏谵语等。但在临床实践中发病表现复杂多变，发病缓急、传变快慢、病情轻重，往往取决于邪毒强弱和正气盛衰两方面。

二、鉴别诊断

1. 与中风相鉴别

肝衰和中风均能表现为神志昏聩，甚至昏迷不醒、闭证、脱证。但前者多有肝病病史和损伤肝脏的致病因素，主要症状除了神志障碍外，尚见黄疸、腹胀、吐血、便血、脾大、腹水等症状，病位在肝脾，累及心肾。而中风所致神志障碍，可见突然昏仆，或渐至昏聩，多伴见口眼㖞斜、口角流涎、偏瘫等症状，一般无黄疸、脾大等病症，多责于风、痰、瘀、虚等因素。两者根据发病情况、典型表现等不难鉴别。

2. 与黄疸病相鉴别

肝衰与黄疸病不能截然分开，事实上黄疸是肝衰的症状之一，也可成为肝衰疾病进展中某一阶段证候的概括。然后肝衰之黄疸与普通的黄疸病有显著的区别，在病情的危恶程度、发病原因、脏腑传变等方面显著不同。一般黄疸病，病势较轻，发展速度较慢，虽然可伴见腹胀、脾大、纳呆等症状，但无神志昏聩、抽搐、吐血便血等病变，多由肝、胆、脾三脏致病，多不累及心包、肾、脑等脏器，故应区别对待。

三、急救措施

（一）中医急救措施

1. 针刺疗法

（1）肝衰所致惊厥

［取穴］涌泉穴（蜷足时，在足心前 1/3 的凹陷处）。

［操作方法］常规消毒局部皮肤，直刺 1.0cm，强刺激，行针 1~3 分钟，惊厥缓解后，留针 10 分钟。

（2）肝昏迷

［取穴］水沟穴（在人中沟中央的上 1/3 与 2/3 交界处）。

［操作方法］常规消毒局部皮肤，向上斜刺 1.0cm，强刺激，行针 1~3 分钟，惊厥缓解后，留针 10 分钟。或可两穴联合应用，操作时均需强刺激。

2. 搐鼻取嚏法

［适应证］肝性脑病。

［方药］通关散少许。

［操作方法］以软管或苇茎吹鼻取嚏。

3. 放血法

仅见于《肘后备急方》卷二《治伤寒时气温病方第十三》。

［适应证］急黄、瘟黄。

［操作方法］其舌下两边根部，见白色脉络，"芦刀"割破，紫血出数升，直至自行停止则愈。

注：考虑古籍所说放血法安全性差、疗效有待验证，易发"血出不止"等危急病变，舌下脉络点刺放血的方法可能更为安全。

4. 吹鼻法（《肘后备急方》《圣济总录》等）

［适应证］神志昏聩、瘟黄。

［方药］瓜蒂、丁香、赤小豆、韭根、葫芦瓢等，等份为末。

［操作方法］吹入鼻中，鼻中黄汁出数升者，病情会逐步好转。

注：提供上述方法仅用于急救和症状的改善，应继续予综合治疗以稳定病情。

（二）西医抢救措施

1. 肝性脑病针对性治疗

（1）去除诱因，如严重感染、出血及电解质紊乱等；

（2）适当限制蛋白摄入；

（3）应用乳果糖或拉克替醇；

（4）视病人电解质和酸碱平衡情况酌情选择精氨酸、门冬氨酸鸟氨酸等降氨药物；

（5）纠正氨基酸失衡；

（6）Ⅲ度以上的肝性脑病病人可考虑气管插管；

（7）抽搐病人可酌情使用半衰期短的苯妥英或苯二氮卓类镇静药物；

（8）人工肝支持治疗；

（9）适当脱水、利尿以减轻脑水肿。

2. 黄疸的治疗

（1）病因治疗：主要有抗病毒（核苷酸类、二丙酮醇即 DAA 类药物）、停止肝损伤药物、戒酒、免疫抑制剂、抗血吸虫治疗等，针对不同病因予以治疗。

（2）对症治疗：包括保肝、利胆退黄、促进肝细胞再生药物的应用，如甘草甜素类、还原型谷胱甘肽、促肝细胞生长素、腺苷蛋氨酸等药物。

（3）纠正低蛋白血症。

（4）酌情输注新鲜血浆及凝血因子。

（5）人工肝治疗。

3. 人工肝支持治疗

人工肝支持治疗适用于以下情形：①各种原因引起的肝衰竭前、早、中期；②终末期肝病肝移植术前等待肝源、肝移植术后排异反应、移植肝无功能期的病人；③严重胆汁淤积性肝病，经内科治疗效果欠佳者；④各种原因引起的严重高胆红素血症者。

4. 肝移植

肝移植是治疗各种原因所致的中晚期肝功能衰竭的最有效方法之一。

四、辨证论治

肝衰在临床中主要表现为肝性脑病、黄疸和凝血功能障碍等，属于中医"神昏""急黄""血证"等范畴，所述病类证型繁多，而治法也各有分述。结合肝衰的临床特点和相关文献，暂归纳证型为以下几种。而治法中以凉血解毒、开窍醒神、急下阳明、利胆退黄等较多，注重"虚实分治，特色用药""急则治其标，缓则治其本"的原则。

1. 热毒炽盛，热入心包

［证候］发热不退或高热夜甚，神志昏迷，不省人事，或躁动不安，甚则发狂。重度黄疸，黄色鲜明，迅速加深，可闻及肝臭及喉中痰鸣。大小便闭，腹胀腹水，衄血或呕血、便血，舌质红绛，苔黄而

燥，脉弦细数。

［病机］热毒炽盛，结于肝脾，传变至心包，扰动心神。

［治法］清热泻火，凉血解毒，开窍醒神。

［方剂］犀角地黄汤、茵陈蒿汤合安宫牛黄丸、紫雪丹。

［常用药物］水牛角、生地黄、牡丹皮、赤芍、栀子、茵陈蒿、大黄、白花蛇舌草、郁金、石菖蒲。

2. 痰湿内盛，痰迷心窍

［证候］黄疸深重、色暗，神志昏蒙，时清时昧，恶心呕吐，腹部膨胀，身热不扬，喉中痰鸣，尿黄而少。或见黄疸日盛，呕血色暗，腹大筋露，皮肤有红丝赤缕。极度乏力，四肢困重，胸闷脘痞，口苦黏腻，舌质黯红，舌苔白腻为主，或苔黄腻，淡黄垢浊，脉濡滑或濡细。

［病机］湿热蕴结中焦，挟痰随经而上，蒙蔽心神。

［治法］清热化湿，利胆退黄，涤痰开窍。

［方剂］茵陈五苓散、甘露消毒饮合苏合香丸。

［常用药物］茵陈蒿、藿香、连翘、山栀子、石菖蒲、郁金、大腹皮、茯苓、泽泻、滑石。

3. 热伤肝肾，阴虚风动

［证候］面色晦暗或黯黑，身黄不甚，神昏谵语，躁动不安，四肢抽搐，鼻衄齿衄，舌干。或见颧红，形体消瘦，身热夜甚，耳鸣眩晕，不寐盗汗，舌红绛，苔少或黄糙，脉弦细数。

［病机］邪毒日久，损伤肝肾，阴虚不足，肝阳偏亢。

［治法］育阴息风，泻热解毒。

［方剂］大定风珠合黄连解毒汤加减。

［常用药物］鸡子黄、枸杞子、白芍、五味子、生地黄、麦冬、火麻仁、龟甲、鳖甲、生牡蛎、黄芩、黄连、黄柏、石菖蒲、甘草。

4. 阴阳两竭，五脏俱衰

［证候］神志昏迷，面色苍白，四肢厥冷，循衣摸床，神昏惊厥。或昏迷日久，谵语气促，肢体强直，手足痉挛，散发特殊肝臭，小便

短少或癃闭不通，气息低微，汗出肢冷，二便失禁，舌质淡，无苔，脉微欲绝。

［病机］邪毒日久，脏腑俱衰，阴竭阳脱。

［治法］益气养阴，回阳固脱。

［方剂］参附汤合生脉散加减。

［常用药物］人参、制附子、干姜、麦冬、甘草、五味子。

五、综合治疗

（一）中药直肠滴入

"外治之药，即内治之药"，目前中药直肠滴入广泛用于肝衰的治疗，组方多样，但归纳而言多是以急下阳明为主，遣方主药多为大黄，现列举几方如下。

1. 复方大黄煎剂

［药物组成］生大黄、败酱草各 30g，石菖蒲 15g。

2. 清腑灌肠方

［药物组成］生大黄、厚朴、生地黄各 20g，枳实 15g，芒硝 5g，石菖蒲、牡蛎各 30g。

3. 解毒灌肠液

［药物组成］大黄 30g，赤芍、金银花、丹参、蒲公英、白头翁各 15g。

4. 参菊饮方

［药物组成］苦参、菊花、紫花地丁、红藤各 30g，连翘 15g。

5. 三黄汤

［药物组成］黄芩 10g，黄柏 10g，大黄 15g，鳖甲 10g，虎杖 10g，茵陈 20g，泽泻 10g，牡蛎 10g，茯苓 15g，枳实 10g，炒麦芽 20g

（二）针刺鬼门十三针

［适应证］肝性脑病

［取穴］十三鬼穴。

［操作方法］主穴取双侧十三鬼穴，首针水沟，左入右出（进针时顺时针捻转，出针时逆时针捻转）；次针少商，直刺 6mm；三针隐白，直刺 4mm；四针大陵，直刺 10mm；五针申脉，火针 3 下；六针风府，向喉结方向刺入 20mm；七针颊车，温针刺；八针承浆，横针刺入 10mm；九针间使，直刺 20mm；十针上星向上平刺 20mm；十一针会阴直刺 20mm；十二针曲池，中粗火针点刺；十三刺舌下中缝（海泉）。捻转泻法，左侧穴位逆时针捻转，右侧穴位顺时针捻转，刺激强度宜大（捻转 80 次 / 分钟以上），持续时间宜长（每次 1 分钟），留针时间宜短（＜ 5 分钟）。2 次 / 天，共治疗 7 天。

（三）其他外治法

1. 贴脐法治急黄（《外治寿世方》）

［操作方法］天南星叶捣烂，扣在脐上 1 寸，24 小时后解下，腹部自起一大疱，用银针从下面刺破，渐渐流出黄水，水尽自愈。或用烧酒调白芥子末 7g 摊贴小腹上，起疱为度。忌吃糖盐。或火硝、明矾、滑石、大麦芽各等份研敷脐上。

2. 外敷法治黄疸（《伤寒瘟疫条辨》）

［操作方法］外用黑豆 1 升，黄蒿 4 两，煮开后等温度稍减，加入鸡子清七八个，以手指搅起白沫，敷身黄处。黄散，温覆汗出而愈。

注：外治古法，用时需斟酌。

（四）中成药

（1）醒脑静注射液 10~20ml 溶于 5% 葡萄糖注射液 100~250ml 内静脉滴注，每日 1 次。

（2）清开灵注射液 20~40ml 溶于 10% 葡萄糖注射液 250ml 内静脉滴注，每日 1 次。

（3）苦黄注射液 10~60ml 溶于 5% 葡萄糖注射液 250~500ml 静脉

滴注，每日 1 次。

（4）安宫牛黄丸，每日 1 次，每日 1 粒。

六、预防与调护

（1）饮食调养：饮食要清淡，要禁酒、禁辛辣油腻，要低脂、低糖、优质蛋白、适当维生素饮食；对食道静脉曲张者，要禁食坚硬及粗纤维之品；对肝性脑病病人，要禁食动物蛋白；在疾病恢复期，更要注意饮食的控制，忌食过多，应遵循"少食多餐、未渴先饮"的原则。

（2）情志调养：近年来人们将由慢性病毒性肝病引起的抑郁状态称为"慢性肝病合并抑郁症"。这种状态存在于肝病发生发展的各个阶段，并存在于每一个肝病个体当中，慢性肝病和抑郁症二者互为因果，病情逐渐加重，治疗难度也随之加大。因此，在治疗肝病时，除运用药物外，还应注重对病人进行心理疏导。

（3）季节调养：中医认为春季属木，肝气条达，要求"披发缓行"，调畅情志，而秋季属金，克制木性，应注意滋养肝阴，故春秋两季是肝病的易发季节，同时也是调养肝脏的重要时节。

第九节　多器官功能障碍综合征

多器官功能障碍综合征（MODS）是指在严重感染、急性内科疾病、创伤或大手术等急性疾病或慢性疾病突然发作过程中，24 小时后同时或序贯出现 2 个或 2 个以上系统或器官功能障碍或衰竭，是临床常见的危重症，病死率高，预后差，是 ICU 重点救治的危重疾患之一。既往曾用"多脏器功能衰竭（MOF）"来评价此类综合征，后逐渐被多器官功能障碍的概念取代，以更好地评估病情和预后。MOF病死率可高达 60% 以上，4 个以上器官受损病死率几乎达到 100%。MODS 的致病因素中以感染最为常见，其次是创伤与手术、脑血管意外、中毒等；感染病例中主要是肺部感染，其次是腹腔、血液、中枢系统感染；而脏器功能障碍中，急性胃肠损伤是休克、重症感染、呼吸衰竭等多种危重疾病的常见并发症，被称为应激器官的中心，其发生最早而临床表现隐匿，易被忽视，是影响预后的独立因素之一，而急性肺损伤同样是发生率最高的并发症之一，不能及时救治的情况下可能快速进展为呼吸功能衰竭，甚至死亡，同样肾脏、心血管系统也是易发脏器。

本病概念大约形成于 20 世纪 70 年代初期，中医学对本病的论述也在此时出现，但没有固定的病名。本病的概念多分布在"脱证""喘脱""温病""伤寒变证"等疾病中，虽然有人认为中医可命名"脏衰证"等，终究未得到公认。本病是基于严重疾病基础上，在全身炎症反应和免疫介导下发生的多脏器功能损伤，病情快速进展可能导致多脏器功能衰竭，无论对中医还是西医而言，本病都属于难治性的危重病，为提高 MODS 的防治效果，中西医结合诊疗措施和疗效逐渐得到认可。

MODS 发生后，涉及到多个脏器病变，而不同脏器的治疗方法可能相互矛盾，从而增加治疗的难度，如心功能衰竭与肾脏灌注不足的矛盾、消化道出血和急性血管栓塞的矛盾等。与单一的疾病不同，本病的治疗更注意各脏器、内环境的平衡，包括血容量平衡、电解质平衡、抗凝与凝血的平衡等，而不是单独着眼于某一系统疾病的诊治，而这与中医"整体观念"不谋而合。中医对本病尚无系统的论述，而是分布于多个脏腑疾病的辨证论治中，如脱证之阳气暴脱、喘脱，水肿之阳虚水泛，哮证、黄疸之疫毒炽盛证等，积累了丰富的经验，同时也为系统归纳本病诊治方案带来很大难度。

一、诊断要点

（一）疾病诊断要点

中医对本病尚无统一的诊断标准，此处沿用西医诊断标准。多脏器功能障碍涉及多个脏器病变，发生 2 个及以上脏器急性病变即可诊断本病，各脏器诊断标准见下表。

表1 MODS诊断标准

项目	条件	诊断条件
心血管功能障碍诊断标准	a. 收缩压＜90mmHg	三者具备其中之一即可诊断
	b. 平均动脉压（MAP）＜70mmHg	
	c. 发生休克、室速或室颤等严重心律失常、心肌梗死	
呼吸功能障碍诊断标准	氧合指数（PaO_2/FiO_2）＜300	具备即可诊断
中枢神经功能障碍诊断标准	a. 意识淡漠或躁动、昏迷	二者具备其中之一即可诊断
	b. 格拉斯哥昏迷评分（GCS）≤14分	
凝血功能障碍诊断标准	a. 血小板计数（PLT）＜$100×10^9$	二者具备其中之一即可诊断
	b. 凝血时间（CT）、活化部分凝血酶原时间（APTT）、凝血酶原时间（PT）延长或缩短，3P实验阳性	
肝脏功能障碍诊断标准	a. 总胆红素（TBiL）＞20.5umol/L	二者具备其中之一即可诊断
	b. 血红蛋白（ALB）＜28g/L	
肾脏功能障碍诊断标准	a. 血肌酐水平（SCr）＞123.76umol/L	二者具备其中之一即可诊断
	b. 尿量＜500ml/24h	
胃肠功能障碍诊断标准	a. 肠鸣音减弱或消失	三者具备其中之一即可诊断
	b. 引流液、大便潜血阳性或出现呕血、黑便	
	c. 腹内压（膀胱内压）≥$11cmH_2O$	

（二）证候诊断要点

本病临床症状表现复杂，因为原发病不同所表现出的临床证候也不尽相同，是一种动态的变化。从中医脏器传变的六经传变，或是脏腑传变特点而言，传变必然具备以下特点：传脏者邪气壅盛，受传者正气不足。"正气存内，邪不可干"，尤其对于老年、慢性病病人，阳气亏虚、脏腑衰弱是发病的内在基础，邪气壅盛、瘀毒痰火是发病的主要因素，只有邪实越正气之上者，才能表现多经或多脏病变，故本病基本病机为虚实夹杂、邪盛正虚。辨证先明辨虚实，再根据邪气性质和正气虚弱程度予以论治。邪实者，责之于热毒内盛、瘀毒内阻、痰热内蕴、腑气郁滞等。毒热内盛证，多由感染所致，表现为高热持续不退，烦躁，神昏，恶心呕吐，舌质红绛，脉数；瘀毒内阻证，多见高热，或神昏，或疼痛状如针刺刀割，痛处固定不移，常在夜间加重，肿块，出血，舌质紫黯或有瘀斑，脉沉迟或沉弦；腑气郁滞，多见便秘腹胀，甚则数十日不排便，脘腹胀满，腹部胀大，叩之有声，纳呆食少，或食入即吐，脉沉实或沉弱。虚证者：气阴两虚者见形体消瘦，气短乏力，自汗或盗汗，动则尤甚，口干，大便干结，舌淡红少津，脉细数无力；阳气衰竭者见神疲乏力，畏寒肢冷，面色苍白，小便清长或尿少不利，大便稀薄，舌淡胖，苔白滑，脉迟无力。

二、鉴别诊断

多器官功能障碍综合征可由多种疾病引起，是严重疾病所产生的综合征，而并非单独的疾病，故与原发疾病无严格的区分，而且疾病在不停地发生变化，鉴别诊断难度大。MODS同各种慢性疾病器官长期失代偿时所产生的多个器官衰竭不同，其鉴别要点在以下几个方面。

（1）多器官功能障碍综合征病人发病前大多器官功能良好，休克和感染是其主要病因，大都经历了严重的应激反应或伴有全身炎症反应综合征或免疫功能低下。

（2）发生功能障碍或衰竭的器官往往不是原发因素直接损伤的器官。

（3）从最初打击到远隔器官功能障碍，常有几天或数周的时间间隔。

（4）多器官功能障碍综合征的功能障碍与病理损害在程度上往往不相一致，病理变化也缺乏特异性，主要表现为广泛的炎症反应，如炎性细饱浸润、组织水肿等，而慢性器官衰竭失代偿时，以组织细胞坏死、增生为主，伴有器官的萎缩和纤维化。

（5）多器官功能障碍综合征病情发展迅速，一般抗休克、抗感染及支持治疗难以奏效，死亡率很高；而慢性的功能衰竭可经过适当的治疗而反复缓解。

（6）多器官功能障碍综合征除非到终末期，否则器官功能和病理改变一般是可以逆转的。

三、急救措施

中医急救措施多分散在原发病的诊治中，如发生脱证、心衰、肺衰等，在相应篇章分别进行论述。

西医对本病的治疗主要集中在脏器功能维护和脏器功能替代方面。

1. 病因治疗

感染性病人，主要是去除原发病灶，注意感染病灶的引流，合理使用抗生素，监测二重感染。创伤及大手术后病人应注意原发病灶的引流通畅及术后血液动力学的稳定，清除肠道毒物，避免毒物再吸收。

2. 支持呼吸功能

合理氧疗，纠正低氧血症。常规吸氧支持仍不能改善氧合的情况下，应及时予机械通气治疗。必要时行气管切开。

3. 维持血液动力学稳定

根据病情予必要的血液动力学监测，对于休克病人在监测下进行扩容治疗，先晶体后胶体。维持中心静脉压为 $6\sim12cmH_2O$，平均动脉压为 $60\sim75mmHg$。经过扩容及纠正酸中毒治疗后仍不能使血压升高者，可使用血管活性药物，改善微循环，有微循环障碍的病人可酌情选用活血化瘀中药进行治疗。

4. 支持肾脏功能

密切监测肾脏灌注情况，保证肾脏有效血容量，保证尿量＞（ $0.5\times$ 体重）ml/h。当出现严重急性肾损伤时（AKI 3 期），应采用血液净化治疗。

5. 胃肠道保护治疗

存在急性胃肠功能障碍的病人应注意动态评估 AGI 评分，并根据分期对症处理以保持胃肠功能稳定，可选用胃肠动力药、抑制酸剂或进行穴位及中药治疗肠麻痹，防治应激性溃疡等，维持肠道正常菌群比例。

6. 肝脏支持治疗

治疗过程中监测肝脏酶学水平，予还原型谷胱甘肽注射液等药物保护肝功能。急性肝衰竭者，可行人工肝、血浆置换治疗。

7. 保护心脑功能

进行心电、血流动力学监测，必要时予强心剂、血管扩张剂及利尿剂治疗，注意补液量及速度，避免容量负荷过重。

8. 营养支持

应注意早期肠内营养支持，必要时予肠外营养支持。

四、辨证论治

因本病可由多种因素如感染、外伤、慢性疾病急性加重等引起，而不同病人受累的脏器又不尽相同，临床表现多样，归纳证型和论治难度较大。从王今达教授最初提出的"菌毒并治"理论，到"三证三法"，以及现在的清热解毒、活血化瘀、通里泻下、扶正固本"四证四法"等，辨证论治方法逐渐成熟，根据《中医急诊学》和近10年来临床文献资料，对该病基本证型进行归纳。但值得注意的是：①虽然证型分虚实，但其本质为虚实夹杂、邪盛正虚，并无严格划分，应根据标本缓急的情况斟酌应用；②病情多变，难以涵盖所有脏器病变和临床表现，而此处所列证型为基本证型，临床上常常出现复合证型，应根据实际病情参考应用。

1. 热毒内盛

［证候］高热持续不退，烦躁，神昏，恶心呕吐，舌质红绛，脉数。

［病机］毒热内盛，扰乱气机。

［治法］清热泻火解毒。

［方剂］黄连解毒汤合白虎汤。

［常用药物］黄连、黄芩、黄柏、栀子、生石膏、知母、大黄、白头翁、玄参、生甘草等。

2. 瘀毒内阻

[证候] 高热，神昏，疼痛状如针刺刀割，痛处固定不移，常在夜间加重，肿块，出血，舌质紫黯或有瘀斑，脉沉迟或沉弦。

[病机] 瘀血内阻，热毒炽盛。

[治法] 清热凉血，活血解毒。

[方剂] 犀角地黄汤加味。

[常用药物] 水牛角、大黄、生地、炒山栀子、枳实、赤芍、牡丹皮、丹参等。

3. 邪陷阳明

[证候] 腹部膨隆，腹胀便秘，数日甚至数十日未排，恶心呕吐；或见高热神昏，尿少而赤，舌质红绛，苔黄厚腻，脉沉弦；或见身热不甚，倦怠乏力，汗出身冷，舌白苔腻，脉沉细。

[病机] 邪毒内陷，腑气郁滞；或阳气虚弱推动无力，肠腑虚滞。

[治法] 实证者，予攻下热结；虚证者，予温阳益气通便。

[方剂] 实证选大承气汤加味；虚证选温脾汤加味。

[常用药物] 实证用大黄、枳实、厚朴、芒硝、黄连、栀子、生地、白术、谷麦芽、生姜、生甘草等。虚证宜选附子、干姜、炙甘草、人参、当归、大黄、厚朴、枳实、芒硝、生山药、牡丹皮等。

4. 气阴耗竭

[证候] 身热骤降，精神萎靡，烦躁不安，颧红，形体消瘦，神疲气短，自汗或盗汗，口干不欲饮，舌质红，少苔，脉细数无力。

[病机] 热毒耗阴伤气，导致气阴两伤，脏腑失养。

[治法] 益气养阴，固本培元。

[方剂] 生脉散合大补元煎。

[常用药物] 人参、麦冬、五味子、山药、熟地、枸杞子、当归、山萸肉、杜仲、甘草。

5. 阳气衰竭

[证候] 神疲乏力，畏寒肢冷，面色㿠白，小便清长或尿少不利，大便稀薄，或大汗淋漓，四肢厥冷，脉微欲绝，舌淡白、胖嫩，苔白

滑，脉迟无力。

[病机] 阳气衰弱，脏腑运行无力。

[治法] 益气回阳。

[方剂] 参附汤加味。

[常用药物] 人参、附子、干姜、炙甘草、黄芪、五味子等。

五、综合治疗

目前对于本病尚缺乏系统的中医特色治疗、外治方法等，所涉及相关内容多分散在脱证、心衰、喘证等疾病的论治和对症处理中。

根据临床应用，列出常用中成药如下。

（1）热盛蒙蔽神窍而见神志昏聩者，可口服或鼻饲安宫牛黄丸。

（2）急性胃肠功能障碍者，可口服或鼻饲四磨汤口服药 20ml，每日 3~4 次。丁香膏药贴敷神阙穴（丁香、柿蒂、莱菔子、冰片等制成粉末，蜂蜜调和）。

（3）脓毒症所致热毒壅盛或瘀毒内阻者，可予血必净注射液 100~200ml 稀释分 2 次静脉滴注或泵入。

（4）气阴两虚，予生脉注射液 60~100ml 加液静脉滴注；或参麦注射液 50~100ml 静脉滴注；或益气复脉注射液稀释静脉滴注。

（5）阳气虚弱者，可予参附注射液 100ml 加液静脉滴注或泵入。

（6）热毒炽盛者，可予热毒宁注射液加液静脉滴注。

（7）痰热壅盛者，可予痰热清注射液加液静脉滴注。

六、预防与调护

（1）MODS 诊治的效果和预后跟原发疾病病情、病人体质关系密切，但同时也在于早发现、早诊断和早治疗。应按照中医"整体观念"思路，"未病先防""已病防变"的思路，对于严重疾病状态进行筛查，应注意动态评估重要脏器功能，并对高危病人进行保护性治疗和脏器功能支持。

（2）本病病情隐蔽，发展迅速，重点关注胃肠、肺的功能情况。

（3）及时有效地控制原发病是预防本病发生的根本办法，对于病因不明确的病人，不应单纯着眼于多脏器功能的病变，应尽早排查致病原因。

（4）即使严重疾病和多脏器功能衰竭，其病情仍可能是可逆的，早期及时应用脏器替代治疗对于稳定病情非常重要，如采用呼吸机、床旁血液净化（CRRT）、主动脉球囊反搏（IABP）。而发展至后期，病情往往呈不可逆性，再予上述措施可能无法改变预后。

第十节　弥散性血管内凝血

弥散性血管内凝血（DIC）是许多疾病过程中发生的一种出血性综合征，也称为去纤维蛋白综合征、消耗性凝血病、血管内凝血 – 纤维蛋白溶解综合征。其发病特点是微循环中发生血小板聚集和纤维蛋白沉积，形成弥散性血栓，消耗大量的血小板和凝血因子，引起继发性纤维蛋白溶解和微循环障碍。临床上有广泛的出血、休克、器官损害等表现。

弥散性血管内凝血归属于中医学"瘀血证"范围。瘀血有四种含义：一是指血液在体内运行不畅，有所停聚；二是指血液的成分或性质发生异常变化，从而导致血运不畅；三是常提及的"久病入络"，即由于脉络受损而致血的运行涩滞；四是指已离经脉尚未排出体外的血液。

一、诊断要点

（一）中医临床表现

［主症］出血，肌肤自发性出血、瘀斑，或尿血、便血、咯血、齿衄，血色紫暗或夹有瘀块。

［兼症］发热，腰背痛，口唇、面部、爪甲青紫，气促，黄疸，鼓胀，甚至抽搐，狂躁，昏迷。

［舌脉］舌质淡或紫黯，脉细或结代。

（二）诊断标准

中医对本病尚无统一的诊断标准，此处沿用我国西医 DIC 诊断标准。

1. 临床诊断

存在易致 DIC 的基础疾病，如产后感染、妇科恶性肿瘤、大型手术及创伤等。另有下列两项以上的临床表现。

（1）多发性出血倾向：产前、产中、产后阴道大量出血，皮肤针眼出血点、紫癜、黏膜血疱、齿龈出血、创面出血和（或）便血、尿血、呕血。

（2）不能以原发病解释的循环衰竭或休克，其程度与出血量明显不成比例。

（3）多发性微血管栓塞征象：如皮肤及皮下栓塞、坏死，早期出现脑、心、肺、肾功能不全表现，如呼吸困难、发绀、意识障碍、少尿、休克、酸中毒等。

2. 实验室诊断（同时有以下三项以上异常）

（1）血小板数低于 $100 \times 10^9/L$ 或呈进行性下降。或下列两项以上血小板活化物水平升高：β- 血小板球蛋白（β-TG）、血小板第 4 因子（PF4）、血栓素 B2（TXB2）、P 选择素。

（2）血浆纤维蛋白原（Fg）含量低于 1.5g/L 或呈进行性下降。

（3）3P 试验阳性或血浆纤维蛋白降解产物（FDP）＞ 20mg/L，或 D- 二聚体升高（阳性）。

（4）凝血酶原时间（PT）延长 3 秒以上，或进行性延长；或活化的部分凝血活酶时间（APTT）延长 10 秒以上。

（5）抗凝血酶Ⅲ活性（AT- Ⅲ：A）＜ 60％或蛋白 C（PC）活性降低。

（6）血浆纤溶酶原＜ 200 mg/L。

（7）血浆凝血因子激活分子标志物水平升高：凝血酶原片段 1+2（F1+2）、血浆凝血酶－抗凝血酶复合物（TAT）、纤维蛋白肽 A（FPA）、可溶性纤维蛋白单体复合物（SFMC）。

二、鉴别诊断

1. 与肝脏疾病相鉴别

有些肝脏疾病也会出现凝血因子缺乏性出血，但纤维蛋白降解产物不增加，无纤溶亢进现象，多不贫血，血小板大多正常，检查血小板、纤维蛋白及其降解产物，副凝试验及优球蛋白溶解试验等对鉴别诊断有意义。

2. 与原发性纤维蛋白溶解症相鉴别

原发性纤维蛋白溶解症少见，临床表现以出血为主，但出血发展快，广泛出血不多。DIC 与之显著区别是，优球蛋白溶解试验明显缩短，副凝试验阴性。血液能形成凝块，但溶解完全。

3. 与血小板减少症相鉴别

血小板减少症血小板减少而无其他凝血因子缺少，临床以皮肤出血点为主。而 DIC 的皮肤出血多为出血斑，有栓塞性出血，并且发展快，二者鉴别一般不难。

三、急救措施

1. 去除病因

只有去除和控制病因，DIC 才可能治愈。

2. 肝素治疗

主要通过加速抗凝血酶 III 中和凝血酶及中和被激活因子 IX、X、XI、XII 等发挥作用。

3. 血小板聚集抑制剂

适用于病情较轻或诊断尚不十分肯定者，亦可和肝素联合应用，多用双嘧达莫（潘生丁）400~600mg/d，分 4~6 次静脉滴注。阿司匹林 0.1g 口服，日 1 次。

4. 纤溶抑制剂

应用于 DIC 晚期，如不能确定血管内凝血过程是否已中止，可同时并用 6- 氨基己酸、氨甲苯酸（止血芳酸）、氨甲环酸（止血环酸）。

5. 血液及凝血因子的补充

出血严重或以继发纤溶为主时，应适当补充。可采用新鲜全血、新鲜冰冻血浆、浓缩纤维蛋白原制剂，也可补充凝血因子浓缩剂及血小板。注射维生素 K_1。

6. 其他治疗

积极抗感染、抗休克、纠正酸中毒及电解质紊乱，加强局部止血等。

四、辨证论治

1. 热盛瘀血

［证候］壮热口渴，心烦不宁，肌肤大片瘀斑，甚或吐血、衄血、便血、尿血，或见神昏嗜睡，便干，尿黄，舌质绛，苔黄而干，脉数。

［治法］清热解毒，活血化瘀。

［方药］清瘟败毒饮加减，药用生石膏、生地、牡丹皮、知母、黄芩、红花、桃仁、丹参。

［加减法］出血严重者加仙鹤草、三七；热闭心包加服安宫牛黄丸。

2. 血虚瘀血

［证候］面色苍白，心悸气短，皮肤瘀斑，或伴吐血、衄血，精神萎靡，四肢不温，舌质淡，有瘀点，脉细无力。

［治法］补血养血，活血化瘀。

［方药］圣愈汤加减，药用黄芪、党参、当归、赤芍、丹参、桃仁、红花。

［加减法］出血严重者加仙鹤草、三七；心悸乏力加五味子、炒酸枣仁；贫血重者加阿胶、鹿角胶。

3. 阴虚血瘀

［证候］低热盗汗，五心烦热，头晕心悸，或见神昏，两目干涩，

皮肤瘀斑，鼻衄齿衄，舌有瘀斑，脉细数。

［治法］滋阴养血，活血化瘀。

［方药］一贯煎加减，药用沙参、麦冬、枸杞子、生地、当归、茯苓、墨旱莲、女贞子、红花、桃仁、丹参。

［加减法］便秘加玄参、花粉；心烦不安加生牡蛎、炒酸枣仁。

4. 阳虚血瘀

［证候］四肢厥冷，面色苍白，口唇青紫，汗出不止，倦怠乏力，两目无神，皮肤瘀斑，或见衄血、便血，舌质淡紫有瘀斑，脉细数，甚则脉微欲绝。

［治法］温阳益气，活血化瘀。

［方药］急救回阳汤加减，药用人参、附子、干姜、白术、桃仁、红花、丹参。

［加减法］肢冷畏寒加附子、肉桂；出血不止加艾叶炭、血余炭。

五、综合治疗

（1）清瘟至宝丸：具有清瘟泻热、解毒化浊之功效。适于感染、败血症所致的 DIC，中医辨证属热毒炽盛者。3~6 岁每次 1/3 丸，6~9 岁每次 1/2 丸，9 岁以上每次 1 丸，日服 2~3 次。

（2）抗热牛黄散：具有清热解毒、辟秽通窍之功效。适于严重感染所致的 DIC，中医辨证属气营两燔者。3~6 岁每次 0.2~0.3g，6~9 岁每次 0.3~0.6g，9 岁以上每次 0.6~0.9g，日服 2 次。

（3）血府逐瘀丸：具有活血化瘀之功效，适于各种原因所引起的DIC。

（4）喜字阿胶：具有滋阴养血的功效。适于严重出血所致的DIC，中医辨证属血虚血瘀者。3~6 岁每次 1~2g，6~9 岁每次 2~3g，9 岁以上每次 3~5g，日服 2~3 次，以温水溶化后服用。

（5）参茸黑锡丸：具有益气温阳、救逆固脱之功效，适于休克或休克后的虚弱阶段，中医辨证属气虚血瘀者。3~6 岁每次 0.5~1g，6~9 岁每次 1~2g，9 岁以上每次 2~3g，日服 1~2 次。

（6）复方丹参注射液：具有活血化瘀的功效，适于各种原因引起的血管内凝血。3~6 岁每次 2~4ml，6~9 岁每次 4~6ml，9 岁以上每次 6~8ml，或川芎嗪注射液 160~200g，每日 1 次，静脉滴注。

（7）止血可予参三七注射液 10~20ml，或紫珠草注射液 10ml 静脉滴注。

（8）固脱可选用参麦注射液 20~60ml，或丽参注射液 10~60ml，或参附注射液 10~30ml 静脉滴注。

（9）清热凉血、开窍醒神可选用醒脑静注射液 10~20ml，或清开灵注射液 30ml 静脉滴注。

六、预防与调护

（一）病情观察

（1）观察出血症状：可有广泛自发性出血，皮肤黏膜瘀斑，伤口、注射部位渗血，内脏出血如呕血、便血、泌尿系出血，颅内出血如意识障碍等症状。应观察出血部位、出血量。

（2）观察有无微循环障碍症状：观察有无皮肤黏膜紫绀缺氧、尿少尿闭、血压下降、呼吸循环衰竭等症状。

（3）观察有无高凝和栓塞症状：如静脉采血血液迅速凝固时应警惕高凝状态，内脏栓塞可引起相关症状，如肾栓塞引起腰痛、血尿、少尿，肺栓塞引起呼吸困难、紫绀，脑栓塞引起头痛、昏迷等。

（4）观察有无黄疸溶血症状。

（5）观察实验室检查结果：如血小板计数、凝血酶原时间、血浆纤维蛋白含量、3P 试验等。

（6）观察原发性疾病的病情。

（二）对症护理

1. 出血的护理

（1）按本系统疾病护理的出血护理常规进行护理。

（2）遵医嘱给予抗凝剂、补充凝血因子、成分输血或抗纤溶药物治疗。正确、按时给药，严格掌握剂量如肝素，严密观察治疗效果，监测凝血时间等实验室各项指标，随时遵医嘱调整剂量，预防不良反应。

2. 微循环衰竭的护理

（1）意识障碍者要执行安全保护措施。

（2）保持呼吸道通畅，吸入氧气，改善缺氧症状。

（3）定时测量体温、脉搏、呼吸、血压，观察尿量、尿色变化。

（4）建立静脉通道，遵医嘱给药，纠正酸中毒，维持水、电解质平衡，维持血压。

（5）做好各项基础护理，预防并发症。

（6）严密观察病情变化，若有重要脏器功能衰竭时应做相关护理，详细记录。

（三）一般护理

（1）按原发性疾病护理常规进行护理。

（2）卧床休息，保持病室环境安静、清洁。意识障碍者应采取保护性措施。

（3）给予高营养、易消化食物，应根据原发疾病调整食品的营养成分和品种。给予高营养、高蛋白质、高维生素的易消化的半流质或流质饮食。有消化道出血者应酌情进冷流质饮食或暂禁食。昏迷者鼻饲并注意做好鼻饲的常规护理。

第十一节　急性呼吸窘迫综合征

急性呼吸窘迫综合征（ARDS）是在严重感染、休克、创伤及烧伤等非心源性疾病过程中，肺毛细血管内皮细胞和肺泡上皮细胞损伤造成弥漫性肺间质及肺泡水肿，导致的急性低氧性呼吸功能不全或衰竭。是一种以肺容积减少、肺顺应性降低、严重的通气／血流比例失调为病理生理特征，以进行性低氧血症和呼吸窘迫为特点的临床综合征。本病是一种常见危重症，病死率极高，严重威胁重症病人的生命并影响其生存质量。本病属于中医学的"喘证""暴喘""喘脱"等疾病范畴，没有专门的中医相关论述，本书直接采用西医学的疾病命名。

一、诊断要点

（一）疾病诊断要点

1. 中医诊断要点

［主症］进行性呼吸困难，气促喘憋，口唇紫绀。

［兼症］高热汗出，神昏谵语，肌肤发斑，呕血便血，腹胀便秘；或神志淡漠，大汗不止，声低息微，四肢湿冷；或伴有原发病的症状。

［脉象］洪数、沉实、微细等。

2. 西医诊断要点

（1）有易致急性肺损伤（ALI）/急性呼吸窘迫综合征（ARDS）的原发病或诱因；突发性进行性呼吸窘迫（呼吸急促，呼吸频率＞20次/分），通常氧疗难以改善；排除慢性肺病、左心功能异常。

（2）ARDS 的诊断标准：①急性起病；②氧合指数（PaO_2/FiO_2）≤200（任何 PEEP 水平）；③正位 X 线胸片显示双肺均有斑片状阴影；④肺动脉楔压 ≤ 18mmHg，或无左心房压力增高的证据。如氧合指数 ≤ 300 且满足上述其他标准，可诊断 ALI。

（二）证候诊断要点

本病的辨证应分虚实，实证多因热毒弥漫三焦、内陷心包引起气营两燔、阳明腑实之证，常表现为呼吸急促，高热烦躁，神昏谵语，肌肤发斑，腹胀便秘，或呕血便血等症，舌质红或红绛或紫黯，舌苔厚腻或干燥，脉象洪大或沉实。虚证多因邪去正衰引起气虚阳脱之证，常表现为呼吸急促，神志淡漠，声低息微，乏力纳差，汗出不止，四肢湿冷，舌淡，苔白润，脉微细。

二、鉴别诊断

急性呼吸窘迫综合征的病因繁多，发病机制复杂，故其鉴别诊断也比较困难。通常需要与之鉴别的疾病包括：重症肺炎、心功能不全、肺动脉栓塞、补液过量、特发性肺纤维化急性加重等。由于这些疾病都存在呼吸窘迫与低氧血症等症状，故其鉴别诊断尚需依靠详细询问病史、体格检查、实验室检查以及影像学和彩超检查。

三、急救措施

本病起病危急，进展迅速，必须尽快去除病因，及时给予吸氧或机械通气，全力抢救，稳定生命体征。

1. 氧疗

首先使用鼻导管，当需要较高的吸氧浓度时，采用可调节吸氧浓度的面罩或带储氧袋的非重吸式氧气面罩，使血氧饱和度（SaO_2）≥90%，血氧分压（PaO_2）达到 60mmHg 以上。

2. 机械通气支持

机械通气是治疗 ALI/ARDS 的主要方法。应用呼气末正压通气（PEEP）能改善 ARDS 病人的换气功能，使萎缩的小气道、肺泡扩张，促进肺间质和肺泡水肿的消退，提高肺顺应性，增加功能残气量，减少生理无效腔，增加肺泡通气量，改善通气/血流比例，降低肺内动静脉样分流，降低呼吸功和氧耗，从而提高动脉血氧分压。通过改善氧合加速修复过程，并避免高吸入氧浓度（FiO_2）进一步损伤肺组织，可延长病人的存活时间，为综合性治疗赢得时间。

预计病情能够短期缓解，且 ARDS 病人意识清楚、血流动力学稳定，并能够得到严密监测和随时可进行气管插管时，可以尝试无创机械通气（NIV）治疗。应用 NIV 可使部分合并免疫抑制的 ALI/ARDS

病人避免有创机械通气，从而避免呼吸机相关性肺炎（VAP）的发生，并可能改善预后。

ARDS 病人经高浓度吸氧仍不能改善低氧血症时，应气管插管进行机械通气。一般认为，气管插管和机械通气能更有效地改善低氧血症，降低呼吸功，缓解呼吸窘迫，并能够更有效地改善全身缺氧，防止肺外器官功能损害。

机械通气模式选择应尽量保留自主呼吸，若无禁忌证，应采用 30~45 度半卧位。治疗 ARDS 可先选用潮气量 6~8ml/kg 预测体重，目标是使 $SaO_2 > 90\%$，$FiO_2 < 60\%$，气道平台压 $< 30cmH_2O$，预防气道压增高或高氧尝试的并发症。

3. 合理的补液

在保证血容量、血压稳定及器官灌注的前提下，限制性液体管理策略有助于改善 ALI/ARDS 病人的氧合和肺损伤。通常液体入量 $< 2000ml/d$，允许适度的体液负平衡（-1000~-500ml）。一般维持肺毛细血管楔压（PCWP）在 $14~16cmH_2O$。必要时可给呋塞米 40~60mg/d。

4. 糖皮质激素治疗

ARDS 病人早期大剂量应用糖皮质激素并无益处，而在 ARDS 纤维化期（起病后 5~10 日）或病人血液或肺泡灌洗液中嗜酸性粒细胞增高时则可使用糖皮质激素治疗。如使用应注意足量和短程，如氢化可的松 300~400mg/d 或地塞米松 20~40mg/d，连用 2~3 日，若有效，继续使用数日即停。脓毒血症和严重感染者使用糖皮质激素剂量为 200~300mg/d。

5. 肺外器官功能和营养支持

ARDS 病人往往缺乏营养，应给予鼻饲和静脉高营养，以维持足够的能量供应，避免代谢和电解质紊乱。尽早开始肠内营养，有助于恢复肠道功能和保持胃黏膜屏障，防止毒素及细菌移位引起 ALI/ARDS 病情恶化。近来主要的死因是继发的多器官功能衰竭，因此肺外器官功能支持在 ALI/ARDS 治疗中也不容忽视。

四、辨证论治

（一）实证

气营两燔，阳明腑实证

［证候］呼吸急促，高热烦躁，神昏谵语，肌肤发斑，腹胀便秘，或呕血便血，舌质红或红绛或紫黯，舌苔厚腻或干燥，脉象洪大或沉实。

［病机］热毒弥漫三焦，内陷心包，气机不畅。

［治法］解毒清营，凉血活血，通腑泄热。

［方剂］清瘟败毒饮合大承气汤类方。

［常用药物］生地、黄连、黄芩、牡丹皮、石膏、栀子、甘草、竹叶、玄参、犀角（水牛角代替）、连翘、芍药、知母、桔梗、大黄、枳实、芒硝等。

（二）虚证

气虚阳脱证

［证候］呼吸急促，神志淡漠，声低息微，乏力纳差，汗出不止，四肢湿冷，舌淡，苔白润，脉微细。

［病机］正气耗散，阴阳欲竭。

［治法］扶正固脱。

［方剂］生脉散合参附汤加减。

［常用药物］人参、麦冬、五味子、制附子、山萸肉等。

五、综合治疗

1.针刺疗法

［主穴］人中、内关、肺俞、素髎、十宣、涌泉、足三里。

［配穴］痰热明显者配伍丰隆、尺泽、少商等。

［操作］十宣点刺放血、少商三棱针放血，可以泄热、解毒、祛

邪；其余穴位根据病情每次选用1~3个，应用强刺激之泻法，不留针。

2. 灸法

对于虚证，出现喘脱表现时，可给予艾灸百会、涌泉、关元、神阙、足三里、肺俞等。

3. 搐鼻法

痰多壅塞、肺气不通、痰声漉漉、神志不清者，可给予搐鼻散（细辛、猪牙皂、生半夏），或通关散（猪牙皂、细辛），吹入病人鼻腔以取嚏。

4. 中药注射液

热毒明显者可选用痰热清注射液、热毒宁注射液、清开灵注射液等静脉滴注；兼血瘀者可选用丹参注射液、血必净注射液等静脉滴注；正气虚脱者可选用参麦注射液、参附注射液等静脉滴注；神昏者可选用醒脑静注射液静脉滴注或送服安宫牛黄丸。

六、预防与调护

本病死亡率高，预后差，去除诱因，早期给予机械通气，积极给予抗感染、营养支持治疗，保障良好的液体管理，预防溃疡、血栓等并发症以及给予其他脏器支持疗法等，有利于提高生存率，改善预后。同时根据中医"肺与大肠相表里"理论，适时应用通腑解毒法，对于提高本病病人的治疗效果有很好作用，尤其对于脓毒症引起的急性呼吸窘迫综合征有一定效果。

第十二节 高热

高热是以发热为主要症状，体温高达 39℃以上并持续不能下降者，为邪正激烈斗争所致，又称"壮热""大热""身灼热"等。临床上以发热、恶寒、面赤、烦渴、舌红苔黄、脉数等为主要表现。病情严重者出现神昏、谵语、四肢抽搐等症状。

一、诊断要点

（1）恶寒发热，多为壮热、潮热、往来寒热，体温升高达39℃以上。常伴见头痛，身痛，无汗或有汗，鼻塞流涕，咽痛，咳嗽，吐痰，口渴。

（2）全身肌肤灼热或四肢欠温，虚里搏动多快速有力，神情烦躁，谵妄或昏迷，颜面潮红，目赤。舌质多红，苔多黄或腻，脉多浮数。

（3）血常规、大便常规、小便常规、X线、肝功能或其他生化检查或有阳性表现。

二、鉴别诊断

高热应与抽搐相鉴别，高热极致会伴有抽搐，但抽搐不一定伴高热，二者要相互鉴别。

三、急救措施

急性发热治疗的根本是病因治疗。对生命体征稳定的低热和中等发热病人，应在动态观察体温的同时积极查找病因；对高热和超高热病人，应在查找病因的同时予以积极降温和对症处理，以稳定病情和缓解病人的痛苦；对生命体征不稳定的急性发热病人应在动态观察的同时立即开始经验性治疗。

（一）解热治疗

病人高热、高温中暑、高热伴休克或心功能不全，以及儿童和恶性肿瘤等特殊人群的急性发热，立即给予退热治疗。高热的对症治疗包括物理降温和使用非甾体类抗炎药物。物理降温可采用冷、温水擦浴等方法。退热药物可选用阿司匹林和对乙酰氨基酚口服，4~6小时一次。也可选用退热栓剂塞肛，或赖氨酸阿司匹林等解热药物静脉注射。退热过程中应注意大量出汗后容量的不足对血流动力学的影响，尤其要注意老年病人在退热过程中大量出汗后血压和神志的改变。

（二）抗生素治疗

对疑为感染性疾病致急性发热、病情严重病人，可在各种必要的培养标本采集后，根据初步判断给予经验性抗生素治疗。同时，应考虑发热的可能病因和并发症（如粒细胞减少、尿毒症等）选择抗生素种类。而后根据病原学结果针对性用药。

（三）对症治疗

对休克病人应积极进行液体复苏和监测血流动力学变化，必要时使用血管活性药物。对造成气道阻塞的病人应建立人工气道，对出现呼吸衰竭的病人予以机械通气治疗。高热惊厥或谵妄者可酌情使用镇静药物如地西泮、苯巴比妥等。

四、辨证论治

1. 风寒束表

［证候］恶寒重，发热轻，无汗，头身疼痛，鼻塞流清涕，苔薄白，脉浮紧。

［病机］风寒外束，腠理闭塞，卫阳被遏则恶寒重、发热。

［治法］辛温解表，宣肺散寒。

［方药］方选麻黄汤，药用麻黄、桂枝、杏仁、甘草。

2. 气分热盛

［证候］身大热，口大渴，汗大出，口渴欲饮，脉洪大，舌苔黄干，面赤，心烦，谵语，抽搐。

［病机］气分热盛，故大热面赤；里热逼迫津液外泄则大汗；热伤津液则大渴；热扰心神则心烦谵语；热极生风则抽搐。

［治法］清热生津。

［方药］方选白虎汤，药用石膏、知母、粳米、炙甘草。

3. 胃肠实热

［证候］高热或午后潮热，大便秘结，腹胀满，腹痛拒按，烦躁

谵语，舌红，苔黄燥或灰黑起刺，脉沉数有力。

[病机]热邪入里与积滞相搏，燔踞中焦，胃肠腑气不通，故发热，热扰神明则烦躁谵语。

[治法]攻下泄热。

[方药]方选大承气汤，药用大黄、枳实、厚朴、芒硝。

4. 肝郁化火

[证候]时觉发热心烦，热势常随情绪波动而起伏，精神抑郁或烦躁易怒、胸胁胀闷、喜叹息、口苦而干，苔黄，脉弦数。

[病机]肝失疏泄，气机不畅，则精神抑郁或烦躁易怒、胸胁胀闷、喜叹息；气郁化火，则发热。

[治法]疏肝解郁，清肝泻火。

[方药]方选丹栀逍遥散，药用牡丹皮、栀子、柴胡、当归、芍药、白术、茯苓、炙甘草。

5. 热入营分

[证候]身热夜甚，心烦不寐，口渴但不欲饮，皮肤干燥，斑疹隐隐，舌质红绛，无苔，脉细数。

[病机]温热之邪传入营分，耗伤营阴，则身热夜甚；扰及心神，则心烦不寐。

[治法]清营解毒，透热养阴。

[方药]方选清营汤，药用犀角（水牛角代替）、生地、金银花、连翘、玄参、黄连、竹叶心、丹参、麦冬。

6. 热入血分

[证候]发热夜重，神昏谵语，斑疹显露，口干喜饮，舌红绛，脉细数。

[病机]热入血分，血属阴，热入于内，入夜交争，则发热。

[治法]清热凉血。

[方药]方选犀角地黄汤，药用犀角（水牛角代替）、生地、芍药、牡丹皮。

7. 热盛动风

［证候］高热，神昏，抽搐，痉厥，舌红，脉洪大。

［病机］热陷心营，心神被蒙，故神昏。

［治法］清热解毒，凉肝息风。

［方药］方选羚角钩藤汤，药用羚羊角、钩藤、桑叶、川贝母、鲜竹茹、生地黄、菊花、白芍、茯神木、生甘草。

五、综合治疗

1. 放血疗法

常选取耳尖、大椎、少商、商阳等穴位进行针刺放血。

2. 推拿疗法

用润肤油作为介质揉推三关、内外劳宫或脊柱等。

3. 灌肠疗法

（1）大黄枳实汤：生大黄 15g，枳实 15g，甘草 10g，山药 15g，寒水石 20g，煎水取汁 200ml，高位直肠滴注或灌肠（保留 30 分钟左右），每隔 2~4 小时 1 次，体温下降后应视病情而减少灌肠次数或停用。本方适用于各种外感高热。

（2）清热灌肠汤：生石膏 30g，连翘 15g，荆芥 15g，薄荷 15g，芦根 30g，赤芍 15g，煎水取汁 200ml，用法同上。本方适用于卫分证、气分证或卫气同病之高热。

（3）大柴胡汤：柴胡 15g，大黄 15g，枳实 15g，黄芩 15g，半夏 10g，白芍 15g，煎取 200ml，用法同上。本方主要用于胆系疾病所致之高热。

（4）大承气汤：大黄 15g，枳实 15g，芒硝 20g，厚朴 15g；或用大黄 30g；或用番泻叶 30g。各煎取汁 150~200ml，用法同上，其中大承气汤对急性坏死性胰腺炎效果较好。

以上灌肠诸方，均应冷却后使用。

4. 穴位贴敷疗法

常用石膏、蒲公英、黄芩磨成粉制成膏药贴敷大椎、太阳、神阙等穴位。

六、预防与调护

平日要加强体质锻炼，增强机体免疫力；注意及时增减衣服，预防上呼吸道感染；常备退热药，观察、测量体温，一旦达38℃以上可口服退热药物，以防高热引起抽搐。

第十三节　中暑

中暑是指在高温环境下机体对热应激的适应能力下降，从而引起以体温调节失衡、汗液过多分泌以至汗腺功能衰竭和水电解质紊乱为主的一系列病理改变的急性疾病的总称。为常发生在长夏至初秋，天暑地热、酷暑之时，人在气交之中，感受暑毒，伤气耗津，而突发猝倒、身热汗出、脉虚的急性病症。

一、诊断要点

（一）疾病诊断要点

[主症] 头晕，头痛，神疲乏力，口渴，自汗，胸闷，心悸，恶心呕吐，面赤。

[兼症] 严重者出现神昏谵语，四肢抽搐，手足厥冷，大汗淋漓。亦有起病缓慢，恶寒发热，无汗，头痛，身痛，肢体拘急，脘腹疼痛，恶心呕吐，大便泄泻。

（二）证候诊断要点

暑为火热之邪，易耗伤阴津，内陷心包，蒙蔽神明。分为阳暑与阴暑，阳暑宜清热、益气生津，阴暑宜疏表散寒、祛暑化湿。

二、鉴别诊断

1. 与暑湿相鉴别

暑湿起病急骤，传变快，主要症见壮热，烦渴，属于温病范畴，具有一定的传染性，常常伴有斑疹、吐血、衄血等动血症状。

2. 与疫毒痢相鉴别

疫毒痢可见发热、神昏、抽搐，甚至脱证，并可见里急后重、下利脓血，常有饮食不洁史，而无高温劳作史。

三、急救措施

（一）先兆及轻症中暑

先兆中暑病人应立即转移到阴凉、通风环境，口服淡盐水或含盐清凉饮料，休息后即可恢复。轻症者除口服淡盐水或含盐清凉饮料并休息外，对有循环功能紊乱者，可经静脉补充 5% 葡萄糖盐水，但滴注速度不能太快，并加强观察，直至恢复。

（二）重症中暑

（1）将病人转移到通风良好的低温环境，使用电风扇、空调。按摩病人四肢及躯干，促进循环散热。监测体温、心电、血压、凝血功能等。

（2）给予吸氧。

（3）降温：降温速度与预后密切相关。体温越高，持续时间越长，组织损害越严重，预后也越差。一般应在 1 小时内使直肠温度降至 37.8~38.9℃。

体外降温：头部降温可采用冰帽、电子冰帽，或用装满冰块的塑料袋紧贴两侧颈动脉及双侧腹股沟区。全身降温可使用冰毯，或用冰水擦拭皮肤。

体内降温：用冰盐水 200ml 进行胃或直肠灌洗；也可用冰的 5%

葡萄糖盐水 1000~2000ml 静脉滴注，开始时滴速控制在 30~40 滴 / 分；或用低温（10℃）透析液进行血液透析。

（4）补钠和补液，维持水电解质平衡，纠正酸中毒。低血压时应首先及时输液，补足血容量，必要时应用升压药，如多巴胺。

（5）防治脑水肿和抽搐：应用甘露醇。糖皮质激素有一定的降温、改善机体反应性、降低颅内压作用，可用地塞米松。可酌情应用白蛋白。有抽搐发作者，可静脉注射地西泮。

（6）综合与对症治疗：保持呼吸道通畅，昏迷或呼吸衰竭者行气管插管，用人工呼吸机辅助通气；肺气肿时可给予毛花苷 C、呋塞米、糖皮质激素和镇静剂；应及时发现和治疗肾功能不全；防治肝功能不全和心功能不全；控制心律失常；给予质子泵抑制剂预防上消化道出血；适当应用抗生素预防感染等。

四、辨证论治

1. 暑热浸淫证

［证候］猝然神昏，不省人事，高热汗出，胸闷烦躁，气粗如喘，舌质红绛，脉滑数或洪大。

［病机］暑热侵袭，内扰心神。

［治法］清暑化热。

［方剂］清暑汤加减。

［常用药物］连翘、天花粉、赤芍、金银花、滑石、车前、泽泻、甘草。

2. 湿热蒙窍证

［证候］神志昏蒙，时而谵语，身热不退，头晕恶心，或喉间痰鸣，舌苔黄腻，脉濡滑而数。

［病机］暑湿遏表，湿热伤中，表卫不和，肺气不宣。

［治法］清热祛湿解表。

［方剂］新加香薷饮加减。

［常用药物］香薷、金银花、扁豆花、厚朴、连翘。

3.阴阳两脱证

［证候］突然昏倒，神志不清，面色苍白，四肢厥冷，冷汗，气息微弱，舌淡红，脉微细欲绝。

［病机］心肾阳虚，气阳暴脱。

［治法］回阳救逆，益气固脱。

［方剂］四逆汤加人参汤加减。

［常用药物］附子、人参、干姜、甘草。

五、综合治疗

（1）散热，物理降温，迅速将病人转移至阴凉之地。

（2）针灸治疗：常选取水沟、百会、委中、十宣等。常选用泻法。

（3）中药制剂：热偏重者，可选用至宝丹，湿偏重者，可选用苏合香丸。

六、预防与调护

避免在高温环境下工作，在高热环境下多饮淡盐水，保持环境通风，如有头晕、乏力等不适，及时注意降温。

第三章　常见内科急病

第一节 中风

中风又名卒中，是由于阴阳失调，气血逆乱，上犯于脑所引起的以突然昏仆、不省人事、半身不遂、口舌歪斜、言语不利、偏身麻木为主要表现的一类病证。轻者可无昏仆而仅有半身不遂、口舌歪斜、言语不利等症状。本病多见于中老年人，四季均可发病，但以冬春两季为高发季节，是一种发病率高、病死率高、致残率高、复发率高、严重危害中老年人健康的疾病。

一、诊断要点

［主症］半身不遂，口舌歪斜，舌强言謇，偏身麻木，甚则神志恍惚、迷蒙、神昏、昏聩。

［兼症］头痛，眩晕，瞳孔变化，饮水发呛，目偏不瞬，共济失调。

［脉象］脉滑，或缓、弦、细涩等。

二、鉴别诊断

1. 与痫病相鉴别

痫病为一发作性疾病，亦有猝然昏仆、不省人事之证候，但伴四肢抽搐，口吐涎沫，目睛上视，口中发出异样怪叫声，醒后如常人，无半身不遂、口舌歪斜、言语不利等症，有反复发作史，每次发作症状相似，发病以青少年居多。

2. 与厥证相鉴别

厥证一般昏迷、不省人事的时间较短，多伴见面色苍白、四肢厥冷，一般移时苏醒，醒后无半身不遂、口舌歪斜、失语等后遗症。

3. 与痉证相鉴别

痉证以四肢抽搐、项背强急，甚至角弓反张为特征，或见昏迷，但无口舌歪斜、半身不遂、言语不利等症。

4. 与口僻相鉴别

口僻以口眼㖞斜、口角流涎、言语不清为主症，常伴外感表证或耳背疼痛，多由正气不足，风邪入中经络，气血痹阻所致，并无半身不遂、口舌歪斜之症。

5. 与痿病相鉴别

痿病有肢体瘫痪，活动无力，中风后半身不遂日久不能恢复者，亦可见肌肉瘦削，筋脉弛缓。两者区别在于痿病起病缓慢，以双下肢瘫痪或四肢瘫痪，或肌肉萎缩，或筋惕肉瞤为主要表现，而中风肢体瘫痪多起病急骤，多以偏瘫为主，痿病起病时多无神昏，中风常有不同程度的神昏。

三、急救措施

（一）缺血性脑卒中的治疗

（1）一般处理：保持呼吸道通畅，必要时吸氧，开通卒中绿色通道，争分夺秒抢救。监测心电、血压、呼吸、体温、血糖等情况。

（2）溶栓治疗：溶栓治疗是目前最重要的恢复血流措施，重组组织型纤溶酶原激活剂（rtPA）和尿激酶是我国目前使用的主要溶栓药，如有静脉溶栓的适应证，无静脉溶栓禁忌证，尽早溶栓治疗。

（3）血管内介入治疗：包括动脉溶栓、桥接、机械取栓、血管成形和支架术。

（4）改善脑血液循环：应用抗血小板、抗凝、降纤、扩容等药物改善脑缺血，应用丁苯酞改善脑循环。

（二）出血性脑卒中的治疗

（1）一般应卧床休息，保持安静，避免情绪激动和血压升高。严密观察体温、脉搏、呼吸和血压等生命体征，注意瞳孔变化和意识改变。降低颅内压，调整血糖，注意水、电解质平衡。

（2）保持呼吸道通畅，清理呼吸道分泌物或吸入物。必要时及时行气管插管或切开术；有意识障碍、消化道出血者禁食 24~48 小时，必要时应排空胃内容物。

（3）有适应证的可做脑出血微创血肿抽吸术，内科保守治疗效果不佳时，应及时进行外科手术治疗。

中风为内科急症，致残率和死亡率高，急性期治疗可以配合针灸治疗，可以针刺人中、涌泉、百会、十宣急救要穴，强刺激人中、涌泉，浅刺百会，高热取十宣穴浅刺出血，配以曲池，均以针刺取穴治疗，得气后不断行针，可明显改善愈后。

四、辨证论治

（一）中经络

1. 肝阳暴亢

［主症］半身不遂，肢体强痉，偏身麻木，口舌歪斜，言语不利。

［兼症］眩晕，头胀痛，面红目赤，心烦易怒，口苦咽干，便秘尿黄。

［舌脉］舌红或绛，苔黄或燥，脉弦或弦数有力。

［治法］平肝潜阳，泻火息风。

［方药］方选天麻钩藤饮，药用天麻 12g，钩藤 20g，生石决 30g，川牛膝 30g，黄芩 12g，山栀子 12g，杜仲 30g，桑寄生 30g，茯神 30g，夜交藤 30g，益母草 30g。

［加减法］咽干口燥、五心烦热者属热盛伤津，可酌加女贞子、何首乌、生地黄、山萸肉以滋阴柔肝；心中烦热甚者加生石膏、龙齿以清热安神；痰多、言语不利较重者为痰阻清窍，可加胆南星、竹沥、石菖蒲等以清热化痰；若舌苔黄燥，大便干结不通，腹胀满者，为热盛腑实，宜加大黄、芒硝、枳实等以通腑泄热。

2. 风痰阻络

［主症］半身不遂，口舌歪斜，言语不利，肢体拘急或麻木。

［兼症］头晕目眩。

［舌脉］舌质黯红，苔白腻或黄腻，脉弦滑。

［方药］方选化痰通络汤，药用半夏 12g，茯苓 12g，白术 10g，胆南星 6g，天竺黄 9g，天麻 10g，香附 10g，丹参 20g，大黄 6g。

［加减法］若眩晕甚者，可酌加全蝎、钩藤、菊花以平肝息风；若瘀血明显者，可加桃仁、红花、赤芍以活血化瘀；若烦躁不安，舌苔黄腻，脉滑数者，可加黄芩、栀子以清热泻火。

3. 痰热腑实

［主症］半身不遂，言语不利，口舌歪斜。

［兼症］腹胀便秘，口黏痰多，午后面红烦热。

［舌脉］舌红，苔黄腻或黄燥，脉弦滑大。

［治法］通腑泄热化痰。

［方药］方选星蒌承气汤，药用瓜蒌 30g，胆南星 10g，生大黄 3g，芒硝 10g。

［加减法］热象明显者，加山栀、黄芩。腑气通后，应治以清热化痰、活血通络。痰盛者可加竹沥、天竺黄、川贝母；兼见头晕头痛、目眩耳鸣者，可加天麻、钩藤、菊花、珍珠母、石决明以平肝息风潜阳；若口干舌燥，苔燥或少苔，年老体弱，便秘伤津者，可加生地黄、玄参、麦冬以滋阴液。

4. 气虚血瘀

［主症］半身不遂，肢体瘫软，偏身麻木，言语不利，口舌歪斜。

［兼症］面色㿠白，气短乏力，心悸自汗，便溏，手足肿胀。

［舌脉］舌质黯淡，苔薄白或白腻，细缓或细涩。

［治法］益气活血通络。

［方药］方选补阳还五汤，药用黄芪 30g，桃仁 10g，红花 10g，川芎 10g，当归尾 10g，赤芍 20g，地龙 20g。

［加减法］本方亦适用于中风恢复期及后遗症期的治疗。气虚明显者加党参或人参；口角流涎、言语不利者加石菖蒲、远志以化痰利窍；心悸、喘息、失眠者为心气不足，加炙甘草、桂枝、酸枣仁、龙

眼肉以温经通阳，养心安神；小便频数或失禁者，为气虚不摄，加桑螵蛸、金樱子、益智仁以温肾固摄；肢软无力、麻木者可加桑寄生、杜仲、牛膝、鸡血藤以补肝肾，强筋骨。

5. 阴虚风动

［主症］半身不遂，口舌歪斜，言语不利，肢体麻木。

［兼症］心烦失眠，眩晕耳鸣，手足拘挛或蠕动。

［舌脉］舌质红绛或黯红，苔少或无苔，脉弦细或弦细数。

［治法］滋阴潜阳，镇肝息风。

［方药］方选镇肝息风汤，药用龙骨 30g，牡蛎 30g，代赭石 30g，白芍 30g，天冬 30g，玄参 30g，龟甲 30g，牛膝 30g，川楝子 10g，茵陈 10g，麦芽 10g，甘草 6g。

［加减法］潮热盗汗，五心烦热者加黄柏、知母、地骨皮以清相火；腰膝酸软者加女贞子、墨旱莲、枸杞子、杜仲、何首乌等以补益肝肾；兼痰热者加天竺黄、瓜蒌、胆南星以清热化痰；心烦不寐者可加珍珠母、夜交藤以镇心安神。

（二）中脏腑

1. 闭证

（1）风火闭窍

［主症］突然昏仆，不省人事，半身不遂，肢体强痉，口舌歪斜。

［兼症］两目斜视或直视，面红目赤，口噤，项强，两手握固拘急，甚则抽搐。

［舌脉］舌红或绛，苔黄燥或焦黑，脉弦数。

［治法］清热息风，醒神开窍。

［方药］方选天麻钩藤饮配合紫雪丹或安宫牛黄丸鼻饲，药用天麻 12g，钩藤 20g，生石决明 30g，川牛膝 30g，黄芩 12g，山栀子 12g，杜仲 30g，桑寄生 30g，茯神 30g，夜交藤 30g，益母草 30g。

［加减法］肝火盛者加龙胆草、黄连、夏枯草以清肝泻火；抽搐者加僵蚕、全蝎、蜈蚣以息风止痉；挟痰热者加天竺黄、竹沥、石菖

蒲以清热涤痰；热盛迫血妄行，症见鼻衄、呕血者加生地黄、牡丹皮、大黄、水牛角以清热凉血止血；腹胀便秘者合大承气汤以通腑泄热。

（2）痰火闭窍

［主症］突然昏仆，不省人事，半身不遂，肢体强痉拘急，口舌歪斜。

［兼症］鼻鼾痰鸣，痰多息促，身热，面红目赤，两目直视，或见抽搐，躁扰不宁，大便秘结。

［舌脉］舌质红或红绛，苔黄腻或黄厚干，脉滑数有力。

［治法］清热涤痰，醒神开窍。

［方药］方选羚羊角汤配合至宝丹或安宫牛黄丸鼻饲，药用羚羊角 2g，菊花 10g，夏枯草 12g，蝉蜕 10g，石决明 20g，龟甲 30g，白芍 10g，生地黄 20g，牡丹皮 10g，柴胡 10g，薄荷 6g。

［加减法］痰热盛者加鲜竹沥汁、胆南星、猴枣散以清热化痰；火盛者加黄芩、山栀子、石膏以清热泻火；烦扰不宁者加石菖蒲、郁金、远志、珍珠母以化痰开窍、镇心安神；大便秘结、口臭、腹胀满、日晡潮热者合大承气汤以通腑泄热。

（3）痰湿蒙窍

［主症］突然昏仆，不省人事，半身不遂，肢体瘫痪不收，口舌歪斜。

［兼症］痰涎壅盛，面色晦暗，四肢逆冷。

［舌脉］舌质黯淡，苔白腻，脉沉滑或缓。

［治法］燥湿化痰，醒神开窍。

［方药］方选涤痰汤配合苏合香丸鼻饲，药用半夏 12g，橘红 10g，茯苓 20g，竹茹 10g，胆南星 6g，石菖蒲 20g，枳实 10g，人参 10g，茯苓 20g，甘草 6g。

［加减法］舌黯瘀斑、脉涩者加桃仁、红花、丹参以活血化瘀；四肢厥冷者加制附子、桂枝、细辛以温阳散寒。

2. 脱证

元气衰败

［主症］突然昏仆，不省人事，汗多，手撒肢冷，目合口张，肢体瘫软。

［兼症］气息微弱，面色苍白，瞳神散大，二便失禁。

［舌脉］舌痿，舌质淡紫，苔白腻，脉微欲绝。

［治法］回阳救阴，益气固脱。

［方药］方选参附汤，药用人参10g，附子10g。

［加减法］汗出不止者加山萸肉、黄芪、煅龙骨、煅牡蛎、五味子以敛汗固脱；兼有瘀象者，加丹参、赤芍。

五、综合治疗

（一）康复治疗

从中风急性期开始，应积极鼓励和辅导病人进行康复训练。早期多以被动运动为主，并进行肢体按摩，之后以自主运动为主，对言语塞涩或失语者，应指导其语言训练，康复治疗应做到耐心、循序渐进，可配合针灸、推拿、按摩、拔火罐、烫疗等综合治疗。

（二）中药注射

根据现代研究结果，凡属实热证者，无论中经络或中脏腑，均可用清开灵注射液或醒脑静注射液静脉滴注。缺血性中风可用川芎嗪注射液、复方丹参注射液、灯盏细辛注射液、灯盏花注射液、血塞通注射液、血栓通注射液等静脉滴注。若属脱证者，可根据阳气外脱与阴竭阳脱的不同，可分别选用参附注射液或生脉注射液静脉注射，继以参附注射液或生脉注射液静脉滴注。痰多化热者，可用鲜竹沥水，每次20ml，每日3~4次，口服或鼻饲。

六、预防与调护

中风病是严重危害中老年人身体健康的高发病，积极预防，降低发病率，具有重要意义。对于中老年人，经常出现一过性头晕、肢麻肉瞤者，多为中风先兆，应引起重视，及早诊治，以防发展为中风。对已有过中风病史的病人，仍应加强预防调摄，以防复发。

第二节　痉证

痉证是指由筋脉失养或热甚动风所致，以项背强直，四肢抽搐，甚至口噤、角弓反张为主要临床表现的一种病证。严重者可伴有神昏。西医学中一些中枢神经系统感染，如流行性脑脊髓膜炎、流行性乙型脑炎，颅内疾病如肿瘤、出血等可参照本节辨证论治。

一、诊断要点

临床以项背强直，四肢抽搐，甚至口噤、角弓反张为主要特征。发病原因有多种多样，常见的是发病前有外感或内伤等病史。

二、鉴别诊断

1. 与痫证相鉴别

二者都有四肢抽搐甚或神昏。痉证的抽搐、痉挛多呈持续性，病因不除，抽搐难以自行恢复，且多伴有项背强直，甚至口噤、角弓反张等，发病前有外感或内伤等病史。痫证是一种发作性的神志异常的疾病，其大发作的特点为突然仆倒，昏不知人，口吐涎沫，两目上视，四肢抽搐，或口中如作猪羊声，大多发作片刻即自行苏醒，醒后如常人。

2. 与厥证相鉴别

厥证以突然昏倒、不省人事、四肢逆冷为主要表现。痉证也多见神昏、不省人事。但前者无项背强直、四肢抽搐的症状。

3. 与中风相鉴别

中风和痉证都可见突然起病、意识不清等症状，但是中风常伴有半身不遂、口舌歪斜。痉证则无半身不遂、口舌歪斜的症状。

三、急救措施

（1）病人平卧，头侧向一边，解松衣领，保持平静，光线柔和，避免过多搬动，并用多层纱布包裹压舌板放在病人齿间，以防咬伤舌体，老年人有义齿者，先除去，以防异物阻塞气道。

（2）保持呼吸道通畅，及时吸痰，必要时给予吸氧。

（3）密切观察病人呼吸、血压、体温、瞳孔变化。

（4）饮食以流质或半流质为主，意识障碍或吞咽障碍者给予鼻饲流质饮食，加强营养补充。

（5）发作时，注意防护，以免从床上坠落而意外受伤，伴高热时，加强降温处理。有反复持续的抽搐时，应及时运用药物制止抽搐。

四、辨证论治

1. 邪壅经络

［主症］项背强直，甚至口噤不能语，四肢抽搐。

［兼症］头痛，恶寒发热，无汗或汗出，肢体酸重。

［舌脉］舌苔薄白或白腻，脉浮紧。

［治法］祛风散寒，燥湿和营。

［方药］方选羌活胜湿汤加减，药用羌活 10g，独活 10g，防风 10g，藁本 10g，川芎 10g，蔓荆子 10g。

［加减法］若寒邪较甚，项背强急无汗，治宜解肌发汗，方易用葛根汤为主方，该方以葛根、麻黄解肌发汗，桂枝汤调和营卫而缓急。若风邪偏甚，发热不恶寒，汗出，头痛，方易用瓜蒌桂枝汤，该方用桂枝汤调和营卫，解表散邪，瓜蒌根清热生津，和络柔筋。若湿热偏盛，筋脉拘急，胸脘痞闷，身热，渴不欲饮，溲短赤，苔黄腻，

脉滑数，方易三仁汤加地龙、丝瓜络、威灵仙，以清热化湿，通经和络。

2. 热甚发痉

［主症］项背强急，手足挛急，甚则口噤抽搐，角弓反张。

［兼症］壮热，烦躁，胸闷，腹满便结，口渴，咽干，喜冷饮，甚而神昏谵语。

［舌脉］舌红或红绛，苔黄燥或焦黑，脉洪大而数。

［治法］清热存阴，增液止痉。

［方药］方选白虎汤合增液承气汤加减，药用石膏 30g，知母 10g，甘草 10g，粳米 10g，大黄 10g，芒硝 6g，玄参 30g，麦冬 30g，生地 30g。

［加减法］若热邪伤津而无腑实之证，可加西洋参、南北沙参，取白虎加人参汤之意，以加强清热救津之功。若抽搐甚者，加天麻、地龙、全蝎、菊花、钩藤等息风止痉或易用羚角钩藤汤。若热传心营，症见高热烦躁，神昏谵语，舌质红绛，可易用清营汤并加服安宫牛黄丸或至宝丹以清热开窍止痉。

3. 痰瘀阻络

［主症］项背强急，四肢抽搐。

［兼症］头痛如刺或重，痛有定处，形瘦神疲或胸脘满闷，呕吐痰涎。

［舌脉］舌质紫黯，边有瘀斑，苔薄白或白腻，脉细涩或弦滑。

［治法］活血豁痰，通络止痉。

［方药］方选通窍活血汤合导痰汤，药用桃仁 10g，红花 10g，川芎 10g，赤芍 15g，麝香 0.1g，老葱 1 根，陈皮 10g，半夏 12g，茯苓 12g，制胆星 10g，枳实 10g，甘草 10g。

［加减法］若兼形瘦神疲之症也可加人参、黄芪、白术、木香、砂仁，补脾理气以扶正，并助活血豁痰之力。

4. 阴血亏虚

［主症］项背强急，四肢抽搐、蠕动无力，时作时止。

［兼症］唇舌干燥，皮肤干枯，头晕目眩，面色不华，小便短少，大便干结。

［舌脉］舌干红，苔薄而少津，脉细数。

［治法］滋阴补血，缓急止痉。

［方药］方选四物汤合大定风珠加减，药用炙甘草 10g，生地 10g，生白芍 10g，麦冬 10g，阿胶 10g，麻仁 30g，牡蛎 30g，龟甲 30g，鳖甲 30g。

［加减法］可酌加石斛、西洋参、鲜芦根加强滋补阴液；痉急势重可加天麻、钩藤、全蝎息风止痉；若伴自汗出可加黄芪、防风、浮小麦益卫固表。

五、综合治疗

1.针灸

针刺人中、涌泉、百会、十宣急救要穴，强刺激人中、涌泉，浅刺百会；高热取十宣穴浅刺出血，配以曲池。均以针刺取泻法，得气后不断行针，可明显改善愈后。

2.中成药

安宫牛黄丸每日 1 粒，分 3~4 次服用以清热解毒，开窍镇惊。牛黄至宝丹每日 1 粒，分 3~4 次服用，以清热解毒，开窍镇惊。

3.中药注射剂

清开灵注射液 30~40ml 加入 5% 葡萄糖溶液中静脉滴注；天麻注射液 6ml 加入 5% 葡萄糖溶液中静脉滴注。

4.外治法

开关散：口噤不开，神昏抽搐，取药粉少许，搐鼻取嚏，或乌梅肉擦牙龈。

大承气汤合甲硝唑灌肠治疗破伤风。

六、预防与调护

起病较缓的痉证，发病前多有先兆症状，如双目不瞬，口角、眼睑肌肉抽动，婴、幼儿发热 24 小时内体温即达 39℃以上等，应积极采取预防措施。病情急而重者宜即刻服用安宫牛黄丸、至宝丹或紫雪丹，并采取相应的急救措施，如保持呼吸道通畅，清除假牙及呼吸道异物等，以防堵塞气道。

第三节　头面痛

头面痛是常见急诊症状，指头面部的疼痛。它可以单独出现，亦可见于多种疾病的过程中。

一、诊断要点

（一）疾病诊断要点

头面痛以头面部疼痛为主要临床表现，疼痛性质可为跳痛、刺痛、胀痛、灼痛、空痛、昏痛、隐痛、头痛如裂等。头面痛发作形式可为突然发作，或缓慢起病，或反复发作，时痛时止。疼痛持续时间可长可短，短则数分钟，甚则长期疼痛不已。外感头面痛者多有起居不慎、感受外邪的病史；内伤头面痛者常有饮食、劳倦、病后体虚等病史。

（二）证候诊断要点

头面痛的辨证应首先辨其外感内伤，外感头面痛因外邪致病，属实证，起病较急，一般疼痛较剧，多表现为灼痛、胀痛、跳痛。内伤头面痛以虚证或虚实夹杂证为多见，多起病缓慢，疼痛较轻，多表现为隐痛、空痛、昏痛。次辨其相关经络脏腑，如肝阳上亢的头面痛多为胀痛。再辨其影响因素，气虚者与过劳有关，肝火者因情志波动而加重，阳亢者因饮酒或暴食而加重，肝肾阴虚者每因失眠而加重。

二、鉴别诊断

与眩晕相鉴别

头面痛与眩晕可单独出现，也可同时出现，二者相比，头面痛有外感与内伤两方面，眩晕则以内伤为主。临床表现上，前者以疼痛为主，实证较多，后者以昏眩为主，虚证较多。

三、急救措施

（1）如为感冒所致，给予解热止痛剂。

（2）颅内压高者给以脱水、利尿剂；低颅压者，静脉补充低渗液。

（3）高血压头面痛应积极进行降压治疗。

（4）感染性头面痛针对病原进行积极的抗感染治疗。

（5）颅内肿瘤、脑脓肿、硬膜下血肿所致头面痛者应积极治疗。

（6）耳鼻喉科及口腔科疾病所致头面痛应做相应的积极治疗。

（7）对焦虑烦躁者可酌情加用镇静剂，对有抑郁表现者加用抗抑郁剂。

（8）扩张性头面痛给予麦角胺治疗；松弛收缩的肌肉，给予按摩、热疗、痛点普鲁卡因封闭等治疗；表浅神经痛可采取封闭治疗。

四、辨证论治

（一）外感头面痛

1. 风寒外袭证

［证候］多有感受风寒史，畏寒怕冷，多遇寒病情骤发，面颊剧痛难忍，面颊常怕风，遇风加剧，伴有鼻塞流涕，苔薄白，脉浮紧。

［病机］风寒外袭，上犯巅顶，凝滞经脉。

［治法］疏风散寒，温经止痛。

［方剂］川芎茶调散加减。

［常用药物］川芎、白芷、羌活、细辛、防风、荆芥、薄荷、

甘草。

2. 风热上犯证

[证候] 常遇风得热引发，面部痛如火灼，遇热加重，得凉稍减，口干喜冷，大便干，小便黄，舌边尖红，苔薄黄，脉浮数。

[病机] 风热外邪，上犯头面。

[治法] 疏风清热，通经止痛。

[方剂] 芎芷石膏汤加减。

[常用药物] 川芎、白芷、石膏、藁本、羌活、菊花。

3. 风湿内蕴证

[证候] 疼痛如裹，肢体困重，胸闷纳呆，大便或溏，脉濡。

[治法] 祛风胜湿通络。

[方剂] 羌活胜湿汤加减。

[常用药物] 羌活、独活、藁本、防风、蔓荆子、川芎、炙甘草。

（二）内伤头面痛

1. 肝阳上亢证

[证候] 头昏胀痛，两侧为重，心烦易怒，夜寐不宁，口苦面红，舌红，苔黄，脉弦数。

[病机] 肝失条达，气郁化火，阳亢风动。

[治法] 平肝潜阳息风。

[方剂] 天麻钩藤饮加减。

[常用药物] 天麻、钩藤、石决明、栀子、黄芩、川牛膝、杜仲、益母草、桑寄生、夜交藤、茯神。

2. 气血不足证

[证候] 隐隐作痛，时时昏晕，心悸失眠，面色少华，神疲乏力，遇劳加重，舌质淡，苔薄白，脉细弱。

[病机] 气血不足，不能上荣，窍络失养。

[治法] 养血滋阴，和络止痛。

[方剂] 加味四物汤加减。

145 ◇

［常用药物］熟地黄、当归、芍药、川芎、桃仁、红花。

3. 胃火上炎证

［证候］面颊部阵发性灼热样疼痛，面红目赤，牙龈肿痛，口臭便秘，舌红，苔黄，脉滑数或洪数。

［病机］胃火内炽，灼胃伤津，胃失和降。

［治法］清胃泻火，祛风通络止痛。

［方剂］清胃散加减。

［常用药物］生地黄、当归、牡丹皮、黄连、升麻。

4. 气滞血瘀证

［证候］久病入络或有外伤史，头面部刺痛或如刀割样，部位固定不移，夜间痛甚，舌边或舌尖多有瘀斑或瘀点，苔薄白，脉沉涩。

［病机］瘀血阻窍，络脉滞涩，不通则痛。

［治法］活血化瘀，行气止痛。

［方剂］血府逐瘀汤加减。

［常用药物］桃仁、红花、当归、生地黄、牛膝、川芎、桔梗、赤芍、枳壳、甘草、柴胡。

5. 肾经亏虚证

［证候］疼痛多为空痛，眩晕耳鸣，腰膝酸软，神疲乏力，舌红少苔，脉细无力。

［病机］肾精亏虚，髓海不足，脑窍失养。

［治法］养阴补肾，填精生髓。

［方剂］大补元煎加减。

［常用药物］人参、山药、熟地黄、杜仲、当归、山茱萸、枸杞子、炙甘草。

五、综合治疗

（一）针灸疗法

根据经络辨证，头面痛多属于手足阳明、手足太阳经，因此在取穴时应以手足阳明、手足太阳经穴位为主。如太阳、攒竹、阳白、迎香、合谷。风寒外袭时，可加风池、外关；风热上犯，加风池、曲池；胃热上攻时，加内庭；气血瘀滞，加膈俞、内关；还可选取阿是穴进行加刺。

（二）穴位注射

根据病情选用相应的腧穴，将药物如维生素 B_{12}、丹参注射液等缓慢地注入腧穴当中。

（三）隔姜灸

切取生姜片，在中心用针刺数孔，将艾炷放在腧穴上施灸。

六、预防与调护

发作期和急性期病人应避免疲劳和精神紧张，保持安静，充分卧床休息，避免声光的刺激；节制饮食，不吃辛辣等刺激性食物；戒烟戒酒。

第四节　真心痛

真心痛是猝心痛的严重病证，其特点为剧烈而持久的胸骨后疼痛，伴心悸、水肿、肢冷、喘促、汗出、面色苍白等症状，甚至危及生命。如《灵枢·厥论》谓："真心痛，手足青至节，心痛甚，旦发夕死，夕发旦死。"其病因病机与年老体衰、阳气不足、七情内伤、气滞血瘀、过食肥甘或劳倦伤脾、痰浊化生、寒邪侵袭、血脉凝滞等因素有关。多见于中老年人，多数病人有先兆症状，表现为既往无心痛者在发病前数日有乏力、胸部不适，活动时有心悸、气急、烦躁、胸痛等前驱症状；原有胸痹心痛史者，近日胸痛发作频繁，程度加重，持续较久，含服硝酸甘油不能缓解。常伴有烦躁不安、出汗、恐惧，或有濒死感，少数病人无疼痛，一开始即表现为大汗淋漓、烦躁不安。部分病人疼痛位于腹部，也有病人疼痛放射至下颌、颈部、后背，易被误诊，需注意鉴别。

心痛是真心痛最早出现、最为突出的症状，其疼痛剧烈，难以忍受，且范围广泛，持续时间长久，病人常有恐惧、濒死感。急性心肌梗死是由于冠状动脉急性持续性缺血缺氧导致的心肌细胞坏死。临床症状严重，伴有心律失常、心源性休克或心力衰竭等严重并发症，常可危及病人生命。因此，在发作期必须紧急处理，选用有速效止痛、改善心肌梗死作用的药物和综合治疗，迅速缓解心痛症状。疼痛缓解后予以辨证施治，常以补气活血、温阳通脉为法。本病相当于西医急性心肌梗死。

一、诊断要点

（一）疾病诊断要点

1. 中医诊断要点

［主症］猝然发病，胸闷疼痛，痛不可忍，甚至胸痛彻背、背痛彻心，大汗淋漓，甚者手足青至节。不典型者可表现为胃脘痛、背痛、肩臂痛，甚至咽痛、牙痛等。

［兼症］心悸怔忡，烦躁不安，濒死感；或胸闷气急，咳嗽气短，颜面发绀，甚则面色苍白，口唇青紫，皮肤湿冷。

［舌脉］舌质淡，或青紫，苔白，脉细数、结代，或脉微欲绝。

2. 西医诊断要点

（1）多见于中老年人，多数病人有先兆症状；

（2）疼痛部位和性质与厥心痛相同，程度较重，持续时间较长，休息和含用药物多不能缓解，血瘀和痰浊是最为常见的病理产物；

（3）心电图可出现心肌损伤、坏死的特征性改变；

（4）血清心肌标志物阳性。

值得注意的是，真心痛是出现心衰、脱证，甚至猝死的主要原因之一，应严密监护、治疗，并预防病情进展和并发症出现。

（二）证候诊断要点

发病基础是本虚标实，急性期则以标实为主，也可以"急性虚证"发病。虚、瘀和痰是心肌梗死发病的主要病理基础。虚证类以气虚最为多见，其次为阳虚、阴虚等，实证类以血瘀、痰浊最为多见。辨证时应区分虚实。以实邪为主，如寒凝气滞，血瘀痰浊，闭阻心脉，心脉不通者，常表现为心胸刺痛，胸部闷榨，动则加重，舌质黯淡或有瘀点瘀斑。以虚为主，若心气不足，运血无力，心脉瘀阻，心血亏虚，气血运行不利，可见心痛潺潺，心悸怔忡，遇劳、遇寒加重，脉结代；若心肾阳虚，水邪泛滥，水饮凌心射肺，可表现为心悸，水肿，喘促（心力衰竭），或亡阳厥脱、亡阴厥脱（心源性休克），或阴阳俱脱，最后导致阴阳离决。通过数据分析，在心肌梗死的中医证素分类中，主要是瘀血，其次是气虚、寒凝等，气虚血瘀、痰浊痹阻是心肌梗死的基本病机，益气活血化痰法是本病常用的主要治疗法则。

二、鉴别诊断

1. 与厥心痛相鉴别

厥心痛与真心痛均属猝心痛的范畴，但前者病情相对较轻，疼痛多能在数秒钟至 15 分钟内缓解；真心痛疼痛持续时间较长，可达数小时或数天，休息和含用药物多不能缓解，常伴有烦躁不安、出汗、恐惧，或有濒死感。

2. 与急性腹痛相鉴别

脾心痛、腹痛等疼痛剧烈时应与疼痛部位不典型的真心痛相鉴别，这类疾病多有明显的消化道症状，疼痛部位多在胃脘部或偏右上腹，而无胸闷、心悸等表现，心电图检查多无异常发现。真心痛多有心电图异常。

3. 与胁痛相鉴别

胁痛疼痛部位以右胁部为主，可有肋缘下压痛，可合并厌油、黄疽、发热等，常因情志不舒而诱发。胆囊造影、胃镜、肝功能、淀粉酶检查等有助于鉴别。

三、急救措施

如同疾病诊断要点和证候诊断要点所述，真心痛病机为本虚标实，急则救其标，应立即展开急救措施，以防病情恶化，发生心衰和猝死。

1. 针灸疗法

胸痛发作时以刺内关为主，分虚实两证。

［实证］针刺膻中、内关，用泻法。按压至阳穴。

［虚证］内关透外关、心俞、足三里，针刺得气后留针15分钟，或艾灸5~15分钟。

2. 急救心阳

心痛暴起，病情危急，均可导致心阳暴脱，当先救心阳。

（1）芎桂汤方，治猝心痛不可忍。

川芎、桂枝、当归、高良姜（各半两），川朴（去粗皮，生姜汁炙令透，一分）。

上五味，粗捣筛，每服三钱匕，水二盏，煎至七分，去滓温服，空心日晚各一。

（2）紫桂煮散方，治暴心痛。

桂枝、高良姜、当归（各一两），吴茱萸（半两），川朴（三分）。

上五味，捣罗为散，每服一钱半匕，水一盏，入生姜三片，枣一枚劈破，同煎至六分，不拘时候热服。

（3）三圣散方，治猝心痛不可忍。

附子、莪术（各一两），胡椒（半两）。

上三味，捣罗为散，每服一钱匕，热酒调下，妇人醋汤调下，不拘时候。

3. 西医急救处理要点

明确急性冠脉综合征诊断后，应立即入院观察和治疗，动态监测心肌标志物和心电图。药物应予抗血小板、抗凝、扩张冠脉、改善心肌供血治疗；维护左室功能；预防心律失常；根据病人病情选用血管紧张素转换酶抑制剂（ACEI）类、β-阻滞剂等。

如明确为心肌梗死，尤其是非 ST 段抬高性心肌梗死、伴有心源性休克的心肌梗死，应首选急诊介入治疗（PCI）。ST 段抬高性心肌梗死，在发病 90 分钟内行阿替普酶等静脉溶栓，治疗效果与急诊 PCI 相当，如无介入条件可行溶栓治疗，如溶栓失败而在时间窗内，仍可行补救性行 PCI 治疗。

四、辨证论治

目前为止，尚无关于真心痛、急性心肌梗死的中医诊疗指南和专家共识。参考相关指南及近 10 年猝心痛、真心痛、急性心肌梗死中医研究进展等文献，归纳证型和治法。真心痛以虚实为纲，虚多以心气、心阳虚为主，甚者阳气暴脱，实则以痰、瘀、寒邪为主。

1. 气虚血瘀

［证候］心胸刺痛，胸部闷榨，动则加重，伴短气乏力，汗出心悸，舌体胖大，边有齿痕，舌质黯淡或有瘀点瘀斑，舌苔薄白，脉弦细无力。

［治法］益气活血，通脉止痛。

［方剂］保元汤合血府逐瘀汤加减。

［常用药物］人参、黄芪、桃仁、红花、川芎、赤芍、当归、丹参、柴胡、枳壳、桔梗、甘草。刺痛严重者，加莪术、延胡索；口干肢冷，加肉桂、仙灵脾；痰热内蕴，加黄连、瓜蒌等。

2. 寒凝心脉

［证候］胸痛彻背，胸闷气短，心悸不宁，神疲乏力，形寒肢冷，舌质淡黯，舌苔白腻，脉沉无力、迟缓或结代。

［治法］温补心阳，散寒通脉。

［方剂］当归四逆汤加味。

［常用药物］当归、芍药、桂枝、附子、细辛、人参、甘草、通

草、丹参等。寒象明显，加干姜、蜀椒、高良姜；气滞加白檀香；痛剧急予苏合香丸之类。

3. 正虚阳脱

[证候] 心胸绞痛，胸中憋闷或有窒息感，喘促不宁，心慌，面色苍白，大汗淋漓，烦躁不安或表情淡漠，重则神昏，四肢厥冷，口开目合，手撒尿遗，脉疾数无力或脉微欲绝。

[治法] 回阳救逆，益气固脱。

[方剂] 四逆加人参汤加减。阴竭阳亡，合生脉散。

[常用药物] 红参、附子、肉桂、山萸肉、龙骨、牡蛎、玉竹、炙甘草。阴竭加五味子。并可急用独参汤灌胃或鼻饲。

五、综合治疗

（一）针刺

1. 针刺取穴

[取穴] 内关穴、膻中穴、心俞穴、厥阴俞穴、通里穴等。

[操作方法] 在口服汤剂的同时给予针刺疗法，根据病人发病的虚实给予补泻手法，针刺穴位消毒按摩后入针，每个穴位留针 15~20 分钟，每天 1 次，持续 2 周。

2. 急性发作单取内关

[操作方法] 取内关穴，根据病人发病的虚实给予补泻手法，15~30 分钟，至疼痛缓解。

（二）灸法

[取穴] 关元、气海、心俞（双侧）、肾俞（双侧）穴。

[禁忌证] 痰热壅盛者忌用。

[操作方法] 分别进行温和灸，每次以局部皮肤有红晕、温热感而无灼痛为宜，每穴艾灸 15 分钟，1 次 / 天，持续 2 周。

（三）贴敷

方1

［药物组成］细辛、高良姜、白芷、冰片、延胡索、五灵脂、小茴香。

［选穴］膻中、心俞等穴位。

［用法］药物按比例混合后，研成粉末，用姜汁或蜂蜜调成膏状，将药物贴敷于相应穴位，可留置2小时以上，根据情况调整，勿使皮肤起疱疹。

方2

［药物组成］檀香、三七、降香、冰片。

［选穴］膻中、心俞、内关。

［用法］药物按2∶2∶4∶1比例进行调制，烘干、粉碎，再用饴糖调成较干稠膏状制成贴敷方。

方3

［药物组成］延胡索、冰片。

［选穴］心俞（双侧）、内关（双侧）和膻中。

方4

［药物组成］细辛、白芷、半夏、冰片。

［选穴］心前区、膻中、鸠尾、心俞等任选二穴。

（四）中成药

1.气虚血瘀

可选速效救心丸口服，参麦注射液50ml静脉滴注，配合丹参注射液静脉滴注。

2.寒凝心脉

口服冠心苏合丸。

3.阳气虚衰

口服药可选注射剂如参附注射液。

六、预防与调护

（1）一般调养：动静结合，调节情志，饮食有节，保持环境安静等。

（2）定期复查和服药。

（3）"心血管易损病人"：指基于斑块、血液或心肌易损性可能发生急性冠状动脉综合征（ACS）的危险病人。识别可导致ACS的斑块破裂固然重要，但决定ACS病人临床预后的还有血液凝固性及缺血心肌所导致的致命性心律失常。中医药多途径、多机制干预疾病多致病环节以及其整体观念有可能为ACS病人带来更多的益处。

第五节　心悸

心悸是由气血阴阳亏虚，或水饮瘀血停滞，心脉不畅，心失所养而引起的以心慌不安、心跳剧烈、不能自主为主要表现的病证。临床一般多呈发作性，多由情志刺激如惊恐、紧张，及劳倦、饮酒、饱食等因素而诱发，且常伴胸闷、气短、失眠、健忘、眩晕、耳鸣等症。病情较轻者为惊悸，若心中悸动连绵不休，气短身虚，病情重者为怔忡。本病可见于任何年龄，以中老年者居多，四季均可发病，以冬春为多见。

本病与西医的各种心血管疾患、部分神经官能症和一些药物引起的心律失常相关。根据本病的临床特点，各种原因引起的心律失常，如心动过速、心动过缓、期前收缩、心房颤动或扑动、房室传导阻滞、病态窦房结综合征、预激综合征以及心功能不全、心肌炎、一部分神经官能症等，如表现以心悸为主症者，均可参照本病证辨证论治，同时结合辨病处理。

一、诊断要点

（一）疾病诊断要点

［主症］自觉心慌不安，心跳剧烈，猝然发作，突发突止或持续不解，不能自主。

［兼症］轻者可见倦怠乏力，纳差，懒言，或胸闷烦躁，失眠多梦，便秘尿赤；重者，面色苍白，短气不足以息，缠绵不止，发作频频，或闷喘难卧，双足水肿，甚至昏厥，气微，冷汗淋漓，口唇紫绀，烦躁欲死。

［舌脉］舌淡白而干，脉沉细数，重症脉伏。

（二）证候诊断要点

心悸为本虚标实证，临床表现多为虚实夹杂，与心脾肾等多个脏器功能相关，临证应当掌握标本，分清虚实，后辨脏腑。标实系气滞、血瘀、痰火、水饮，多表现为心悸时发时止，心跳剧烈，胸闷烦躁，失眠多梦，便秘尿赤，舌红苔黄腻，脉弦滑；兼痰瘀互结者，心悸伴有胸憋闷痛，舌质紫黯。虚证初起以心气虚为常见，可表现为心气不足、心血不足、心脾两虚、心虚胆怯、气阴两虚等证，症见心悸不安，胸闷气短，动则尤甚，面色苍白，形寒肢冷，舌淡苔白，脉虚弱，或沉细无力。病久阳虚者则表现为心阳不振，脾肾阳虚，甚则水饮凌心之证，症见胸闷痞满，渴不欲饮，小便短少，下肢浮肿，伴有眩晕，恶心呕吐，舌淡苔滑，脉沉细而滑。甚至出现心阳暴脱，可出现厥脱等危候。

其病位在心，但与肝、脾、肾、肺四脏密切相关。如肾阴不足，不能上制心火，水火失济，心肾不交；或肾阳亏虚，心阳失于温煦，阴寒凝滞心脉；或肝失疏泄，气滞血瘀，心气失畅；或脾胃虚弱，气血乏源，宗气不行，血脉凝留；或脾失健运，痰湿内生，扰动心神；或热毒犯肺，肺失宣肃，客于心脉，血运失常；或肺气亏虚，不能助心以治节，心脉运行不畅，均可引发心悸。

二、鉴别诊断

1. 惊悸与怔忡相鉴别

心悸可分为惊悸与怔忡。大凡惊悸发病，多与情绪因素有关，可由骤遇惊恐、忧思恼怒、悲哀过极或过度紧张而诱发，多为阵发性，病来虽速，病情较轻，实证居多，可自行缓解，不发时如常人。怔忡多由久病体虚、心脏受损所致，无精神等因素亦可发生，常持续心悸，心中惕惕，不能自控，活动后加重，多属虚证，或虚中夹实。病来虽渐，病情较重，不发时亦可兼见脏腑虚损症状。惊悸日久不愈，亦可形成怔忡。

2. 与真心痛相鉴别

真心痛常与心悸合并出现，除见心慌不安外，必以心痛为主，多呈心前区或胸骨后刺痛，牵及肩胛背部，甚者心痛剧烈不止，唇甲紫绀，或手足青冷至节，呼吸急促，大汗淋漓。

3. 与奔豚相鉴别

奔豚发作之时，亦觉心胸躁动不安。《难经·五十六难》曰："发于小腹，上至心下，若豚状，或上或下无时。"称之为肾积。故本病与心悸的鉴别要点为：心悸为心中剧烈跳动，发自于心；奔豚乃上下冲逆，发自少腹。

三、急救措施

（一）中医急救措施

1. 针刺治疗

［取穴］内关（双侧）、心俞（双侧）、神门（双侧）。

［操作方法］内关、神门直刺，使针感放射至手指或肘、腋；心俞向脊柱方向斜刺30°，行补法，使针感向前放射至心区。留针30分钟，每隔10分钟行针1次。

2. 独取神封穴

[取穴] 神封穴。

[操作方法] 按"先左后右"的顺序分别在两侧施术。一般用中等强度单指按揉，缓解后，继续按揉 8~10 分钟基本完全解除。对瘀阻心脉型心悸最佳，对痰火扰心、阴虚火旺型心悸也有缓解作用。若瘀阻较重者或属心阳不振、水饮凌心者可改用灸法，寻找到神封穴刺痛点后，纯艾条对准刺痛点悬空回旋施灸，一般双侧均灸，先灸病人左侧后灸右侧，每侧 15~20 分钟，热至病所而痛消。

3. 中成药

心悸严重，伴四肢冰冷、口唇紫绀或大汗淋漓等脱证表现者，予参附注射液 100ml 快速静脉滴注，首先顾护心阳，后分型论治。

（二）西医抢救措施

心悸相当于西医学的各种心律失常，在临床实际中，如遇危急病人，特别是一些严重的心律失常，应中西医结合治疗，积极控制病情。此处西医抢救措施列出简要原则。

1. 首先识别和纠正血液动力学障碍

心律失常急性期应根据血液动力学状态来决定处理原则。血液动力学状态不稳定包括进行性低血压、休克、急性心力衰竭、进行性缺血性胸痛、晕厥、意识障碍等。严重血液动力学障碍者，需立即纠正心律失常。对快速心律失常应采用电复律，见效快又安全。电复律不能纠正或纠正后复发，需兼用药物。心动过缓者需使用提高心率的药物或置入临时起搏器治疗。

2. 基础疾病和诱因的纠正与处理

心律失常病因明确者，在紧急纠正心律失常的同时应兼顾基础疾病治疗，如由急性冠状动脉综合征引起者需重建冠状动脉血运，心力衰竭者尽快改善心功能，药物过量或低血钾引起者要尽快消除诱因。

3. 衡量获益与风险

每种抗心律失常药物均有适应证和不良反应，应权衡病人病情决定使用药物与否、药物剂量等。

4. 治疗与预防兼顾

心律失常易复发，在纠正后应采取预防措施，尽力减少复发。根本措施是加强基础疾病的治疗，控制诱发因素。

5. 急性期抗心律失常药物应用原则

一般不建议短期内换用或合用另外一种静脉抗心律失常药物，宜考虑采用非药物的方法如电复律或食管调搏等治疗。序贯或联合应用静脉抗心律失常药物易致药物不良反应及促心律失常作用，仅在室性心动过速或心室颤动风暴状态或其他顽固性心律失常时才考虑。

6. 纠正心律失常

恶性心律失常，是指引起血流动力显著改变的心律失常，有导致严重的病变，甚至猝死的高风险。多是室性心律失常，包括无脉性室速、室扑、室颤、III度房室传导阻滞、窦性停搏等，需要立即处理。

快速性室性心律失常（无脉性室速、室扑、室颤等），紧急行电复律可作为首选抢救方法，药物应用可选择胺碘酮注射液 150~300mg 静脉推注，继以 0.5~1mg 泵入。或利多卡因，每次 50~100ml 静脉注射，无效，则隔 5~10 分钟重复给药，但 1 小时总量不宜超过 300mg，有效后予以维持静脉滴注。尖端扭转性室性心动过速，可予异丙肾上腺素注射液治疗。

缓慢性心律失常（III度房室传导阻滞、II度房室传导阻滞、窦性停搏等），应考虑起搏器植入，药物应用可选择阿托品或异丙肾上腺素注射液，根据情况调整滴速。

四、辨证论治

（一）实证

1. 痰火扰心

［证候］心悸时发时止，受惊易作，胸闷烦躁，失眠多梦，口干苦，大便秘结，小便短赤，舌红，苔黄腻，脉弦滑。

［病机］痰浊停聚，郁久化火，痰火扰心，心神不安。

［治法］清热化痰，宁心安神。

［方剂］黄连温胆汤加减。

［常用药物］黄连、山栀子、竹茹、半夏、胆南星、全瓜蒌、陈皮、枳实、远志、石菖蒲、酸枣仁、生龙骨、生牡蛎等。

2. 痰瘀痹阻

［证候］心悸不安，伴有胸憋闷痛，心中懊恼，心痛时作，痛如针刺，唇甲青紫，舌质紫黯或有瘀斑，舌苔黄腻，脉涩或结或代。

［病机］血瘀气滞，心脉痹阻，心阳被遏，心失所养。

［治法］活血化瘀，化痰通痹。

［方剂］桃仁红花煎合二陈汤。

［常用药物］桃仁、红花、丹参、赤芍、生地、当归、陈皮、半夏、竹茹、瓜蒌等。

（二）虚证

1. 阴虚火旺

［证候］心悸易惊，心烦失眠，五心烦热，口干，盗汗，思虑劳心则症状加重，伴耳鸣腰酸，头晕目眩，急躁易怒，舌红少津，苔少或无，脉细数。

［病机］肝肾阴虚，水不济火，心火内动，扰动心神。

［治法］滋阴清火，养心安神。

［方剂］天王补心丹合朱砂安神丸加减，或黄连阿胶汤加减。

［常用药物］生地、玄参、麦冬、天冬、当归、丹参、人参、炙甘草、黄连、朱砂、远志、酸枣仁、柏子仁、五味子、桔梗等。肾阴亏虚，虚火妄动者，加龟甲、熟地、知母、黄柏等。

2. 心阳不振

［证候］心悸不安，胸闷气短，动则尤甚，面色苍白，形寒肢冷，舌淡苔白，脉虚弱或沉细无力。

［病机］心阳虚衰，无以温养心神。

［治法］温补心阳，安神定悸。

［方剂］桂枝甘草龙骨牡蛎汤合参附汤加减。

［常用药物］桂枝、附子、人参、黄芪、麦冬、枸杞子、炙甘草、龙骨、牡蛎。或可加桂枝、补骨脂等药。

3. 水饮凌心

［证候］心悸眩晕，胸闷痞满，渴不欲饮，小便短少，或下肢浮肿，形寒肢冷，伴恶心，欲吐，流涎，舌淡胖，苔白滑，脉弦滑或沉细而滑。

［病机］脾肾阳虚，水饮内停，上凌于心，扰乱心神。

［治法］振奋心阳，化气行水，宁心安神。

［方剂］苓桂术甘汤加减。兼见下肢水肿者，可用真武汤。

［常用药物］桂枝、炙甘草、人参、白术、泽泻、猪苓、车前子、茯苓、附子、干姜、白芍等。

五、综合治疗

（一）针刺

1. 普通针刺

方法1

［取穴］心俞、内关、足三里、脾俞、神门、三阴交。

［操作方法］以上主穴，各穴均实施捻转手法，平补平泻，留针20分钟，缓缓退出，每日1次。

方法2

［取穴］内关、神门、郄门、厥阴俞、巨阙。

［操作方法］对神门和内关快速提插捻转1分钟，其余穴位得气即可，留针30分钟。针刺治疗每日进行1次。

2. 温针

［取穴］神门、内关、膻中、关元。

［配穴］足三里、气海。

［操作方法］膻中平刺，余直刺。用毫针针刺得气，于内关、关元、足三里处针身下安置长度约 2.5 cm 的方纸片，纸片质地不宜太薄。于此三穴针柄上安置艾条，每段艾条可切成约 1.5 cm，点燃，待燃尽后，祛除灰烬，再安置同样长度艾条于针柄上，点燃，如此反复 3 次，共留针 30 分钟左右，10 日为 1 个疗程，间隔 2 日，再继续下 1 个疗程。治疗 3 个疗程。

3. 透针

［取穴］丘墟透照海。

［操作方法］病人取仰卧位，毫针从丘墟穴刺入。首先取足微内翻位，当针体进至 40mm 时，换成足微外翻位，徐徐进针，使针尖从踝关节的骨骼中穿过，进针约 50 mm 时可看到照海穴稍向后的部位处针尖的蠕动，持续以慢频率、小幅度捻转手法行针约 1 分钟，以局部酸胀为度，留针 30 分钟，每隔 10 分钟行捻转手法 1 次。每周治疗 3 次，12 次为 1 个疗程。

（二）耳穴

1. 耳针

［主穴］交感、神门、心。

［配穴］心阳虚弱加肾上腺、皮质下；阴虚火旺，痰火扰心加肾、小肠；心血瘀阻加肝；水气凌心加肾。针刺后病人得气，即有酸麻重胀感。

2. 耳穴压豆

［穴位］心、交感、神门、枕、肾、皮质下。

［操作方法］王不留行籽以胶布粘在耳穴区。虚者采用补法：用指尖一压一松，间断地按压耳穴，每次间隔 0.5 秒，不宜用力过重，以贴压处感到胀而略感沉重刺痛为度，每穴每次可点压 20~30 下，每日 4~6 次。痰热扰心、瘀阻心脉者采用泻法：用拇、食指置于耳廓的正、背面，相对压迫贴于耳穴上的贴压物，拇、食指可边压边左右移动或做圆形移动，持续压迫 20~30 秒，使贴压处出现沉、重、胀、痛

感，每日 4~6 次。

（三）埋线

1. 单纯埋线

［取穴］内关穴。

［操作方法］常规消毒穴位皮肤后，将专用可吸收羊肠线装入一次性直径 lmm 的微创埋线针管前端内。左手拇、食指绷紧或提起进针部位（内关穴）皮肤，右手持针，迅速刺入皮下，穴位进针捻转得气后，边推针芯边退针管，使线埋入皮下肌层，线头不得外露，立即用干棉球压迫针孔片刻，外敷无菌敷料，胶布固定。每周 1 次，双侧交替植入，2 周为 1 个疗程。

2. 药物埋线

［药物］复方丹参注射液浸泡的消毒胶原蛋白线。

［主穴］心俞、膻中、神门、内关。

［配穴］心气、心血虚者，加足三里；心虚胆怯者，加大陵；心阳不振者，加关元；阴虚火扰者，加太溪；水气凌心者，加阴陵泉；心血瘀阻者，加膈俞；痰火扰心者，加丰隆。每次 7 天，连续治疗 3 次为 1 个疗程。

（四）中药穴位贴敷

［取穴］①内关、心俞、脾俞、关元穴；②厥阴俞、膈俞、巨阙、足三里。

［药物］甘遂、延胡索、细辛、白芥子。

［操作方法］选择两组穴位交替贴敷，每 3 天贴敷 1 次，以个人皮肤耐受程度为度，每次贴 4~6 小时，共敷贴 4 次。

（五）中成药

1. 实证

［口服药］复方丹参滴丸，每次 10 粒，1 日 3 次，温开水送服。

［注射剂］丹参注射液，每次 20~30ml，加入 5% 葡萄糖注射液 250ml 中，静脉滴注，每日 1 次。

2. 虚证

［口服药］参松养心胶囊，每次 3~4 粒，每日 3 次；或稳心颗粒，每次 1 袋，每日 3 次。

心动过缓口服心宝丸，每次 10 粒，每日 3 次。

［注射剂］阴虚为主者，参麦注射液 30~50ml，加入 5% 葡萄糖注射液 100ml 中静脉滴注，每日 1 次。阳虚为主者，参附注射液 30~50ml 加入 5% 葡萄糖注射液 100ml 中，静脉缓慢滴注，每日 1 次。

六、预防与调护

心悸的护理主要在于阻止病情恶化，终止发作，使其恢复正常。

（1）心悸每因情志内伤、恐惧而诱发，故病人应经常保持心情愉快，精神乐观，情绪稳定，避免情志为害，减少发病。尤其心虚胆怯、心火内动及痰火扰心等引起的心悸，应避免惊恐及忧思恼怒等不良刺激。

（2）饮食有节。进食营养丰富而易消化吸收的食物，平素饮食忌过饱、过饥，戒烟酒、浓茶，宜低脂低盐饮食。心阳虚者忌过食生冷，心阴虚者忌辛辣，痰浊、瘀血者忌过食肥甘，水饮凌心者宜少食盐。

（3）生活规律。注意寒暑变化，避免外邪侵袭而诱发或加重心悸。注意劳逸结合。轻证病人，可进行适当体力活动，以不觉疲劳、不加重症状为度，应避免剧烈活动及强体力劳动。重症病人，平时即有心悸、气短等症状，应卧床休息，待症状消失后，也应循序渐进地增加活动量。

（4）心悸病势缠绵，应坚持长期治疗。获效后亦应注意巩固治疗，可服人参等补气药，改善心气虚症状，增强抗病能力。积极治疗原发疾病，如胸痹、痰饮、肺胀、喘证、痹病等，对预防心悸发作具有重要意义。

第六节　哮病

哮病是一种发作性痰鸣气喘疾患。发作时以喉中哮鸣有声，呼吸气促困难，甚至喘息不能平卧为主要表现。多由于宿痰伏肺，遇诱因或感邪引触，以致痰阻气道，肺失肃降，痰气搏击发病。元代朱丹溪首创"哮喘"病名，认为"哮喘必用薄滋味，专主于痰"，提出"未发以扶正气为主，既发以攻邪气为急"的治疗原则。本病属于痰饮病的"伏饮证"，根据发作时的症状特点，西医学的支气管哮喘、喘息性支气管炎等疾病可参照本病救治。

一、诊断要点

（一）疾病诊断要点

［主症］发作时喉中哮鸣有声，呼吸困难，甚则张口抬肩，不能平卧，或口唇指甲紫绀，呈反复发作性。常因气候突变、饮食不当、情志失调、劳累等因素诱发。

［兼症］鼻痒，喷嚏，咳嗽，咳痰，胸闷，乏力，恶寒，身热等。

［脉象］可见浮紧、弦紧、滑数、沉细、细数等。

（二）证候诊断要点

哮病发作期的辨证应分虚实，实证多由邪气引动伏痰，相互搏结，壅塞气道，肺失宣降所致，常表现为喉中哮鸣有声，胸膈满闷，咳痰稀白或色黄黏稠，面色晦暗，恶寒，发热，身痛，或面红，心烦口渴。舌质淡，苔白滑，脉浮弦紧，或舌质红，苔黄腻，脉滑数。虚证多为肺肾两虚，摄纳失常，常表现为喉中哮鸣如鼾，声低气短，呼吸急促，动则为甚，咳痰无力，口唇爪甲青紫，形寒肢冷或烦热，痰涎清稀或质黏起沫，舌质淡或偏红，或紫黯，脉沉细或细数。

二、鉴别诊断

1. 与喘证相鉴别

哮病和喘证都有呼吸急促、困难的表现。哮必兼喘，但喘未必兼哮。哮指声响言，喉中哮鸣有声，是一种反复发作的独立性疾病；喘指气息言，为呼吸气促困难，是多种肺系急慢性疾病的一个症状。

2. 与支饮相鉴别

支饮亦可出现痰鸣气喘的症状，大多由于慢性咳嗽经久不愈，逐渐加重而成咳喘，病势时轻时重，发作与间歇的界限不清，以咳嗽和气喘为主，与哮病之间歇发作，突然起病，迅速缓解，喉中哮鸣有声，轻度咳嗽或不咳有明显的差别。

3. 与肺胀相鉴别

肺胀是由包括哮病在内的多种慢性肺系疾病后期转归而成，每次因外感诱发而逐渐加重，经治疗后逐渐缓解，发作时痰瘀阻痹的症状较明显。哮病是一种发作性的痰鸣气喘疾患，常突然发病，迅速缓解，且以夜间发作多见，两病有显著的不同。

三、急救措施

哮病为内科常见病，一般轻症可卧床休息，结合中医辨证，给予宣肺散寒、清化热痰、疏风解痉等方法治疗，部分过敏病人，脱离过敏原后可很快自行缓解。对于症状较重者可给予休息、吸氧，配合吸入支气管扩张剂及糖皮质激素等西医治疗措施。

四、辨证论治

（一）实证

1. 寒哮证

［证候］喉中哮鸣有声，胸膈满闷，咳痰稀白，面色晦暗，或有恶寒，发热，身痛。舌质淡，苔白滑，脉浮紧或弦紧。

［病机］寒饮伏肺，外邪引动，痰升气阻，肺失宣畅。

［治法］宣肺散寒，化痰平喘。

［方剂］射干麻黄汤加减。

［常用药物］麻黄、射干、干姜、细辛、半夏、紫菀、款冬花、五味子、大枣、甘草。

2. 热哮证

［证候］喉中痰鸣如吼，喘而气粗息涌，胸高胁胀，咳呛阵作，咯痰色黄或白，黏浊稠厚，排吐不利，口苦，口渴喜饮，汗出，面赤，或有身热，舌质红，舌苔黄腻，脉滑数或弦滑。

［病机］痰热壅肺，肺失肃降。

［治法］清热宣肺，化痰定喘。

［方剂］定喘汤加减。

［常用药物］麻黄、黄芩、桑白皮、杏仁、半夏、款冬花、紫苏子、白果、甘草。

3. 风哮证

［证候］时发时止，发时喉中哮鸣有声，反复发作，止时又如常人，发病前多有鼻痒、咽痒、喷嚏、鼻塞、流涕和咳嗽的先兆症状，或伴恶风、汗出，舌苔薄白，脉浮。

［病机］风盛痰阻，气道挛急。

［治法］疏风解痉，宣肺平喘。

［方剂］黄龙舒喘汤加减。

［常用药物］炙麻黄、地龙、蝉蜕、紫苏子、石菖蒲、白芍、五味子、白果、甘草、防风。

（二）虚证

1. 虚哮证

［证候］喉中哮鸣如鼾，声低，气短息促，动则喘甚，发作频繁，甚则持续喘哮，口唇爪甲青紫，咯痰无力，痰涎清稀或质黏起沫，面色苍白或颧红唇紫，口不渴或咽干口渴，形寒肢冷或烦热，舌质淡或

偏红，或紫黯，脉沉细或细数。

[病机] 哮病日久，肺肾两虚，痰瘀内阻，摄纳失常。

[治法] 补益肺肾，纳气平喘。

[方剂] 平喘固本汤加减。

[常用药物] 党参、黄芪、胡桃肉、沉香、坎脐、冬虫夏草、五味子、紫苏子、半夏、款冬花、橘皮。

五、综合治疗

（一）针刺疗法

[主穴] 定喘、肺俞、大椎、风门。

[配穴] 外感配合谷、列缺；痰壅气逆配天突、膻中；痰多配中脘、足三里；虚喘配肾俞、关元、太溪；素日咳嗽配尺泽、太渊。

[操作方法] 施术时均以直刺为主，强调得气为度。对背俞穴的针刺深度应因人而异。成年人刺入13~20mm，以针下得气为度。留针20分钟左右，留针期间行针2~3次，视病人病情及体质采用提插捻转补泻手法。儿童可刺入7~8mm，少留针。每日1次。起针后用5号火罐拔于大椎和肺俞之间。

（二）耳针疗法

[取穴] 支气管、肺、肾上腺、前列腺、平喘、脾及肾。

[操作方法] 毫针轻刺或王不留行籽置于小块菱形胶布上，进行双耳贴穴，每5天更换耳穴1次，嘱病人或患儿家属每日按压4次，每次各穴按压1分钟。

（三）穴位注射

在足三里、定喘、肺俞等穴位注射喘可治注射液、核酪注射液等。

（四）中成药

热哮，予痰热清注射液清热解毒；肺气亏虚，予参麦注射液补益肺气；哮喘喘脱危证，可服用黑锡丹镇纳虚阳、平喘固脱。

六、预防与调护

临床要遵循"未发时扶正为主""已发时攻邪为主"的原则，扶助正气、祛除宿疾伏痰当为预防哮病发作之首务。注意气候变化，随时增减衣服，避免接触刺激性气体及易导致过敏的灰尘、花粉、食物、药物和其他可疑异物。平时饮食宜清淡而富有营养，忌生冷、肥甘、厚味、辛辣、海膻发物。宜戒烟酒。鼓励病人根据个人状况，选择内养功、八段锦、散步或慢跑、呼吸操等长期锻炼，增强体质，预防感冒。劳逸结合，防止疲劳过度。发作期尤其持续发作或大发作者，应积极救治，并严密观察呼吸、心率、血压，警惕喘脱危候的发生。哮鸣咳嗽痰多、痰声漉漉或痰黏难咯者，用拍背、雾化吸入等法，助痰排出，增加饮水量，防止气道干燥、形成痰栓等。

第七节　急黄

急黄是以突然起病，身目俱呈金黄色，高热，烦渴，胸腹胀满，恶心呕吐，尿少色如柏汁，甚则神昏谵语，吐衄、便血，或肌肤斑疹为临床表现的一类急危重症，属黄疸之重症。"急黄"病名首见于《诸病源候论》。

急黄发病急骤，来势凶猛，且传染性强，男女老幼均可发病，可引起局部或较大范围的流行。西医学的急性黄疸型肝炎、急性重症肝炎、亚急性肝坏死等均可参照本病救治。

一、诊断要点

（一）疾病诊断要点

［主症］身目俱黄，小便黄且短少，或色如柏汁。

［兼症］发热恶寒，烦热口渴，神昏谵语，衄血便血，肌肤斑疹，脘腹胀闷，胁痛。

［脉象］舌红如绛，苔黄燥或腻，脉弦数或细数。

（二）证候诊断要点

本病为感受湿热疫毒之邪，常见身黄、目黄、小便黄，伴有发热恶寒，或乏力纳呆、恶心呕吐、舌红、苔黄腻或白腻、脉滑数等表现时则邪在气分；若出现发黄迅速加深，高热烦渴，神昏谵语，身发斑疹，或出现腹水、嗜睡、舌红绛、苔黄褐干燥等表现时则是邪入营血。

二、鉴别诊断

1. 与阳黄相鉴别

阳黄虽症见发热，身黄，小便黄，口渴，恶心呕吐，但其病情发展较慢，传染性较小，急黄发病急，病情变化快，发展迅速且有较强的传染性，与阳黄有明显的区别。

2. 与阴黄相鉴别

阴黄症见黄色晦暗，食少纳呆，有神疲畏寒、肢冷等，与急黄易鉴别。

三、急救措施

急黄为内科急症，且有传染性，应早发现、早隔离、早治疗。

（1）24小时监测生命体征：包括体温、血压、心率、脉搏、呼吸等。

（2）及时卧床休息、吸氧，予低盐、低脂饮食，限制蛋白质的摄入，适当增加葡萄糖进量，补充维生素 B、C 等。

（3）避免使用损害肝脏的药物，慎用镇静剂、利尿剂等，防止出现电解质紊乱及酸碱平衡紊乱。

四、辨证论治

1. 邪在气分

［证候］身目发黄，尿黄且短少，乏力纳呆，恶心呕吐，大便溏或便秘，发热恶寒，舌红，苔黄腻或白腻，脉滑数。

［病机］时令热毒，侵入人体，郁而不达，胆汁外溢而致。

［治法］清热利湿，解毒通便。

［方药］方选茵陈蒿汤加减，药用茵陈、栀子、大黄、黄柏、黄芩、车前子、猪苓、茯苓。

［加减法］出现呕逆者可加竹茹；若脘腹胀闷者可加枳实、厚朴等；出现胁痛者可加郁金、延胡索等。

2. 邪在营血

［证候］身目发黄，迅速加深，高热烦渴，小便深黄，腹胀胁痛，神昏谵语，或鼻衄，齿衄，肌衄，呕血，便黑，身发斑疹，或出现腹水，嗜睡，舌红绛，苔黄褐干燥。

［病机］天行疫疠，湿热毒邪，燔灼营血，迫血妄行而致。

［治法］清营凉血。

［方药］犀角散加减，药用水牛角、黄连、栀子、土茯苓、金银花、连翘。

［加减法］出现鼻衄、齿衄等症状可加仙鹤草、地榆炭、三七等；有神昏者加石菖蒲。

五、综合治疗

本病症状重，发展快，有极强的传染性，一经发现，应予重视。中西医结合治疗可取得较好的临床疗效。

1. 中成药治疗

5%葡萄糖注射液250~500ml加茵栀黄注射液20~40ml，每日1次，静脉滴注。醒脑静注射液20~40ml加入10%葡萄糖注射液500ml，静脉滴注，每日1次。还可用犀角散、黄连解毒汤、栀子丸、神犀丹，出现神昏谵语者可配安宫牛黄丸或至宝丹等。宜结合中西医抢救治疗。

2. 针灸治疗

［主穴］以督脉、足厥阴肝经穴为主，取大椎、水沟、肝俞、胆俞、合谷、太冲、阳陵泉。

［随症配穴］出现神昏谵语者，加中冲、少冲，点刺出血，针用泻法。

六、预防与调护

急黄主要在于饮食护理以及预防传染。

（1）急性期应卧床休息，严格消毒环境并隔离。

（2）调节情志：中医讲"怒则伤肝""肝喜条达"，故应当调畅情志以护肝脏。

（3）饮食护理：限制蛋白质的摄入，予高热量、易吸收的食物，增加维生素B、C的摄入，中后期可逐渐增加蛋白质的摄入量，多进食碳水化合物。恢复期可用茵陈50g，煎水代饮茶。

第八节　急性胃脘痛

急性胃脘痛是以胃脘部突发剧烈疼痛，恶心呕吐，甚或厥逆为主要表现的一种病证。急性胃脘痛是内科常见病证之一，是与慢性胃脘痛相对而言，胃脘痛最早出现于《黄帝内经》，称之为"心痛"，《素问·六元正纪大论》云："木郁之发，民病胃脘当心而痛，上支两胁，膈咽不通，食饮不下。"在《丹溪心法·心腹痛》始称"心痛即胃脘痛"。

西医学中的急性胃炎、急性肠胃炎、胃黏膜脱垂症、胃及十二指肠溃疡急性穿孔、胃癌穿孔、急性胃扭转等疾病，均可参照本节治疗。

一、诊断要点

（一）疾病诊断要点

［主症］胃脘部突发剧烈疼痛，或绞痛，或持续性钝痛，或呈阵发性加剧。

［兼症］多兼有腹痛、腹胀、恶心呕吐、嗳气、烧心反酸、腹泻等消化道症状。

［脉象］多弦、滑、数、沉、细、紧。

（二）证候诊断要点

本病皆因胃气郁滞所致，临床证候上常见虚实两端。

1. 实证

胃脘胀满，硬痛拒按，灼热嘈杂，口黏纳呆，嗳气酸腐，厌食欲吐，吐后反快，大便干结或不爽，得泻痛减，舌红苔黄腻，脉弦滑而数。

2. 虚证

胃脘猝然疼痛，时发时止，泛吐清涎，畏寒喜暖，时欲热饮，或吐泻兼作，舌淡苔白，脉沉细紧。

二、鉴别诊断

1. 与胸痹相鉴别

胸痹虽可以单纯表现为鸠尾部位剧痛、恶心呕吐乃至腹肌紧张等症状，酷似急性胃脘痛，然其病人多在 40 岁以上，多有胸部憋闷、气短、乏力等表现，而且多有类似发作史，同时心电图和血清谷草转氨酶多有异常改变。

2. 与急性胆胀相鉴别

急性胆胀是以起病急骤、病势剧烈的右胁部疼痛为主要表现的内科急症，其特点是突然发生的右胁肋部剧烈疼痛，疼痛以绞痛、灼痛、刺痛、痛引右侧肩背为主。

三、急救措施

常规处理：卧床休息，暂禁食。24 小时监测生命体征。开通静脉通路。疼痛严重者可针刺镇痛，或用耳针或用皮内埋针。用温水袋或热敷灵局部热敷。

药物及对症治疗：若西医诊断明确后，可肌内注射或穴位注射盐酸消旋山莨菪碱注射液 10mg，可每 6 小时 1 次；或者肌内注射阿托品注射液 0.5mg，必要时可重复。如有炎症者，积极抗感染治疗；如出现休克症状者，可用生脉注射液或者参附注射液静脉滴注以回阳救脱，同时积极采用西医抗休克治疗；出现外科急腹症者，应及时行手术治疗。

四、辨证论治

1. 实证

［证候］胃脘胀满，硬痛拒按，灼热嘈杂，口黏纳呆，嗳气酸腐，厌食欲吐，吐后反快，大便干结或不爽，得泻痛减，舌红苔黄腻，脉弦滑而数。

［病机］邪气犯胃，气血壅滞。

［治法］清胃燥湿，和胃止痛。

［方剂］半夏泻心汤加减。

［常用药物］半夏、黄连、黄芩、干姜、党参、炙甘草、大枣。

［加减法］兼有外感，加苏梗、陈皮、防风；兼食积不化，加焦三仙；兼气机壅滞，加枳实、厚朴；兼瘀血阻络，加丹参、檀香；兼阳明腑实，加大黄、枳实。

2. 虚证

［证候］胃脘猝然疼痛，时发时止，泛吐清涎，畏寒喜暖，时欲热饮，或吐泻兼作，舌淡苔白，脉沉细紧。

［病机］中阳不振，寒邪凝滞。

［治法］温阳散寒止痛。

［方剂］附子理中丸加减。

［常用药物］附子、党参、白术、干姜、炙甘草。

［加减法］疼痛明显，加吴茱萸、荜茇；兼有气滞，加香附、苏梗、木香；寒湿重者，加炒苍术、小茴香；兼瘀血阻络，加九香虫、失笑散。

五、综合治疗

（一）中成药治疗

［实证］延胡索乙素注射液，2ml/次，肌内注射，1~2次/日。延胡索注射液，2ml/次，肌内注射，1~2次/日。鸡矢藤注射液，2~4ml/次，肌内注射，3次/日。金胃泰胶囊，3粒/次，3次/日，口服。金明和胃胶囊，3~5粒/次，3次/日，口服。气滞胃痛胶囊，6粒/次，3次/日，口服。

［虚证］附子理中丸，6g/次，3次/日，口服。香砂养胃丸，9g/次，3次/日，口服。温中止痛口服液，20~40ml/次，3次/日。健脾灵片，4片/次，3次/日，口服。十香丸，1丸/次，3次/日，口服。

（二）针灸治疗

［实证］针刺内关、中脘、足三里，用泻法。

［虚证］针刺中脘、足三里，用补法。艾灸中脘、足三里，30分钟/次，2次/日。属寒者，可用温针灸，配合隔盐或隔姜灸神阙、中脘等穴。

（三）耳针治疗

取交感、皮质下、胃等穴，中等强度刺激，留针 10~30 分钟，1次/日。

（四）吐法

伤食胃脘疼痛或中毒胃痛，可用吐法，如三圣散催吐、盐水催吐、探吐等法。

（五）中药热熨治疗

用酒炒热莱菔子、姜、葱末，包熨中脘部位等；或食盐、吴茱萸、麦麸等炒热，装入布袋中，热熨痛处。

（六）挑治法

取肝俞、胆俞、脾俞、胃俞等穴。

六、预防与调护

（1）食清淡、易消化食物，忌食辛辣刺激、油腻性、生冷食物，禁烟酒。

（2）锻炼身体，避外邪，调情志。

（3）急性胃痛重者，注意交接班，观察和记录生命体征及胃痛程度、范围及吐泻、二便等情况。

第九节　急性胆胀

急性胆胀是指以起病急骤、病势剧烈的右胁部疼痛为主的内科急症。其特点是突然发生的右胁肋部的剧烈疼痛，疼痛以绞痛、灼痛、刺痛、痛引右侧肩背为主。本病首见于《灵枢·胀论》："胆胀者，胁下痛胀，口中苦，善太息。"

本病起病急，疼痛剧烈，常伴有恶心呕吐，亦有病人伴有黄疸。男女老幼皆可发病，一年四季均可罹患。西医学的急性胆囊炎、急性胆总管炎、胆石症及胆道蛔虫病等均可参照本病进行救治。

一、诊断要点

（一）疾病诊断要点

［主症］右胁疼痛为主，多为刺痛、绞痛、胀痛等，可向右肩背部放射。

［兼症］可伴有恶心口苦、脘腹胀满、身目俱黄等症。

［脉象］可见弦、紧、滑、数、细等脉象。

（二）证候诊断要点

（1）外感证：右胁肋部疼痛，不发热，腹软，舌质淡，苔薄，脉弦紧。

（2）湿热证：右胁肋部疼痛，伴恶寒发热，身目俱黄，舌质红，苔黄腻或厚，脉弦滑或洪数。

（3）热毒证：右胁肋部疼痛，伴高热，腹胀而满，口干渴，舌质红或绛，苔黄燥或有芒刺，脉弦滑或细数。

三、鉴别诊断

1. 与胃脘痛、寒疝、霍乱、绞肠痧相鉴别

胆胀与上述疾病均可出现剧烈脘腹疼痛，可波及胁下，但上述诸病多有严重腹泻，疼痛以脘腹部为主，切按时可有明显触痛，结合胃镜、B超等相关检查，可与胆胀相鉴别。

2. 与厥心痛、真心痛相鉴别

胆胀与厥心痛、真心痛均可出现上腹部剧烈疼痛，但厥心痛、真心痛多伴有胸闷、胸痛，预后凶险；心电图检查及血清标志物检测可明确诊断。

3. 与急性脾心痛相鉴别

二者都有胁痛，恶心呕吐，可伴有黄疸，症状极为相似，但血清淀粉酶及超声检查可资鉴别。

三、急救措施

（1）卧床休息，低脂、低盐饮食。

（2）避免使用对肝脏有较大损害作用的药物。

（3）危重症病人应监测生命体征。

（4）抗感染治疗，合理使用抗生素。出现感染性休克，则按感染性休克处理，给予容量复苏，采用早期目标性治疗，使用血管活性药物，可予参附注射液静脉滴注。观察病人生命体征、尿量，预防出现多器官功能障碍综合征。

（5）支持疗法：保持病人体液平衡，静脉补充液体和营养，可适当补充氨基酸及电解质。

四、辨证论治

1. 外感证

［证候］右胁肋部疼痛，呈绞痛、胀痛或牵涉痛，不发热，腹软，舌质淡，苔薄，脉弦紧。

［病机］六淫及疫疠之气留滞，经脉不利，郁而不达。

［方剂］小柴胡汤加减。

［常用药物］柴胡、半夏、党参、甘草、黄芩、生姜、大枣。

2. 湿热证

［证候］右胁疼痛，伴恶寒发热，身目俱黄，小便黄浊，舌质红，苔黄腻或厚，脉弦滑或洪数。

［病机］湿热蕴结，肝胆气机不畅。

［方剂］龙胆泻肝汤加减。

［常用药物］龙胆草、栀子、党参、柴胡、车前子、泽泻、当归、

川木通、生地、甘草。

［加减法］黄疸重者加金钱草、茵陈等药；疼痛重者可加川楝子、延胡索等药。

3. 毒热证

［证候］右胁灼痛，恶寒高热，腹胀而满，口干渴，小便短赤，大便燥结，舌质红或绛，苔黄燥或有芒刺，脉弦滑或细数。

［病机］热毒炽盛，内陷营血。

［方剂］清营汤加减。

［常用药物］水牛角、生地、金钱草、茵陈、牡丹皮、丹参、玄参、赤芍、黄连、金银花、连翘、大黄。

五、综合治疗

急性胆胀相当于西医学的急性胆囊炎、急性胆总管炎、胆石症等。急性胆总管炎病情重，变化快，可危及病人生命，应当引起重视。中西医结合治疗可取得较好的临床疗效。

（1）针灸疗法：针刺期门、支沟、阳陵泉、太冲、丘墟等穴。

（2）耳针：取肝、胆、胸、神门穴。

（3）中药制剂：独一味，每次2粒，每日3次，口服。胆石通胶囊，每次2粒，每日3次。茵栀黄注射液40~80ml加入5%葡萄糖注射液250~500ml，每日1次，静脉滴注。安宫牛黄丸，每次1丸，每日3次，口服。

六、预防与调护

（1）卧床休息，但胆石症病人要适当活动。

（2）调养心神，保持乐观情绪，劳逸结合。给予高热量、易吸收的食物，忌醇酒、暴饮暴食，多饮水，注意保暖。

第十节　急性脾心痛

急性脾心痛多因暴食诱发，以腹痛、恶心、呕吐、发热、黄疸等为主要临床表现。本病始见于《灵枢·厥病》篇。

西医学的急性胰腺炎可参照本节内容救治。

一、诊断要点

（一）疾病诊断要点

［主症］以中上腹部疼痛为主，可向左侧或腰背部放射，阵发性加剧，拒按或可触及包块。

［兼症］或有恶心呕吐、发热，重者出现寒战高热、黄疸以及肌肤紫斑，甚或发生厥脱。

［脉象］可见弦、滑、数等脉象。

（二）证候诊断要点

本病总属气机逆乱，热毒炽盛。临床以邪实为主。但若热毒内陷，伤阴损阳，正虚邪陷，亦可发生厥脱。

1. 胆胰湿热证

突发中上腹胀闷疼痛，伴有恶心、呕吐、发热或黄疸等胆系症状。

2. 热毒炽盛证

腹痛加剧，且出现寒战高热、黄疸以及肌肤紫斑，严重者可发生厥脱。

二、鉴别诊断

1. 与急性胆胀相鉴别

二者均可出现上腹部疼痛。胆胀以右胁下剧烈绞痛为主症，可牵

及右肩胛，常伴寒战发热，恶心呕吐，厌食油腻。胆俞多有压痛。B
超示胆囊增大，胆囊壁粗糙，急性脾心痛血、尿淀粉酶常升高，二者
可鉴别。

2. 与真心痛相鉴别

虽都可见上腹部剧痛，但真心痛以突发剧烈的胸骨后疼痛、憋
闷压迫感为主。心电图、血清标志物均有明显异常，血、尿淀粉酶正
常，胰腺 B 超、CT 无异常。二者不难鉴别。

3. 与急性胃痛相鉴别

二者均可出现上腹部疼痛，可伴有恶心呕吐，但胃痛疼痛程度一
般不如脾心痛剧烈。血、尿淀粉酶正常，胰腺 B 超、CT 无异常，二
者可鉴别。

三、急救措施

（1）24 小时监测生命体征，禁食水，给予胃肠减压术。

（2）建立静脉通道，维持水、电解质及酸碱平衡。疼痛剧烈者立
即止痛。

四、辨证论治

1. 胆胰湿热

［证候］突发中上腹胀闷疼痛，阵发性加剧，伴有恶心、呕吐、
发热或黄疸，口苦口腻，舌质红赤，苔黄腻或黄燥，脉弦滑数。

［病机］湿热阻滞，不通则痛。

［治法］清热利湿止痛。

［方药］龙胆泻肝汤加减，药用龙胆草、泽泻、栀子、柴胡、车
前子、当归、川木通、生地、生甘草、黄芩。

［加减法］腹痛甚，大便不通者，加大黄、芒硝、延胡索等；黄
疸者加茵陈、金钱草等。

2. 热毒炽盛

［证候］腹痛加剧，按之痛甚，且出现寒战高热、黄疸以及肌肤

紫斑，严重者可发生厥脱，舌质红绛，苔黄燥，脉弦数。

［病机］热毒内生，熏灼胆胃，灼伤血络，充斥于内外。

［治法］清热解毒，佐以通络。

［方药］大承气汤加减，药用大黄、厚朴、枳实、芒硝。

［加减法］黄疸较重者，加茵陈、金钱草；肌肤紫斑明显者，加水牛角、生地、牡丹皮、玄参等。

五、综合治疗

（一）针灸

针刺主穴足三里、下巨虚、阳陵泉。呕吐者可加内关；疼痛甚者可加上脘、中脘。

（二）中药灌肠

大承气汤或大柴胡汤煎剂 200~400ml 保留灌肠，每日 1~2 次。

（三）中成药

清开灵注射液，40~60ml，加入 10% 的葡萄糖注射液 500ml 中，静脉滴注。呕吐频繁者加服红灵丹；高热不退者加服安宫牛黄丸。

（四）放血疗法

取穴金津、玉液、委中，以三棱针点刺放血，每次 5ml。

（五）敷贴疗法

如意金黄散，凉开水调成糊状，敷于腹部痞块处。

（六）灸法

选取内关、阴陵泉。艾条行雀啄灸，每穴 15 分钟，以皮肤潮红为度。每日 2 次，6 次为 1 个疗程。

（七）拔罐法

取上脘、脾俞、胃俞。侧卧位，留罐20分钟，每日2次。

（八）手术治疗

出现下列情况之一，应行手术治疗。

（1）治疗过程中出现全腹疼痛，或上腹部绷急疼痛，有压痛、反跳痛，伴高热、黄疸者。

（2）发病急，进展快，出现厥脱倾向者。

（3）由胆系疾患引起的急性脾心痛，经非手术治疗反而加重者。

六、预防与调护

（1）轻症病人可予流质或半流质饮食，禁食辛辣油腻、生冷、刺激性食物，少食多餐，忌暴饮暴食、酗酒。重症病人予禁食，行胃肠减压术。

（2）注意观察病人病情变化，24小时监测生命体征，注意观察皮肤色泽、肤温、腹痛等症状的改变，发现问题，及时报告，以采取措施控制病情的发展。

（3）畅情志，避免郁怒。

第十一节　暴吐

暴吐是指邪毒犯胃，胃气不宁，暴逆上冲而引起的急性呕吐的病证。

西医学的幽门梗阻、急性胃炎以及颅内压升高的其他疾病所致急性呕吐，均可参考本节内容进行治疗。

一、诊断要点

（一）疾病诊断要点

［主症］突然发作剧烈呕吐。

［兼症］或有腹痛，发热恶寒，脘腹胀满，大便或干结或溏泄。

［脉象］可见浮、滑、弦、濡、数、沉、细、迟、缓等脉象。

（二）证候诊断要点

本病皆因胃气暴逆所致，临床证候上常见虚实两端。

1. 实证

暴吐如喷，呕声洪亮，或腹中雷鸣，肠鸣音亢进，呕吐物多为食物、痰涎，甚或夹有胆汁，气味较重，舌红，苔白或黄厚腐腻，脉弦滑或濡数。

2. 虚证

起病急骤，呕吐不止，呕吐物多为清水、痰涎，气味较轻，或见面色苍白，两目下陷，舌淡，苔薄白，脉沉缓。

二、鉴别诊断

1. 与急性胆胀相鉴别

急性胆胀与暴吐二者虽都可出现剧烈呕吐，但急性胆胀以右胁下剧烈绞痛为主症，常突然发病，呈阵发性加剧，疼痛可放射至右肩胛及腰背部，多伴见寒战、发热、厌食。胆俞多有压痛。二者不难鉴别。

2. 与急性脾心痛相鉴别

二者虽都可出现频繁呕吐，但急性脾心痛以持续剧烈的中上腹或左上腹胀痛为主，多向左腰背部放射，仰卧加剧，甚至波及全腹，伴有寒战、高热等，可迅速出现津液损伤、肢冷脉微等脱象，血、尿淀粉酶升高。二者不难鉴别。

三、急救措施

注意卧床休息，24 小时监测生命体征。建立静脉通路，及时补液，注意纠正水、电解质及酸碱平衡紊乱。

四、辨证论治

1. 实证

[证候] 突然呕吐，或暴吐如喷，呕声洪亮，或腹中雷鸣，肠鸣音亢进，呕吐物多为食物、痰涎，甚或夹有胆汁，气味较重。多兼有恶寒、发热，或头身不适、脘腹胀满、疼痛，大便秘结。舌红，苔白或黄厚腐腻，脉浮滑有力或弦滑濡数。

[病机] 外邪犯胃，胃失和降。

[治法] 解表化浊，和胃降逆。

[方药] 藿香正气散为代表方，药用藿香、厚朴、茯苓、陈皮、紫苏叶、半夏、生姜、白芷。

[加减法] 兼有阳明腑实，加生大黄、枳实；兼有湿热者，加黄连、黄芩、鲜竹茹；兼有食滞，加焦山楂、炒麦芽、鸡内金；兼有疫疠秽浊之邪者，加草蔻仁、石菖蒲以辟秽止呕。

2. 虚证

[证候] 起病急骤，呕吐不止，水入或多食即吐，呕吐物多为清水、痰涎，气味较轻，脘腹痞胀，腹中冷痛，大便溏薄，面色无华，倦怠乏力，口干少饮，四肢欠温，甚或厥冷，精神不振，或见面色苍白，两目下陷，或转筋。舌淡，苔薄白，脉沉细或迟缓。

[病机] 脾胃虚寒，升降失司。

[治法] 温中祛寒，和胃降逆。

[方药] 附子理中丸为代表方，药用附子、党参、白术、干姜、炙甘草。

[加减法] 兼有外感寒邪，加藿香、紫苏叶；兼有痰饮，呕吐清水痰涎，加茯苓、桂枝、法半夏；气虚重者，加红人参，同时加重党参用量。

五、综合治疗

（一）中成药

暑湿秽浊引起的急性呕吐，首选药为红灵丹，次为玉枢丹或行军散。实证：藿香正气水，每次 10ml，每日 3 次，口服；十滴水，每次 1ml，每日 4~6 次，含服。虚证：附子理中丸，每次 6g，每日 3 次，口服；香砂养胃丸，每次 9g，每日 3 次，口服。属热毒内陷者，可用玉枢丹以清热解毒，开闭醒脑。

（二）针灸疗法

［实证］针刺内关、中脘，用泻法；穴位按压足三里。

［虚证］针刺中脘、足三里，用补法；艾灸神阙、足三里穴，每次 30 分钟，每日 2 次。

（三）外敷疗法

大蒜、吴茱萸共捣为膏，敷涌泉穴，每次 15 分钟，每日 2~4 次。转筋：用吴茱萸、食盐适量炒热，局部热敷。

（四）单方

生姜绞汁，每次 1ml，每日 4~6 次，含服。

六、预防与调护

暴吐病人需急诊留观，注意观察病情变化。

（1）呕吐重者暂予禁食，注意监测生命体征。头转向一侧，以防呕吐物吸入气管引起窒息。病势控制后可给予流质或半流质素食，忌食辛辣、刺激、荤腥、油腻食物。后多进淡盐开水，口服补液。呕吐可轻拍病人背部，以助呕吐物的排出。呕吐后及时清理呕吐物，避免恶性刺激。

（2）密切观察病情变化，如见头痛剧烈，呈喷射状呕吐，或呕吐物中带血，血量增多并伴腹痛拒按、烦躁不安或嗜睡、呼吸深快、血压下降等表现，应立即报告医生并做好抢救准备。

第十二节　暴泻

暴泻是以突然暴迫下注如水、腹痛肠鸣，甚或抽搐、厥脱为主要临床表现的一类疾病，又称"暴注""注下""洞泄"等。四季皆可发病，但以夏秋季节多见。

西医学的急性肠炎、过敏性结肠炎、肠功能紊乱、食物中毒等病可参照本节内容进行治疗。

一、诊断要点

（一）疾病诊断要点

［主症］腹泻不止，泻下如注，次数增多，一日数次，甚则数十次，粪质稀薄，甚如水状，或夹不消化食物，或呈洗肉水样，或呈绿色，或色深黄而黏。

［兼症］可出现腹痛、神疲乏力、头晕气短等症，重者面色萎黄或苍白，两目下陷，口渴思饮，小便短少或无尿，四肢厥冷，或转筋、搐搦。

［脉象］可见濡、数、沉、迟、滑、细等脉象。

（二）证候诊断要点

本病为脾胃不能分清水谷，大肠传导失司，暴注下迫所致，临床证候常见虚实两端。

1.实证

腹泻清稀，甚如水样，腹痛肠鸣，脘闷食少，可见恶寒发热，鼻塞头痛，肢体酸痛，苔薄白或白腻，脉濡缓。或腹痛腹泻，泻下急迫，或泻下不爽，粪便黄褐而臭，肛门灼热，烦热口渴，小便短赤，舌苔厚腻，脉滑数或濡数。

2. 虚证

腹泻清稀，或完谷不化，肠鸣即泻，泻后则安，神疲倦怠，腰膝酸软，恶寒怕冷，腹部冰凉，舌淡胖，苔白润，脉沉细或细弱。

二、鉴别诊断

1. 与痢疾相鉴别

暴泻中的湿热证最需与痢疾鉴别，湿热泻虽有泻下急迫，泻而不爽，肛门灼热，粪色黄褐而臭，但少有痢疾的高热及严重腹痛，且大便无脓血，鉴别并不困难。大便常规及培养有助鉴别。

2. 与霍乱相鉴别

霍乱是吐泻兼有的病证，发病急骤，来势凶猛，大便为米泔样，迅速出现津液耗伤、消瘦脱水，腹中挛痛，小腿转筋，易出现面色苍白、目眶凹陷、汗多肢冷、厥脱等津枯液脱危候。实验室检查：粪便中可找到霍乱弧菌，可资鉴别。暴泻中的寒湿泻需与其鉴别，暴泻的泻下物为清稀水样，腹痛轻或无，无小腿转筋，脱水出现慢而轻。

三、急救措施

（1）卧床休息，注意监测 24 小时生命体征。

（2）建立静脉通路，及时补液，注意纠正水、电解质及酸碱平衡紊乱。

（3）暴泻易耗气伤津，立即采取高效、速效的手段以祛邪止泻，保津补液。

四、辨证论治

1. 实证

［证候］腹泻清稀，甚如水样，腹痛肠鸣，脘闷食少，兼见恶寒

发热，鼻塞头痛，肢体酸痛，苔薄白或白腻，脉濡缓。或腹痛腹泻，泻下急迫，或泻下不爽，粪便黄褐而臭，肛门灼热，烦热口渴，小便短赤，舌苔厚腻，脉滑数或濡数。

［病机］寒湿或湿热困脾，中焦不能分清水谷，大肠传导失职，暴注下迫。

［治法］解表散寒除湿，或清热燥湿。

［方药］藿香正气散加减，药用藿香、厚朴、茯苓、陈皮、紫苏叶、半夏、生姜、白芷。

［加减法］湿热阻滞者，选用葛根芩连汤加味；兼有食滞者，加焦三仙、炒谷芽。

2. 虚证

［证候］腹泻清稀，或伴有完谷不化，肠鸣即泻，泻后则安，神疲倦怠，腰膝酸软，恶寒怕冷，腹部冰凉，舌淡胖，苔白润，脉沉细或细弱。

［病机］脾肾阳虚，寒湿内停，清浊相混，下注大肠。

［治法］温阳散寒除湿。

［方药］附子理中丸加减，药用附子、党参、白术、干姜、炙甘草。

［加减法］肾阳亏虚明显者，加肉桂、补骨脂；脾气亏虚明显者，加炙黄芪、怀山药；兼有气滞者，加煨木香、陈皮；寒湿重者，加炒苍术、蜀椒。

五、综合治疗

（一）中成药

［实证］藿香正气水，每次 10ml，每日 2~4 次，口服。玉枢丹，每次 0.6g，每日 2 次，水磨服。苏合香丸，每次 1 丸，每日 3 次，口服。十滴水，每次 0.5ml，每日 3 次，含服。行军散，每次 0.5g，每日 3 次，口服。

[虚证]附子理中丸，每次 6g，每日 3 次，口服。香砂养胃丸，每次 9g，每日 3 次，口服。参附注射液，50~100ml，加入 10% 的葡萄糖注射液 500ml 内，每日 2~3 次，静脉滴注。

（二）针灸疗法

寒湿者，灸气海、关元、足三里数壮。湿热者，取中脘、天枢、足三里针刺，用泻法，或针刺中脘、足三里，用补法。艾灸神阙、足三里穴，每次 30 分钟，每日 2 次。对于转筋者，针刺承山、足三里、合谷。

（三）外敷疗法

大蒜、吴茱萸共捣为膏，敷涌泉穴，每次 15 分钟，每日 2~4 次。可炒盐敷脐部。

（四）熨法

1. 加减平胃散
苍术末 10g，厚朴末 10g，山楂炭末 10g，车前子末 10g。用布包起混匀之药末，放脐上，热熨斗熨之，逼药气入腹，主治水泄。

2. 豆蔻五味散
木香末 10g，大茴香末 6g，肉豆蔻末 10g，吴茱萸末 6g，补骨脂末 10g，五味子末 10g，炒热后布包熨脐，主治脾肾虚寒久泻。

（五）纳脐法

车前子肉桂散，车前子、肉桂末各等量纳脐，外用纱布固定。或用白芥子末适量，或胡椒末适量，或姜汁调肉桂末、厚朴末适量，纳脐，主治寒泻。盐附子一片，用布包肚脐上，主治寒泻腹痛。胡椒 6g，大蒜 3 瓣，捣匀做饼，贴肚脐上，主治寒泻、久泻。

六、预防与调护

（1）注意饮食卫生，禁食不洁、有毒、变质食物，饮食规律，忌暴饮暴食。

（2）注意分利水湿，升清降浊。不可盲目止泻，防止闭门留寇。

第十三节　疫毒痢

疫毒痢是以急骤起病，高热，下利脓血，腹痛剧烈，里急后重，甚或神昏、抽搐、厥脱等为临床表现的一类病证，是具有传染性的急性危重病症。本病常有饮食不洁史、疫毒痢病人接触史等，发病急，病程相对较短。好发于夏秋两季，男女老幼皆可罹患，多见于2~7岁的儿童。西医学中的急性中毒型细菌性痢疾可参照本节内容诊治。

一、诊断要点

（一）疾病诊断要点

［主症］高热，下利脓血，腹痛剧烈，里急后重。

［兼症］口渴，烦躁，或神昏谵妄，手足抽搐，甚则出现四肢厥冷等厥脱现象。

［脉象］可见濡滑数、弦数或虚数等脉象。

（二）证候诊断要点

本病虚实夹杂，以邪实为主，但常见内陷心肝之危候。

1. 邪毒炽盛证

以痢疾伴有高热、口渴、烦躁为诊断要点。

2. 热毒内闭证

以下利脓血、高热为主，伴有烦躁、神昏谵妄等症，也可出现四肢厥冷等厥脱现象。

3. 热毒动风证

临床表现为下利紫色脓血，高热不退，烦躁谵妄，同时伴有手足抽搐等风动现象。

二、鉴别诊断

1. 与中暑相鉴别

两者均发生于夏季，临床都有发病急、高热、神昏、抽搐等症状。中暑常有高温环境中劳作或长时间行走等诱因，疫毒痢则有饮食不洁史，有脓血便，中暑则无脓血便。另外中暑男女老幼皆可罹患，而疫毒痢多见于 2~7 岁的儿童。

2. 与暑温相鉴别

暑温发生于夏季，发病急骤，以高热为主，随着病情的发展也可见神昏、抽搐等症状，与疫毒痢相似，有无脓血便是两者鉴别要点。

三、急救措施

疫毒痢发病急，病势凶险，常危及生命，故一旦发病应立即抢救。建立静脉通道，实行 24 小时生命体征监测。高热病人可给予酒精擦浴、冷敷或冰袋降温，也可予冷盐水灌肠，即可降温，再则可获取大便送检。休克时给予快速扩容、纠正酸中毒治疗。抗菌治疗，首选喹诺酮类药物，儿童可选用三代头孢菌素。病情重、呼吸困难者，给予吸氧，若紫绀明显，宜早期气管插管行机械通气。对疫毒痢病人要进行隔离，以防传染。

四、辨证论治

1. 热毒炽盛

［证候］发病急骤，壮热恶寒，腹痛剧烈，里急后重明显，下利紫色脓血，口渴烦躁，舌质红绛，苔黄燥，脉濡滑数。

［病机］感受湿热疫毒之邪，蕴结肠胃，熏灼肠道。

［治法］清热解毒，凉血止利。

［方剂］白头翁汤加减。

［常用药物］白头翁、秦皮、黄连、黄柏。

［加减法］腹痛，里急后重明显者，加木香、槟榔、白芍；积滞不下，腹痛拒按者，加大黄、芒硝、厚朴、枳实等。

2. 热毒内闭

［证候］高热，烦躁，神昏谵妄，或表现为四肢厥冷，面色苍白，渐至厥脱，舌红绛，苔黄燥，脉弦数或虚数。

［病机］热毒极盛，内陷心包，蒙蔽心神。

［治法］清热解毒，醒神开窍。

［方剂］大承气汤合白头翁汤加减。

［常用药物］大黄、厚朴、枳实、芒硝、白头翁、秦皮、黄连、黄柏。

3. 热毒动风

［证候］高热不退，烦躁谵妄，手足抽搐，神昏，舌质红绛，苔黄燥起刺，脉弦数。

［病机］邪热炽盛，毒热充斥，引动肝风。

［治法］清热解毒，凉血息风。

［方剂］羚角钩藤汤合白虎汤。

［常用药物］水牛角、羚羊角、生石膏、知母、钩藤、菊花、生甘草、粳米。

五、综合治疗

（一）中成药

湿热积滞之痢疾可用香连浓缩丸以清化湿热，行气止痛。偏于身热烦渴者可用葛根芩连丸以解表，清热，解毒。偏于腹痛下坠者可用加味香连丸以祛湿清热，化滞止利。热入心包，高热惊厥者可口服或鼻饲安宫牛黄丸、紫雪以清热解毒，镇惊开窍。神昏病人也可用清开灵注射液或醒脑静注射液以清热解毒，开窍醒神。

（二）中药灌肠

可用白头翁汤、大承气汤合白头翁汤加冰片或羚角钩藤汤合白虎汤保留灌肠等。

（三）外治法

（1）大黄适量，研末，醋调为膏，敷于神阙穴，1日1次。

（2）苦参适量，研末，水调为膏，敷于神阙穴，1日1次。

（四）针灸治疗

高热惊厥者，针刺人中、风池、内关、百会等。艾灸气海、百会等。

（五）推拿疗法

推拿大肠、分阴阳，推上三关、退下六腑，揉龟尾，推下七节、上七节。

（六）饮食疗法

（1）马齿苋粥：马齿苋、粳米。马齿苋洗净，捣碎取汁，与粳米共煮成粥，分次食用。

（2）马齿苋绿豆粥：马齿苋和绿豆洗净，共煎汤，顿服，连服3~4日。

（3）白头翁饮：白头翁、金银花、木槿花、白糖，前三味药水煎，取汁加白糖温服，每日3次。

六、预防与调护

（1）疫毒痢病人要隔离观察，并及时填写疫情报告卡。早期隔离，早期彻底治疗，力求达到临床治愈后方可出院。

（2）要密切观察并及时记录病人的体温、呼吸、脉搏、血压、瞳神、神志、大便次数、粪便质、小便量等变化。

（3）要采取有效措施切断传播途径，重点搞好"三管一灭"（即管好水、粪和饮食以及消灭苍蝇），养成饭前便后洗手的习惯。

第十四节　急淋

急淋是指小便频急，淋沥不尽，尿道涩痛，小腹拘急，或痛引腰腹的病证。又名"猝淋""暴淋"，以淋证中的石淋、热淋、血淋为多见，其发病急，病情易于反复，重时疼痛剧烈难以忍受。多因肾虚，膀胱湿热，气化失司，水道不利所致。

淋之病名始出《黄帝内经》，称为"淋溲"。《诸病源候论》把淋证分为石、劳、气、血、膏、热、寒七种，而以"诸淋"统之。《备急千金要方》提出"五淋"之名，《外台秘要》具体指明五淋的内容："集验论五淋者，石淋、气淋、膏淋、劳淋、热淋也"。本病好发于女性，西医学尿路结石、急性肾盂肾炎、急性膀胱炎、急性前列腺炎等泌尿系疾病均可参照本病论治。

一、诊断要点

（一）疾病诊断要点

［主症］小便频数短涩，淋沥刺痛，欲出未尽，小腹拘急，或痛引腰腹。

［兼症］恶寒发热，或伴有血尿，或伴有尿浊，或排出砂石等。

（二）诊断依据

（1）小便频数、淋沥涩痛、小腹拘急引痛为各种淋证的主症，是诊断淋证的主要依据。但还需根据各种淋证的不同临床特征，确定不同的淋证类型。

（2）病久或反复发作后，常伴有低热、腰痛、小腹坠胀、疲劳等。

（3）多见于已婚女性，每因疲劳、情志变化、不洁房事而诱发。

（三）证候诊断要点

淋证是以小便频急、淋沥不尽、尿道涩痛、小腹拘急、痛引腰腹为主要临床表现的一类病证。对其辨治，首先要从病性上分清属虚属实。虚证多表现为尿频，小便淋沥不尽，尿痛不显著，并伴有一派虚象，如倦怠乏力、小腹重坠等；而实证突出表现为"痛"，可为尿道涩痛、刺痛、抽痛、热痛等，并伴有一派实证的表现，如发热、口渴、心烦等。

二、鉴别诊断

1. 与癃闭相鉴别

两者都有小便量少、排尿困难之症状。淋证尿频尿痛，且每日排尿总量多为正常；癃闭则无尿痛，每日排尿量少于正常，严重者其至无尿。

2. 血淋与尿血相鉴别

两者都有小便出血，尿色红赤，甚至尿出纯血等症状。其鉴别要点是血淋有尿痛，尿血多无尿痛之感，或虽亦见轻微的胀痛或热痛，但终不如血淋的小便淋沥涩痛严重。故一般认为痛者为血淋，不痛者为尿血。

3. 膏淋与尿浊相鉴别

两者都有小便混浊之症状。但膏淋排尿时热涩疼痛，而尿浊排尿时无疼痛涩滞感，与淋证不同。

4. 不同淋证的鉴别

六种淋证均有小便频急，淋沥涩痛，小腹拘急，痛引腰腹。但各种淋证又有不同的特殊表现。

（1）热淋：起病多急骤，或伴有发热，小便赤热，溲时灼痛。

（2）石淋：以小便排出砂石为主症，或排尿时突然中断，尿道窘迫疼痛，或腰腹绞痛难忍。

（3）气淋：小腹胀满较明显，小便艰涩疼痛，尿后余沥不尽。

（4）血淋：尿血而痛。

（5）膏淋：小便浑浊如米泔水或滑腻如脂膏。

（6）劳淋：久淋，小便淋沥不已，遇劳即发。

三、急救措施

（1）积极针对原发病进行对症治疗，腹痛严重者解痉止痛。

（2）尿路感染者给予喹诺酮类或头孢菌素抗感染治疗。

（3）尿路结石者服用排石冲剂，或采用碎石疗法或手术取石。

四、辨证论治

根据本病不同时期、不同阶段的表现，突出中医病证同治的特点，将淋证分为急性期和缓解期进行论治，分述如下。

（一）急性期

急性期多见于淋证初发或缓解期急性发作者。患病年龄相对较轻，病程较短，多为实证，临床以小便频急涩痛为主要表现，尤其以尿痛为主症，多见于热淋、血淋、石淋、气淋诸证。急性期病机以膀胱湿热为主，因此清热利湿是治疗急性期淋证的主要法则。

1. 热淋

［证候］小便频数短涩，灼热刺痛，尿色黄赤、混浊，伴有发热、腰痛，口苦，恶心，呕吐，大便秘结，舌红，苔黄厚腻，脉滑数。尿检可见大量白细胞、脓细胞。

［病机］湿热蕴结下焦，膀胱气化不利。

［治法］清热利湿通淋。

［方药］方选八正散加减，药用瞿麦 20g，萹蓄 20g，车前子 30g，滑石 30g，萆薢 10g，大黄 10g，黄柏 10g，蒲公英 30g，紫花地丁 10g。

2. 血淋

［证候］小便热涩刺痛，尿色深红或夹有血块，腰腹痛，或者心烦，苔黄，脉滑数。

［病机］下焦湿热，伤及血络。

［治法］清热通淋，凉血止血。

［方药］方选小蓟饮子加减，药用小蓟 30g，大蓟 30g，生地 20g，藕节 20g，蒲黄 10g，茵陈 30g，滑石 30g，通草 6g，石菖蒲 10g。

3. 石淋

［证候］突发腰腹绞痛难忍，少腹拘急，排尿中断，尿道窘迫疼痛，尿中夹有砂石，或尿中带血，舌红，苔薄黄，脉弦或弦数。辅助检查示有肾结石，输尿管、膀胱结石等。

［病机］湿热蕴结，砂石阻滞。

［治法］清热利湿，通淋排石。

［方药］方选石韦散化裁，药用瞿麦 20g，萹蓄 20g，通草 6g，滑石 30g，金钱草 30g，海金沙 15g，鸡内金 15g，石韦 20g，穿山甲 6g，虎杖 30g，王不留行 10g，牛膝 20g，青皮 10g，乌药 10g，沉香 6g。

4. 气淋

［证候］心烦，胸胁满闷或气窜疼痛，情志抑郁，头晕目眩，尿频尿急等症遇情志刺激则发作或加重，舌红，脉弦。

［治法］行气解郁，利气疏导。

［方药］方选逍遥散加减，药用当归 20g，白芍 30g，柴胡 12g，茯苓 15g，白术 15g，薄荷 10g，甘草 10g。

5. 膏淋

［证候］小便浑浊，乳白或如米泔水，上有浮油，置之沉淀，或伴有絮状凝块物，或混有血液、血块，尿道热涩疼痛，尿时阻塞不畅，口干，苔黄腻，舌质红，脉濡数。

［治法］清热利湿，分清泄浊。

［方药］方选程氏萆薢分清饮加减，药用萆薢 6g，石菖蒲 15g，

黄柏15g，车前子5g，茯苓3g，莲子心2g，牡丹皮5g。

6. 劳淋

［证候］小便不甚赤涩，尿痛不甚，但淋沥不已，时作时止，遇劳即发，腰膝酸软，神疲乏力，病程缠绵，舌质淡，脉细弱。

［治法］补脾益肾。

［方药］方选无比山药丸加减，药用山茱萸15g，泽泻20g，熟地黄20g，茯苓15g，巴戟天10g，牛膝15g，赤石脂10g，山药25g，杜仲15g，菟丝子20g，肉苁蓉15g。

（二）缓解期

淋证急性期经清热解毒、利湿通淋治疗后，大部分病人可获痊愈，少部分病人进入缓解期，此时湿热邪气已大部分祛除，正虚之本逐渐显露，因而在病机上突出为正气亏虚为主，下焦湿热未清为次，因此治疗强调扶正，尤其注重健脾补肾、调补冲任，在扶正治疗的基础上配伍少量清热利湿药，既增强体质，提高机体防御功能，又清除余邪，防止复发，促其痊愈。可分以下四型辨治。

1. 脾肾阳虚证

［证候］尿频尿清，淋沥不净，伴神疲乏力，腰酸痛，面色㿠白，畏寒肢冷，尤其腰及下半身或膝以下发凉，大便溏薄，舌淡胖或舌质嫩，苔白或白腻，脉沉弱或微弱、细弱。

［治法］温补脾肾，温通膀胱。

［方药］方选附子理中汤化裁，药用制附子10g，干姜3g，人参10g，白术15g，甘草10g等。

［加减法］若腰膝冷痛，夜尿频多甚者，方用金匮肾气丸加减；若精神萎靡，嗜卧欲寐，四肢厥冷者，治宜温阳散寒，以四逆汤化裁；若脾肾阳虚，寒凝经脉，症见腰酸肢冷，四肢发凉疼痛，遇寒加重，脉沉微细者，以当归四逆汤养血散寒，温通经脉。

2. 阴虚火旺证

［证候］尿频尿急，排尿不畅，或小便涩滞，欲出不尽，腰膝酸

软，头昏耳鸣，倦怠乏力，低热，手足烦热，口干咽燥，眠差多梦，苔薄黄或少苔，脉细数。

［治法］滋阴补肾，清热降火。

［方药］方选知柏地黄汤合二至丸加减，药用知母 20g，黄柏 10g，生地 20g，山药 15g，山萸肉 15g，泽泻 20g，茯苓 15g，牡丹皮 20g，牛膝 20g。

3. 脾肾气虚证

［证候］小便频数，淋沥不适，尿意不尽，神疲乏力，不耐劳累，纳差便溏，或伴有小腹、会阴部坠胀，时轻时重，遇劳则发，腰酸痛，面色无华，舌淡，苔白腻，脉沉细。

［治法］健脾补肾，益气升清。

［方药］方选补中益气汤合肾四味加减，药用黄芪 30g，党参 30g，白术 20g，升麻 10g，柴胡 10g，当归 20g，陈皮 10g，菟丝子 30 g，枸杞子 30 g，仙灵脾 30 g，补骨脂 30 g，炙甘草 10g。

4. 冲任虚损证

［证候］小便频急，淋沥不已，伴有烦躁易怒，烘热汗出，言多不休，苔薄黄，脉弦或弦数。

［治法］调补冲任。

［方药］方选二仙汤加减，药用仙茅 15g，仙灵脾 15g，当归 10g，巴戟天 10g，黄柏 10g，知母 10g。

五、综合治疗

（一）针刺治疗

1. 体针

取肾俞、膀胱俞、中极、三阴交。每日针刺 1 次，每次留针 15 分钟，中间行针 2~3 次，采用中强刺激，5~10 次为 1 个疗程。

2. 耳针

取膀胱、肾、交感、枕、肾上腺、输尿管、尿道等，每次取 2~4

穴，中等强度刺激，留针 15~20 分钟，每日 1 次，10 次为 1 个疗程。

（二）坐浴

苦参、土茯苓、黄柏、蛇床子各 50g，水煎坐浴，日 1 次。

（三）中成药

常用三金片、金砂五淋丸、萆薢分清丸、热淋清口服液等。

（四）中药湿渍

中药药包热敷腹部，以缓解疼痛。

六、预防与调护

（1）多饮水，不憋尿，注意外阴清洁。淋证病人应多饮水，不憋尿，每 2~3 小时排尿 1 次，保持尿液对泌尿道的冲洗。特别是房事后即行排尿，并注意外阴清洁，多洗淋浴，防止秽浊之邪从下阴上犯膀胱。

（2）加强日常调护，淋证急性发作期间病人应禁房事，注意休息，保持心情舒畅。饮食宜清淡，忌辛辣、酒醇等刺激性食物，避免纵欲过劳，妇女在月经期、妊娠期、产后更应注意外阴卫生，以免虚体受邪。积极治疗消渴、肺痨等肾虚疾患，也可减少淋证发生。尽量避免使用尿路器械，如导尿、膀胱镜、膀胱逆行造影，以防外邪带入膀胱。

第十五节　呕血与便血

呕血是血从胃来，经呕吐而出，呕吐液呈咖啡色或暗红色，吐血量多者可呈鲜红色，多夹有食物残渣，混有胃液。初起常有恶心，胃部不适或疼痛，脘腹有压痛，肠鸣音活跃。出血量多者可见头晕心慌，面色苍白，汗出肢冷，甚或晕厥，以及心率增快，血压下降。

便血是胃肠脉络受阻，出现血液随大便而下，或血与粪便夹杂，或下纯血，或大便呈柏油样。下消化道出血者，多见便下鲜血；上消化道出血者，血色污浊而暗，或色黑呈柏油状。可伴有畏寒、头晕、心慌、气短及腹痛等症，出血量过多，可有昏厥、肢冷汗出、心率增快、血压下降、腹部按痛。

一、诊断要点

（一）疾病诊断要点

［主症］吐血，或者黑便。

［兼症］头晕，心慌，气短，面色苍白，汗出肢冷，舌质淡，苔白，脉细弱。

（二）证候诊断要点

上消化道出血属于中医血证中"吐血"及"便血（远血）"范畴。上消化道出血的发病主要与"虚"和"热"有关。虚者为脾虚，因脾主统血，久病脾虚或劳倦过度损伤脾胃，以致脾气虚弱，不能统摄血液，血液外溢，上逆则为吐血，下注则为便血。正如《景岳全书·血证》所说："盖脾统血，脾气虚则不能收摄，脾生血，脾气虚则不能运化，是皆血无所主，因而脱陷妄行。"在脾气虚弱的基础上进而可产生脾胃虚寒之象。热者或为胃热，或为肝火犯胃，或为阴虚内热，但其中又以胃热者居多，究其产生原因多与饮食、情志等因素有关。

二、鉴别诊断

1. 吐血与咳血相鉴别

二者血液均经口出，但两者截然不同。咳血是血由肺来，经气道随咳嗽而出，血色多为鲜红，常混有痰液，咳血之前多有咳嗽、胸闷、喉痒等症状，大量咳血后，可见痰中带血数天，大便一般不呈黑色；吐血是血自胃而来，经呕吐而出，血色紫暗，常夹有食物残渣，吐血之前多有胃脘不适或胃痛、恶心等症状，吐血之后无痰中带血，但大便多呈黑色。

2. 便血与痔疮相鉴别

痔疮属外科疾病，其大便下血的特点为便时或便后出血，常伴有肛门异物感或疼痛，做肛门直肠检查时，可发现内痔或外痔，与内科所论之便血不难鉴别。

三、急救措施

（1）监测出血征象和生命体征，评估出血量、活动性出血、病情程度和预后。

（2）积极补充血容量，及时止血，预防并发症。

（3）针对病因治疗，防止再出血。

（4）急则治其标：发病突然，出血量大，或伴有休克，予以独参汤以益气固脱，或当归补血汤以益气养血，或参附汤或参附注射液以回阳固脱。

四、辨证论治

（一）呕血

1. 胃热壅盛

［证候］脘腹胀闷，嘈杂不适，甚则作痛，吐血色红或紫暗，常夹有食物残渣，口臭，便秘，大便色黑，舌质红，苔黄腻，脉滑数。

［治法］清胃泻火，化瘀止血

［方药］泻心汤合十灰散加减。生大黄、黄芩、黄连、焦栀子、牡丹皮、仙鹤草、侧柏叶、大蓟、小蓟、荷叶、白茅根、茜草根、棕榈皮等。

泻心汤是清胃泻火的常用方剂，十灰散清热凉血、收涩止血为治疗血证的代表方。两方合用适于胃热壅盛的吐血。黄芩、黄连、大黄苦寒泻火；大蓟、小蓟凉血止血，且能祛瘀；荷叶、侧柏叶、白茅根、茜草根助二蓟凉血止血之功；牡丹皮、大黄助二蓟凉血祛瘀之效；仙鹤草、棕榈皮，烧炭存性，更增收敛止血功效；栀子清热泻火，使邪热自小便而去。

［加减法］胃气上逆而见恶心呕吐者，可加代赭石、竹茹、旋覆花和胃降逆；口渴，舌红而干，脉象细数者，加麦冬、石斛、天花粉养胃生津。

2. 气虚血溢

［证候］吐血缠绵不止，时轻时重，血色暗淡，神疲乏力，心悸气短，面色苍白，舌质淡，脉细弱。

［治法］健脾益气摄血。

［方药］归脾汤加减。党参、黄芪、白术、茯苓、当归、酸枣仁、龙眼肉、木香、藕节炭、三七、白及、炙甘草、炮姜炭、乌贼骨、大枣等。

本方补气生血，健脾养心，适用于吐血，便血，神疲气短，心悸乏力，舌淡脉细等。党参、茯苓、白术、甘草补气健脾；当归、黄芪益气生血；木香理气健脾；炮姜炭、白及、乌贼骨温经固涩止血。

［加减法］若气损及阳，脾胃虚寒，症见畏寒、肤冷、便溏者，治宜温经摄血，可改用柏叶汤。方中以侧柏叶凉血止血，艾叶、炮姜炭温经止血。

3. 肝火犯胃

［证候］吐血色红或紫暗，口苦胁痛，心烦易怒，寐少梦多，舌质红绛，脉弦数。

［治法］泻肝清胃，凉血止血。

［方药］龙胆泻肝汤加减。龙胆草、黄芩、栀子、泽泻、木通、车前子、当归、生地黄、柴胡、生甘草、白茅根、藕节、墨旱莲、茜草等。

本方清肝泻热，清利湿热，适用于肝火犯胃的吐血。龙胆草、柴胡、黄芩、栀子清肝泻火；泽泻、木通、车前子清热利湿；生地、当归滋阴养血；白茅根、藕节、墨旱莲、茜草凉血止血。

［加减法］胁痛甚者，加郁金、制香附理气活络定痛；血热妄行，吐血量多，加犀角（水牛角代替）、赤芍清热凉血止血。

（二）便血

1. 肠道湿热

［证候］便血色红，大便不畅或稀溏，或有腹痛，口苦，舌质红，苔黄腻，脉濡数。

［治法］清化湿热，凉血止血。

［方药］地榆散合槐角丸加减。地榆、茜草、槐角、栀子、黄芩、黄连、茯苓、防风、枳壳、当归等。

两方均能清热化湿，凉血止血，但两方比较，地榆散清化湿热之力较强，而槐角丸则兼能理气活血，可根据临床需要酌情选用或合用。地榆、茜草、槐角凉血止血；栀子、黄芩、黄连清热燥湿，泻火解毒；茯苓淡渗利湿；防风、枳壳、当归疏风理气活血。

［加减法］便血日久，湿热未尽而营阴未亏，应清热除湿与补益阴血双管齐下，虚实兼顾，扶正祛邪，可酌情选用清脏汤或脏连丸。

2. 脾胃虚寒

［证候］便血紫暗，甚则黑色，腹部隐痛，喜热饮，面色无华，神倦懒言，便溏，舌质淡，脉细。

［治法］健脾温中，养血止血。

［方药］黄土汤或人参甘草汤加减。灶心土、炮姜、白术、附子、地黄、阿胶、黄芩、白及、乌贼骨、三七、花蕊石、甘草等。

黄土汤温阳健脾，养血止血，适用于脾阳不足的便血、吐血、四肢不温、面色萎黄、舌淡脉细等。灶心土、炮姜温中止血；白术、附子、甘草温中健脾；地黄、阿胶养血止血；黄芩苦寒坚阴，起反佐作用；白及、乌贼骨收敛止血；三七、花蕊石活血止血。

［加减法］阳虚较甚，畏寒肢冷者，去黄芩、地黄之苦寒滋润，加鹿角霜、炮姜、艾叶等温阳止血。

轻症便血应注意休息，重症者则应卧床。可根据病情进食流质、半流质或无渣饮食。应注意观察便血的颜色、性状及次数。若出现头昏、心慌、烦躁不安、面色苍白、脉细数等症状，常为大出血征兆，应积极救治。

五、综合治疗

1. 一般对症治疗

病人应卧床，活动性出血期间暂禁食；保持呼吸道通畅，吸氧，避免呕血时血液吸入引起窒息，必要时进行气管插管；立即建立静脉输液通道，且选择较粗静脉以备输血。查血型交叉试验并备血；有意识障碍和排尿困难者需留置尿管，对活动性出血或重度的呕血可置胃管观察。

2. 补充血容量

根据失血的多少在短时间内补入足量液体，以纠正血循环量的不足。常用液体包括生理盐水、等渗葡萄糖液、平衡液、血浆、红细胞悬液或其他血浆代用品。急诊大量出血，也应适当补钙。

3. 控制活动性出血

根据出血原因和部位不同，进行相应的止血治疗。对上、下消化道出血，应及时给予针对性的止血和救助措施。

4. 防治并发症

防止吸入性肺部感染，防止输液、输血量过快、过多导致急性肺水肿，保护肾脏等器官功能，防治水电解质和代谢紊乱。

5. 针灸

选取足三里、中脘、胃俞、内关。胃热壅盛：酌配三阴交、气海、关元、阳陵泉；气虚血溢：酌配三阴交、气海、关元、阳陵泉。

六、预防与调护

（1）注意饮食有节，起居有常，劳逸适度。宜进食清淡、易于消化、富有营养的食物，如新鲜蔬菜、水果、瘦肉、蛋类等，忌食辛辣香燥、油腻炙煿之品，戒除烟酒。

（2）避免情志过极。对血证病人要注意精神调摄，消除紧张、恐惧、忧虑等不良情绪。

（3）注意休息。重者应卧床休息，严密观察病情的发展和变化，若出现头昏、心慌、汗出、面色苍白、四肢湿冷、芤脉或脉细数等，应及时救治，以防发生厥脱之证。

（4）吐血量大或频频吐血者，应暂予禁食，并应积极治疗引起血证的原发疾病。

第十六节　癃闭

癃闭是由于肾和膀胱气化失司，以尿量减少、排尿困难，甚则小便闭塞不通为主要临床表现的病证。小便不利，点滴而短少，病势较缓者称为"癃"；小便闭塞，点滴不通，病势较急者称为"闭"。本病相当于西医学的各种病因引起的尿潴留、梗阻性肾病，如神经性尿闭、膀胱括约肌痉挛、尿路结石、尿路肿瘤、尿路损伤、尿道狭窄、老年性前列腺增生、脊髓炎等。

一、诊断要点

（一）疾病诊断要点

［主症］小便不利，点滴不畅或小便闭塞不通。

［兼症］小腹或胀或不胀，临床检查膀胱区明显膨隆者提示尿潴留，无尿者提示上尿路梗阻或肾衰。

［脉象］可见沉、弦、涩、数、细、弱等。

（二）证候诊断要点

癃闭的辨证以虚实为纲。因湿热蕴结、浊瘀阻塞、肝郁气滞、肺热气壅所致者，多属实证；因脾虚不升、肾阳亏虚、命门火衰、气化不及州都所致者，多属虚证。起病急骤，病程较短者，多实；起病较缓，病程较长者，多虚。体质较好，症见尿流窘迫，赤热或短涩，苔黄腻或薄黄，脉弦涩或数者，属于实证；体质较差，症见尿流无力，精神疲乏，舌质淡，脉沉细弱者，多属虚证。

二、鉴别诊断

1. 与淋证相鉴别

淋证以小便频数短涩、淋沥刺痛、欲出未尽为主要临床特征。《医学心悟·小便不通》谓："小便不通谓之癃闭；癃闭与淋证不同，淋则便数而茎痛，癃闭则小便点滴难通。"

2. 与关格相鉴别

"关则不得小便，格则吐逆"。关格临床中小便不通与恶心呕吐同时并见。

三、急救措施

对于尿潴留的癃闭病人，除内服药物治疗外，尚可用外治法治疗，方法如下。

1. 取嚏或探吐法

打喷嚏或呕吐，前者能开肺气，后者能举中气而通下焦之气，是一种简单有效的通利小便方法。其方法是：用消毒棉签，向鼻中取嚏或喉中探吐；也有的用皂角粉末 0.3~0.6g，鼻吸取嚏。

2. 外敷法

可用葱白 500g，捣碎，与麝香少许拌匀，分 2 包，先置脐上 1 包，热熨约 15 分钟，再换 1 包，以冰水熨 15 分钟，交替使用，以通为度。

3. 导尿法

若经过服药、外敷等法治疗无效，而小腹胀满特甚，叩触小腹部膀胱区呈浊音，当用导尿法以缓其急。

四、辨证论治

（一）实证

1.膀胱湿热

［主症］小便短赤、灼热、点滴而出，甚则小便不通。

［兼症］小腹胀满，口苦口黏，或口渴不欲饮，或大便不畅。舌质红，苔黄腻，脉滑数或濡数。

［病机］湿热蕴结膀胱，气化不利，可见小便短赤、灼热点滴而出；湿热内盛，津液不布，则口苦、口黏，口渴不欲饮；湿热蕴结下焦，则见舌红、苔黄腻、脉滑。

［治法］清热利湿，通利小便。

［方药］八正散加减。木通、车前子、大黄、萹蓄、瞿麦、山栀子、滑石、甘草。木通、车前子、萹蓄、瞿麦通利小便；山栀子清三焦湿热；滑石、甘草清下焦湿热；大黄通便泻火。

［加减法］舌苔厚黄腻者，八正散加苍术、黄柏；兼心烦、口舌生疮糜烂者，八正散合导赤散；湿热久羁下焦导致肾阴不足，可用滋肾通关丸加减；热结三焦日久，尿闭不通，黄连温胆汤加大黄、猪苓、泽泻、白茅根等。

2.肺热壅盛

［主症］小便点滴不畅或不通，呼吸急促或咳嗽。

［兼症］咽干，烦渴欲饮，或身热不解，舌苔薄黄，脉滑数。

［病机］肺失宣肃，水道不通，则小便点滴不畅；肺热上壅，气逆不降，故可见呼吸短促，或咳嗽；肺热津伤，则口渴咽干。

［治法］清肺热，利水道。

［方药］清肺饮。黄芩、桑白皮、麦冬、车前子、木通、山栀、茯苓。黄芩、桑白皮、麦冬清泄肺热，滋养肺金；车前子、木通、山栀、茯苓清热通利。

［加减法］出现心烦、口舌生疮或舌尖红等症，可加黄连、竹叶、

莲子心等清泻心火；大便不通，可加杏仁、大黄宣肺通便；兼表证而见头痛、鼻塞流涕、周身酸痛、脉浮者，可加薄荷、桔梗、牛蒡子以解表宣肺；痰热壅盛，胸闷气喘，加葶苈子、白芥子、莱菔子（包煎）以化痰启癃。

3. 肝郁气滞

［主症］小便不通或通而不爽，两胁及少腹胀满，睾丸疼痛。

［兼症］情志抑郁，或多烦善怒或易激动，头晕头痛，舌质红，苔薄黄，脉弦。

［病机］肝失疏泄，排水受阻，故小便不通；肝气瘀滞，经络不通，故少腹胀满；肝气不疏，情志抑郁，故烦躁易怒；肝阳上亢，故头晕、头痛、胁痛。

［治法］疏调气机，通利小便。

［方药］沉香散加减。沉香、橘皮、当归、王不留行、石韦、冬葵子、滑石。沉香、橘皮疏达肝气，当归、王不留行行下焦气血，石韦、冬葵子、滑石通利水道。

［加减法］肝郁气滞症状重者，沉香散合六磨汤加减；气郁化火者，沉香散加龙胆草、牡丹皮、栀子等；肝火伤阴者，一贯煎加减；肝阳上亢，沉香散加天麻、钩藤。

4. 尿路阻塞

［主症］小便点滴而下，或时通畅时阻塞不通。

［兼症］小腹胀满疼痛，或腰部绞痛，有时可见尿血，或有砂石排出。舌质紫黯，或有瘀点、瘀斑，脉细涩或弦。

［病机］瘀血、结石阻塞尿道，故小便不通而痛；砂石瘀结伴移动，故小便时通时不通；砂石损伤尿道脉络，则见尿血。

［治法］行瘀消石，通利水道。

［方药］王不留行散加减。王不留行、当归、赤芍、蒲黄、木通、滑石、车前子、冬葵子、肉桂、甘草。王不留行、当归、赤芍、蒲黄通瘀散结；木通、滑石、车前子、冬葵子利水消石；肉桂通尿闭；甘草缓急止痛。

［加减法］大便秘结者，加大黄、桃仁通腑化瘀；瘀血较重，尿有血块，宜抵当丸加减；病久血虚，面色无华，加黄芪、丹参；一时性小便不通，胀闭难忍，可服用琥珀粉。

（二）虚证

1. 中气不足

［主症］小腹坠胀，时欲小便而不得出，或量少而不畅。

［兼症］精神疲惫，食欲不振，气短而语声低微，或兼肾下垂、子宫下垂。舌质淡，边有齿印，脉细弱。

［病机］清气不升，浊阴不降，故小便不利；中气下陷，升提无力，则见少腹坠胀，脏器下垂；脾虚不运，则见食少、神疲、语声低微。

［治法］补中益气，升提利尿。

［方药］补中益气汤合春泽汤。人参、黄芪、白术、桂枝、升麻、柴胡、猪苓、泽泻、茯苓。人参、黄芪、白术益气健脾运湿；桂枝通阳化气；升麻、柴胡升清降浊；猪苓、泽泻、茯苓利水渗湿。

［加减法］若脾虚及肾，而见肾虚证候者，可加用济生肾气丸，以温补脾肾，化气利尿。

2. 下焦虚寒

［主症］小便不通或点滴不爽，排出无力，腰酸冷或酸软无力。

［兼症］面色白，神气怯弱，形寒怕冷。舌质淡，苔白，脉沉细尺弱而无力。

［治法］温补肾阳，化气利尿。

［方药］济生肾气丸加减。熟地黄、山茱萸、牡丹皮、山药、茯苓、泽泻、肉桂、附子、牛膝、车前子。肉桂、附子补下焦之阳，鼓动肾气；牛膝、车前子利尿启癃；六味地黄补肾滋阴。

［加减法］兼有脾虚证候者，合补中益气汤或春泽汤同用；老人精血俱亏，改用香茸丸；肾阳衰败，命门火衰，致三焦气化无权，浊阴内蕴，可用温脾汤合吴茱萸汤。

五、综合治疗

（一）艾灸

常选用肾俞、膀胱俞、三阴交、阳陵泉等穴位，以减轻排尿困难。

（二）耳穴压豆

常选用穴位：肾、膀胱、输尿管、三焦、外生殖器等。每日压迫5次（以每次按压处微痛为度），每次30分钟，3日更换1次。并嘱病人在按压前20分钟，饮水250~500ml，并适当增加活动量。功能通淋排石。

（三）穴位按摩

点揉气海、关元、中极、三阴交，揉搓涌泉、肾俞、命门等，以强壮体质，补益肾气，固摄小便。

六、预防与调护

（1）注意饮食及个人卫生，不吃不洁食物，每日温水冲洗会阴1~2次。

（2）注意休息，防过度劳累，以免引起尿潴留。

（3）冬天应注意保暖，预防感冒。

（4）防止前列腺过度充血。定时饮水，不憋尿，减轻前列腺负担。

（5）避免长期坐硬椅子，按时作息。避免剧烈运动。

第四章　急性中毒

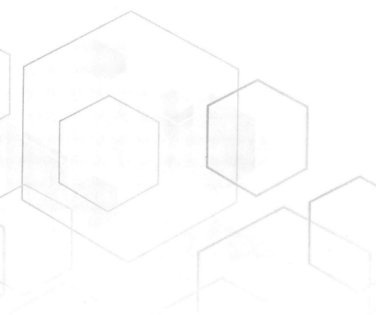

第一节　中毒

中毒指毒物经皮肤、黏膜、呼吸道、消化道等途径进入人体，致使气血津液运行受阻、机体脏器功能受损的病证。有关中毒的记载，最早见于汉代张仲景的《金匮要略·禽兽鱼虫禁忌并治》篇，其中有"所食之味，有与病相宜，有与身为害，若得宜则益体，害则成疾，以此致危，例皆难疗。凡煮药引汁，以解毒者，虽云急救，不可热饮，诸毒病得热更甚，宜冷饮之"的记载并有对饮食中毒及其预防避免的记叙："六畜自死，皆疫死，则有毒，不可食之。"隋·巢元方所著《诸病源候论·诸饮食中毒候》中记载："凡人往往因饮食忽然困闷，少时致甚，名为饮食中毒。"关于中毒的病因病机，在《诸病源候论》中有详细论述："凡可食之肉，无甚有毒。自死者，多因疫气所毙，其肉则有毒。若食此毒肉，便令人困闷，吐利无度，是中毒。"西医学认为，引起中毒的物质称毒物，可分为化学性毒物、植物性毒物和动物性毒物，也可分为食物中毒、药物中毒、酒精中毒等。大量毒物短时间进入人体，使机体受损并发生功能障碍，称之为急性中毒，此为本章介绍的主要内容。

一、诊断要点

（一）疾病诊断要点

1. 疾病特点

急性中毒在短时间内发病，具有快速性、群体性、突发性和高致命性等特点。中毒早期多见肺胃症状，易累及心、脑、肝及肾。如多脏器受损，脏腑气血功能紊乱易导致暴喘、心悸、抽搐、昏迷、脱证、尿少、尿闭等急危证候，甚至阴阳离决。

2. 临床表现

（1）神经系统症状：头痛、头晕、恶心、呕吐、烦躁不安、睡眠障碍、抑郁、四肢远端麻木、刺痛以及肌无力等，严重者可有意识障碍，如嗜睡状态、意识模糊、酒醉状态、抽搐及昏迷等。部分中毒病人可造成植物状态。

（2）呼吸系统症状：咳嗽、咳痰、胸闷、呼吸困难，严重时可出现呼吸窘迫、咳大量白色或粉红色泡沫痰等。

（3）消化系统症状：口腔、食管、胃肠黏膜充血和水肿，黄疸，恶心，呕吐，食欲不振，肝区疼痛及腹泻，严重者可引起胃肠道黏膜坏死、出血甚至穿孔，出现肝性脑病表现，如意识障碍、嗜睡、抽搐及昏迷。

（4）泌尿系统症状：尿痛、尿频、尿急，重者可有少尿或无尿、血尿及蛋白尿，血尿素氮、肌酐升高等。

（5）心血管系统症状：心悸，胸闷，胸痛，乏力，严重病人可出现心律失常、心力衰竭等表现。

（6）血液系统症状：头痛，乏力，失眠，皮肤瘀点、瘀斑，严重者可出现溶血性贫血，黄疸，骨髓可有抑制或增生活跃现象等。

另外，病人可因中毒物质不同而有不同的临床表现，一些急性中毒具有特殊的临床表现，如根据蒜臭味（有机磷农药、磷／砷化合物中毒）、酒味（乙醇及醇类化合物中毒）、苦杏仁味（氰化物及含氰苷果仁中毒）等气味不同，可做初步判断。

（二）证候诊断要点

（1）毒蒙神窍：闭证以牙关紧闭、口噤不开、大小便闭、肢体痉挛、痰涎壅盛、面白唇暗、静卧不烦、四肢不温为特点；脱证以目合口张、鼻鼾息微、手撒肢冷、汗多、大小便失禁、肢体软瘫、舌淡、脉微欲绝为特点。

（2）毒陷心脑：心悸气短，胸闷，心烦，失眠，或表情淡漠，嗜睡，甚则昏迷，谵语，舌质红绛，无苔，脉细数。

（3）毒损肺肾：咳嗽，咳痰，胸闷，气急，呼吸困难，紫绀，小便短赤，或有浮肿，甚则尿少、尿闭，尿血，舌质红，苔薄白，脉沉缓。

（4）毒陷厥阴：症可见头目眩晕，恶心，呕吐，口苦，两胁胀痛，肌肉震颤，四肢抽搐，项背强直，角弓反张，舌质红，苔黄腻，脉弦数。

（5）毒犯脾胃：恶心呕吐，脘腹胀痛，便秘或腹泻，甚者呕血，便血，舌质红，苔黄腻，或为花剥苔，脉滑。

二、诊断原则

急性中毒的诊断包括以下三点：①急性中毒病史；②引起中毒的毒物名称、侵入途径；③机体重要脏器的功能状态。

怀疑急性中毒的情况：①集体先后或同时发病且症状雷同；②起病急，迅速发生多器官功能受累或中枢神经系统症状突出而原因不明；③已出现某些中毒迹象；④周围环境有导致中毒的可能；⑤有自杀动机；⑥已出现的症状、体征无法用其他疾病解释。

三、相关检查

（1）测定毒物的品种及吸收量：通过测定血、尿、呕吐物、分泌物或首次洗胃的内容物及其代谢产物进行定性及定量分析。

（2）特殊生化指标的检测：如血胆碱酯酶活性降低对诊断有机磷中毒有意义，碳氧血红蛋白的含量对一氧化碳中毒的诊断有意义等。

（3）常规生化检查及相关的辅助检查。

四、急救措施

（一）终止毒物的接触

立即脱离中毒现场，去除毒物污染的衣物，给予新鲜空气或吸氧，清水冲洗体表，体表清洗不得少于30分钟，避免使用热水，清除呼吸道分泌物，预防窒息。

（二）减少毒物的吸收

（1）催吐：对于清醒病人，及时用手指、羽毛、压舌板等对其咽喉部进行刺激，促进其呕吐，儿童、孕妇、高血压、冠心病病人不宜采用。对于中毒量不大、正气足者可采用中药催吐，如三圣散（藜芦、防风、瓜蒂）水煎顿服；催吐解毒汤（甘草、瓜蒂、玄参、地榆）水煎顿服；生鸡蛋清，加明矾，搅匀，口服或灌胃，吐后再灌；白矾或胆矾，温水冲服等。

（2）洗胃：清醒病人应向其说明目的，鼓励其配合；昏迷病人以胃管洗胃，用清水、淡盐水或高锰酸钾溶液反复冲洗，洗胃温度一般为35~37℃，每次灌洗量为300~500ml。洗胃原则为快进快出，先出后入，出入量基本相等，直至洗出的液体与进入的大体相同。若有抽搐、食道静脉曲张、主动脉瘤、溃疡病出血及因腐蚀性毒物引起胃肠道黏膜损伤的病人，均禁止洗胃。孕妇则慎用。

（3）导泻及灌肠：导泻可促进肠道毒物排出，常用硫酸镁或硫酸钠溶解后口服或胃管注入。或使用中药汤剂口服或灌肠，如保赤散1袋，顿服；番泻叶泡水服；大黄、防风、甘草，水煎服。若口服药物导泻仍不能使毒物完全排出，可用灌肠的方法如生大黄，水煎200~300ml，灌肠；大承气汤（大黄、厚朴、枳实、芒硝），水煎300~500ml，灌肠；或用1%温肥皂水500ml高位灌肠。因腐蚀性毒物引起食道及胃肠道损伤的病人，均禁用本法。

（三）促进毒物排出

（1）利尿：如呋塞米20~40mg静脉推注，甘露醇250ml静脉滴注等。或中药车前子、白茅根，水煎服。

（2）解毒中药：①生黄豆、生绿豆，煎汁服；②绿豆甘草解毒汤：绿豆、生甘草、丹参、连翘、石斛、大黄，水煎服，1日2剂。

（四）血液净化

对于急性重症中毒病人可考虑使用血液净化疗法，以提高救治成功率。

（五）对症支持治疗

密切观察生命体征，吸氧，纠正水、电解质紊乱，保持呼吸道通畅，若呼吸衰竭者立即静脉运用呼吸兴奋剂，必要时予机械通气。

五、预防与调护

（1）应尽量避免接触毒性物质，农药喷洒应做好防护工作，勿食腐败变质食物，勿嗜酒，药物使用严格遵循医嘱。

（2）中毒救治后应做好护理工作，注意休息，进食流质或清淡易消化之品；卧床者注意口腔护理，勤翻身，防止褥疮发生；保持呼吸道通畅，防止窒息，保持二便通畅；有自杀倾向者做好心理疏导及看护工作。

第二节　药物中毒

药物中毒是指用药剂量超过极量引起的中毒。误服或服药过量以及药物滥用均可引起药物中毒。药物包括化学原料药及其制剂、抗生素、生化药品、放射性药品、中药材、中药饮片、中成药、疫苗、血液制品等。急性药物中毒发病急，病情复杂且发展迅速，如果不进行及时的治疗，将会对机体造成严重的损害。本节重点介绍镇静催眠类药物、阿片类药物、抗抑郁类药物等常见的药物中毒。

一、诊断要点

（一）疾病诊断要点

1. 镇静催眠类药物中毒

（1）病史：有服用镇静安眠药物的病史。

（2）发病特点：轻度中毒表现为恶心，困乏，情绪不稳；中度中毒表现为言语不清，恶心呕吐，行动笨拙，步态不稳；重度中毒表现为昏睡，双侧瞳孔缩小，呼吸减慢，心率减慢，血压下降，甚则昏迷等。

2. 阿片类药物中毒

（1）病史：有大量服用阿片类药物的病史。

（2）发病特点：轻度或中度中毒会出现头晕、头痛，恶心呕吐，心悸，针尖样瞳孔，局部荨麻疹，肠梗阻，尿潴留，血压下降，感觉迟缓，脉缓等。严重中毒者表现为昏迷，肌肉松弛，体温下降，休克，呼吸抑制或呼吸暂停，多在 12 小时内死亡。

3. 抗抑郁类药物中毒

（1）病史：有服用抗抑郁类药物的病史。

（2）发病特点：三环类、四环类抗抑郁药物中毒可发生皮肤干、潮红，体温升高，意识障碍，手足抽动，肌肉阵挛，瞳孔扩大或缩小，心悸，尿潴留；严重者会出现血压降低、肺水肿、休克、昏迷等表现。单胺氧化酶抑制剂的中毒反应有情绪激动、产生幻觉、惊厥、高热、尿潴留等。

（二）证候诊断要点

1. 实证

头目昏眩，恶心呕吐，口水痰多，心悸胸闷，肌肉阵挛，抽搐吐涎，或精神恍惚，步态不稳，舌质红，苔白腻，脉弦滑。

2. 虚证

神识昏聩，气息微弱，目合口开，面色苍白，肢体痿软，四肢厥冷，二便失禁，脉微欲绝。

二、鉴别诊断

1. 与食物中毒相鉴别

食物中毒恶心呕吐、腹痛腹泻等胃肠道症状明显，严重者可出现昏迷休克，有不洁饮食或服用有毒食物史。

2. 与痫证相鉴别

痫证以四肢抽搐、口吐涎沫、两目上视、意识障碍、移时苏醒如常人等为主要表现；药物中毒可有抽搐、昏迷等表现，但一般有服药史。

三、急救措施

（一）镇静催眠类药物中毒

1. 清除毒物

可用清水或 1∶5000 高锰酸钾溶液彻底洗胃，洗胃后可用 10~20g 硫酸镁导泻。吩噻嗪类中毒用硫酸钠 15~30g 导泻，忌用硫酸镁。

2. 促进毒物排泄

可大量静脉补液，呋塞米 20~40mg 静脉推注或 20% 甘露醇 250ml 静脉滴注，促进毒物排泄。严重中毒者可应用血液透析，亦可用腹膜透析，速效或中效巴比妥类制剂中毒宜用血液灌流清除毒物。

3. 中枢兴奋剂的应用

纳洛酮 0.4~0.8mg 静脉推注，每 5~10 分钟 1 次，或 2~4mg 纳洛酮加入 5% 葡萄糖液 500ml 静脉滴注，直至呼吸或意识状态明显改善；呼吸兴奋剂尼可刹米及洛贝林静脉滴注或静脉推注。

4. 苯二氮卓类受体特异性拮抗剂

对于苯二氮卓类药物中毒可使用氟马西尼稀释后静脉缓慢注射，以 30~60 秒注入 0.2mg，必要时重复使用，总量可达 3~5mg。

5. 对症支持治疗

应用保肝、保护脑细胞药物；吸氧，呼吸衰竭者可行气管插管，采用机械通气，以纠正缺氧。

（二）阿片类药物中毒

1. 清除毒物

口服中毒者使用 1：5000 高锰酸钾溶液彻底洗胃或用 0.5％ 活性炭混悬液洗胃，继用清水反复洗胃，导泻。阿片类中毒者因幽门痉挛多有频繁呕吐，故一般不用催吐。若中毒已超过 6 小时，除洗胃外应予生理盐水高位灌肠。必要时可以行血液灌流。

2. 使用阿片类受体拮抗剂

纳洛酮为首选，首剂量 0.4~0.8mg 静脉推注，可每隔 3~5 分钟静脉推注 0.4mg，清醒后可持续静脉滴注本品；如病情反复者可静脉滴注纳洛酮至少 12 小时。

3. 对症支持治疗

静脉大量补液以促进毒物排泄。

（三）抗抑郁类药物中毒

1. 清除毒物

用清水或 1：5000 高锰酸钾溶液彻底洗胃，给予大量补液及利尿药物促进毒物排泄，严重者考虑血液灌流。

2. 对症支持治疗

如有惊厥可考虑使用地西泮 10mg 静脉推注，必要时重复。单胺氧化酶抑制剂的中毒者要注意维持体温、血压、呼吸稳定，慎用拟交感胺类制剂或巴比妥类药物，保护心、脑、肾及肝，防止迟发的中毒反应对内脏的损害。有研究认为，对于重度中毒病人，可应用碳酸氢钠碱化血液，维持动脉血 pH 在 7.45~7.55，从而减轻本品的神经和心脏毒性，对癫痫发作及各类心律失常也起到有效的防治作用。

四、辨证论治

1.实证

[证候] 头目昏眩，恶心呕吐，口水痰多，心悸胸闷，肌肉阵挛，抽搐吐涎，或精神恍惚，步态不稳，舌质红，苔白腻，脉弦滑。

[病机] 风痰闭阻，痰浊蕴结。

[治法] 化痰息风。

[方剂] 导痰汤加减。

[常用药物] 半夏、橘红、茯苓、枳实、胆南星、甘草等。

2.虚证

[证候] 神识昏聩，气息微弱，目合口开，面色苍白，肢体痿软，四肢厥冷，二便失禁，脉微欲绝。

[病机] 元气衰微，阴阳欲绝。

[治法] 回阳救逆，益气固脱。

[方剂] 参附汤合生脉散加减。

[常用药物] 人参、附子、麦冬、五味子、山萸肉、玉竹等。

五、综合治疗

（一）涌吐排毒法

三圣散（藜芦、防风、瓜蒂），以水两碗煮取一碗半，去渣顿服；亦可用白矾研末冷开水冲服；或用盐汤探吐，每碗开水放盐两汤匙，服两碗。

（二）泻下排毒法

大承气汤加减：中药组方为大黄、厚朴、火麻仁、枳实、升麻、甘草。胃管注入100ml，促进肠道内毒物排出，避免毒物的再吸收。

（三）利尿解毒法

绿豆、生甘草、丹参、连翘、石斛、白茅根、大黄，煎汤频服，早晚2剂。

（四）中成药

血必净注射液50ml加入生理盐水100ml中静脉滴注；醒脑静注射液20ml加入生理盐水250ml中静脉滴注等。

（五）针刺治疗

取内关（双侧）、人中、三阴交（双侧），先刺内关，直刺0.5~1.0寸，采用提插捻转结合的泻法，施手法1分钟；继刺人中，向鼻中隔方向斜刺0.3~0.5寸，采用雀啄手法（泻法），以流泪或眼球湿润为度，如有喷嚏则更佳。

六、预防与调护

急性药物中毒的及时治疗非常关键，尽早彻底地洗胃、催吐能减少毒物的吸收，洗胃的同时呼吸功能的支持也非常重要，必要时可予气管插管及辅助治疗，病情危重者可考虑血液灌注疗法。洗胃适用于口服毒物1小时以内者，对于服用吸收缓慢的毒物、胃蠕动功能减弱或消失者，服毒4~6小时仍应洗胃。吞服强腐蚀性毒物、食管静脉曲张、惊厥或昏迷病人，不宜进行洗胃。洗胃并发症包括胃穿孔或出血、吸入性肺炎或窒息等，应积极予以预防。在对病人进行洗胃时，洗胃过程必须精心操作且灌洗充分，洗胃过程中医师必须严密观察病人面色、呼吸等生命体征，当出现异常状况时，必须立即停止洗胃，做进一步治疗。

镇静催眠类药物中毒病人通常口腔分泌物会增多，痰液不易排出，护理人员应定时为病人翻身叩背，以药物润湿病人呼吸道，稀释痰液，以便及时将痰液吸出，防止发生肺部感染。

第三节　中药中毒

凡是中草药，特别是有毒中药，经气道、食道、血管或皮毛进入体内，而使机体受损致病，甚至阴阳离决，危及生命，称为中药中毒。有毒药物常见有乌头类药物、钩吻、斑蝥、曼陀罗、雷公藤、马钱子等。中药作为中医学治疗疾病的主要手段，广泛应用于临床，关于中药毒性的认识，历代本草文献中均有记载，早在《神农本草经》中，按药物功效不同分为上、中、下三品，上品滋补强壮，无毒；中品治病补虚，有毒或无毒；下品治病攻邪，多具毒性。《本草纲目》将有毒中药分为大毒、有毒、小毒及微毒 4 类，记载有毒中药 381 种，列毒草类专篇。中药中毒的主要原因有：用药过量，煎法不当，个体差异，误服误用；或多服、久服，或不遵医嘱等。本节重点介绍常见的易导致中毒的中药，如乌头类药物、斑蝥、曼陀罗、雷公藤、马钱子等。

一、诊断要点

（一）疾病诊断要点

1. 乌头类药物中毒

（1）病史：有服用乌头类药物的病史。

（2）发病特点：口唇、舌及肢体麻木，胸闷，心悸，呼吸困难，咽喉、食道、胃均有烧灼感，恶心呕吐，流涎，烦躁不安，视物模糊；严重者两眼无神，皮肤苍白，呼吸急促，四肢及颈部肌肉痉挛，四肢厥冷，眼睑颤动，脉结或代，甚者抽搐、昏迷等。

2. 雷公藤中毒

（1）病史：有明确服用雷公藤制剂病史。

（2）发病特点：早期：服药 6 小时后腹部隐痛不适，或腹痛剧烈，腹胀腹泻，恶心呕吐，纳呆，口干，头晕，头痛，身痛，肢麻，乏力，甚者便血，或黄疸，或抽搐。中期：2~3 天内尿少，浮肿，腰痛，心悸，胸闷，气短，唇紫，脉细弱。后期：5~7 天后尿量增多，少数出现血尿或尿潴留。

3. 斑蝥中毒

（1）病史：有吸入、皮肤接触或内服斑蝥病史。

（2）发病特点：轻者恶心呕吐，腹痛，腹泻，尿频，尿痛，尿道灼热，小便短赤，口糜灼痛，皮肤发红起疱，甚或瘀斑、溃烂；重者头痛，头晕，肢体麻木，便血，尿血，甚或寒战，高热，谵妄，神昏，抽搐等。

4. 马钱子中毒

（1）病史：有误服或过量服用马钱子病史。

（2）发病特点：轻度：头痛，头晕，舌麻，口唇发紧，全身肌肉轻度抽搐，精神轻度失常（好奇、醉酒感、恐惧）。中度：可见全身肌肉强直性痉挛，由于颈部和腿肌强直而呈角弓反张，咬肌痉挛而致牙关紧闭，面肌痉挛而见苦笑状，双目凝视，惊厥，每次惊厥持续1~2 分钟左右，任何刺激都可促使惊厥再次发作，惊厥后肌肉松弛，渐至呼吸肌痉挛，紫绀，瞳孔散大，脉搏加快。重度：严重中毒者心跳、呼吸均被抑制，病人可死于呼吸肌麻痹、窒息或心力衰竭，也可因连续几次惊厥后，最后因呼吸肌痉挛窒息而死亡。

5. 曼陀罗中毒

（1）病史：有明确过量用药或误食曼陀罗花或果实等病史。

（2）发病特点：轻者口干咽燥，声嘶，皮肤、颜面潮红，双目发红，气促，头晕；重者烦躁不安，抽搐，昏迷等。

（二）证候诊断要点

1. 实证

腹部剧痛，恶心呕吐，面红气粗，或口唇青紫，甚则神昏，抽搐，角弓反张，舌红绛，苔黄腻，脉弦数。

2. 虚证

腹痛腹胀，恶心，咽干，头目昏晕，自汗乏力，面色苍灰，心悸气短，四肢麻木，抽搐，筋惕，尿少，舌淡红，苔白或无苔，脉细数无力。

二、鉴别诊断

1. 与多种疾病相鉴别

诸多疾病都有腹痛症状，此时的腹痛只是该病的症状。中毒常伴或不伴有引起腹痛的其他疾病，有明显的毒物接触史，伴有与中毒物相关的特殊症状，伴随症状对疾病的诊断有一定帮助。腹痛病症当以腹部疼痛为主要表现，临床应加以鉴别。

2. 与破伤风相鉴别

破伤风为外科疾病范畴，表现为项背强急，四肢抽搐，角弓反张，肌肉痉挛，苦笑面容等，应与马钱子中毒等相鉴别，后者无外伤史。

三、急救措施

（一）乌头类药物中毒

1. 清除毒物

食入毒物在 4~6 小时以内立即用 1∶50000 高锰酸钾溶液洗胃，洗后从胃管灌入硫酸镁 20g 导泻，或用 2% 盐水灌肠。

2. 静脉补液

静脉滴注 10% 葡萄糖溶液或 5% 葡萄糖盐水，补充维生素 B、维生素 C 等。

3. 解毒中药（洗胃后服药）

（1）西洋参、云苓、白薇、甘草、橘络、淡竹叶、山栀、石斛、犀角（水牛角代替，冲服）。水煎服，每 6 小时服 1 次，2 次服完。

（2）甘草、蜂蜜。先将甘草煎成水溶液，然后加蜂蜜溶化后一次顿服。

（3）生绿豆，捣碎，用凉开水冲服。

（4）绿豆、甘草，煎汤服；或用绿豆、黄连、甘草，煎水服，或用蜂蜜内服。

（5）生姜、甘草、金银花，水煎服，每6小时服1次，2次服完。

（6）银花甘草三豆汤：金银花、甘草、黑豆、绿豆、赤小豆，水煎后加蜂蜜，每日1剂。

（7）黄芪、远志、甘草、黑豆，水煎服。

（二）雷公藤中毒

1. 清除毒物

洗胃、导泻。因雷公藤在胃内吸收慢，需彻底洗净，清除消化道内毒物。

2. 补液，利尿及糖皮质激素的应用

20%甘露醇250ml快速静脉滴注，呋塞米40ml静脉注射，以加速毒物的排泄。注意电解质平衡，及时纠正酸中毒，加强支持疗法。地塞米松5~10mg加入50%葡萄糖40ml静脉注射，后可服地塞米松1.5mg，每日3次，用药2~3周。

3. 解毒中药（洗胃后服用）

（1）绿豆、甘草，水煎服。

（2）三黄甘草汤：黄连、黄芩、黄柏、甘草，水煎，分次服。

（3）鲜萝卜汁、炒莱菔子或鲜韭菜汁等均可解毒。

（4）白矾末，加入鸡蛋清3~5个，加冷开水100ml，搅匀内服后刺激咽后壁使其吐出，呕吐止后，再服鸡蛋清10~15个。

（三）斑蝥中毒

1. 保护口腔黏膜及皮肤

保持口腔清洁，可用2%硼酸水含漱；口腔溃疡用冰硼散涂服；皮肤起水疱者涂以喉风散。必要时应用抗生素，预防感染。

2. 保护胃肠道黏膜

内服中毒者，立即取鸡蛋清口服，或口服鲜牛奶，以保护胃肠黏膜。慎洗胃，因斑蝥中毒易发疱，洗胃可能加重损害胃黏膜，导致出血，甚至穿孔。

3. 静脉用药

可静脉滴注呋塞米、甘露醇等，并大量补液以促进毒素排泄。

4. 中药（即时服药）

（1）豆浆连草汤：黑豆、黄连、甘草，先将黑豆磨为豆浆，然后将黄连、甘草水煎去渣，再将药液混入豆浆内搅匀频饮。

（2）生甘草、绿豆、黄连，水煎服。

（3）黄连、黑豆、葱白、茶叶、制大黄、生甘草、滑石、琥珀末（分吞），水煎服，每4~6小时1次，分2次服完，连服4~6剂。

（四）马钱子中毒

1. 一般处理

保持室内环境安静，避免光照、声音及其他外界刺激，吸氧。

2. 抗惊厥药物治疗

尽快使用抗惊厥药物，如戊巴比妥钠0.3~0.5g肌内注射，或地西泮20~30mg静脉注射。如惊厥仍不能控制可用乙醚做轻度麻醉。静脉滴注维生素C及保肝类药物，促进药物代谢。

3. 洗胃

惊厥控制后，如认为胃内尚有毒物，可用0.1%高锰酸钾溶液洗胃。饮用生奶、蛋清沉淀毒物，减少吸收，切忌用酸性饮料及阿片类药物。

4. 中药（洗胃后服药）

（1）初期中毒（民间疗法），可用香油250ml和白砂糖适量，混匀灌服。

（2）甘草120g，水煎服，每4小时1次，连服2~4剂。

（3）惊厥严重时，用蜈蚣及全蝎研末，一次冲服。或用姜虫、天麻、全蝎、钩藤、天南星、甘草，水煎服，每6小时服1次，2次服完。

（五）曼陀罗中毒

1. 洗胃，导泻

立即用 2%~4% 碳酸氢钠溶液洗胃，也可用 2%~4% 活性炭混悬液洗胃，不宜使用高锰酸钾溶液或鞣酸溶液洗胃。用硫酸镁 15~30g 导泻。

2. 应用阿托品拮抗剂

毛果芸香碱，先从小剂量开始皮下注射，每次 5~10mg，每 6 小时 1 次；中毒严重者缩短至每 15~30 分钟 1 次，直到口干、精神症状消失。也可用毒扁豆碱或新斯的明。

3. 静脉用药

静脉滴注高渗葡萄糖溶液利尿，大量补液促进毒素排出。亦可酌情应用肾上腺皮质激素。

4. 解毒中药（洗胃后服药）

（1）生甘草、生绿豆，水煎服。

（2）茶叶，煎浓汁，调豆腐，一次服下。

（3）绿豆衣、金银花、连翘、甘草，水煎服。

（4）升麻通草饮：升麻、通草、麦冬、生甘草，水煎，频服。

四、辨证论治

1. 实证

［证候］腹部剧痛，恶心呕吐，面红气粗，高热烦躁，甚则神昏谵语，抽搐，角弓反张，口唇暗紫，舌红绛，苔黄腻，脉弦数。

［病机］热入心营，扰动神明，阴津耗伤，筋脉失养。

［治法］凉营清心开窍。

［方剂］清营汤加减。

［常用药物］水牛角、莲子心、淡竹叶、连翘、玄参、生地、麦冬、牡丹皮、栀子、知母、僵蚕、蝉蜕、生山药等。

2.虚证

［证候］腹痛腹胀，恶心，咽干，头目昏晕，自汗乏力，面色苍灰，心悸气短，四肢麻木，抽搐，筋惕肉眴，尿少，舌淡红，苔白或无苔，脉细数无力。

［病机］毒邪耗伤气阴，筋脉失养。

［治法］养阴益气，祛邪解毒。

［方剂］生脉汤合六君子汤。

［常用药物］人参、麦冬、五味子、白术、茯苓、炙甘草、陈皮、半夏、玄参、生牡蛎、生龟甲等。

五、综合治疗

1.中成药治疗

实证应用玉枢丹1锭，顿服，每日1次。醒脑静注射液20ml加入5%葡萄糖注射液250ml静脉滴注。虚证予参麦注射液20ml加入5%葡萄糖注射液250ml中静脉滴注；生脉注射液40ml加入5%葡萄糖注射液250ml中静脉滴注；参附注射液20ml加入5%葡萄糖注射液250ml静脉滴注。

2.针灸治疗

实证予针刺内关、足三里、中脘、天枢、公孙、梁门，留针20分钟。虚证针刺百会、至阳、肾俞、秩边、三阴交，留针20分钟。

六、预防与调护

（一）预防

1.乌头类药物中毒

科学炮制，慎用生品或粉剂，必须炮制入药。合理配伍，煎煮方法正确，用药宜先煎、久煎，以减低其毒性，切忌泡药酒或与酒同煎同服。注重个体差异等。

2. 雷公藤中毒

雷公藤属剧毒药品，严格掌握适应证，药物剂量不宜过大，并选择效果好、用量小、副作用少的剂型，不可滥用。用药时应剥净皮部，包括二重皮及树缝间皮部。规范煎煮方法，尽可能减少其毒副作用。

3. 斑蝥中毒

斑蝥加工炮制时，注意戴口罩、防护眼镜、乳胶手套、大围裙，避免其与皮肤接触引起中毒。应严格掌握斑蝥的适应证、剂量和应用方法，不可滥用。

4. 马钱子中毒

马钱子为剧毒药，应严格控制剂量，首次用量宜轻，注意个体差异，合理配伍药物，依法炮制。马钱子内服必须经过炮制，而且无论砂烫或油炸需掌握好火候，炸烫过度则药效降低，过嫩则毒性较大。

5. 曼陀罗中毒

对曼陀罗的种植严加管理，避免儿童采食及成人误食，药用不可随意加大剂量。

（二）调护

卧床休息，密切观察病情，监测血压、脉搏、呼吸等生命体征。清淡饮食，避免刺激性饮食。保持情绪稳定、心情舒畅。

第四节 急性食物中毒

急性食物中毒的含义非常广泛，凡是食用被致病菌及其毒素污染的食物，或被重金属、农药等污染的食物，以及自身含有某种毒素的食物（如毒蕈、河豚等）引起的急性中毒性疾病都可称之为急性食物中毒。食物中毒的特点是潜伏期短，突然、集体暴发，多数表现为肠胃炎的症状，并与食用某种食物存在明显关系。根据病原物质可将食物中毒分为细菌性、动物性、植物性、真菌性、化学性五大类。细菌性食物中毒的特点是潜伏期及病程均较短，多以暴发或者集体发病的形式出现，并且具有明显的季节性，以夏秋季多见，临床表现以急性胃肠炎为主。动物性食物中毒是指食入对人体产生较大毒性的动物引起的中毒，较为常见的动物性食物中毒是河豚鱼中毒。河豚毒素为神经毒，主要存在于河豚的睾丸、卵巢、卵子、肝和血液之中。河豚毒素对胃肠道黏膜有强烈刺激作用，能引起急性胃肠炎症状，吸收后迅速作用于神经末梢和中枢，严重者导致脑干麻痹而呼吸、循环衰竭。植物性食物中毒一般是指误食有毒的植物或烹调加工食物的方法不当而导致的中毒，日常生活中菜豆、毒蕈等是较常见的中毒植物。毒蕈俗称毒蘑菇，其含毒成分极为复杂，中毒对象之广泛、中毒致死之严重，均居植物中毒的首位。真菌毒素中毒是指食用被真菌污染的食物引发的中毒。例如食物放置过久引起霉变引起的中毒皆属该类。化学性食物中毒指人体食用化学农药、有毒化学物质等引起的食物中毒，如甲醇中毒和亚硝酸盐类中毒皆为该类，许多腌制食品中含亚硝酸盐，亚硝酸盐的中毒剂量为 0.3~0.5g，致死剂量为 1.0~3.0g，食用过多腌制食品后可出现亚硝酸盐中毒。

一、诊断要点

（一）疾病诊断要点

1. 病史
有进食毒性食物或不洁饮食史。

2. 临床表现
恶心呕吐，胃脘部或脐周疼痛，腹泻，大便多为黄色水样，日数行，可伴随头晕痛、发热、寒战、四肢发麻、口唇紫绀等，严重者出现抽搐、昏迷。

（二）证候诊断要点

1. 实证

脘腹胀痛，恶心呕吐，腹泻，胸脘满闷，身热不扬，舌红，苔白腻，脉濡缓。

2. 虚实夹杂证

心悸气短，心烦，夜不能寐，表情淡漠，嗜睡，甚则昏迷，谵语或郑声，项背强直，角弓反张，瞳仁乍大乍小，或大小不等，舌质红绛，无苔，脉数疾或为雀啄脉，或屋漏脉。

3. 虚证

阴伤气脱者，表情淡漠，吐泻频繁，口渴引饮，目眶凹陷，声嘶，周身乏力，气短懒言，尿少或闭，舌质干红，脉细数；气虚阳微者，神志模糊，吐泻频剧，汗出身凉，四肢厥冷，气短声怯，舌质淡，脉微欲绝。

二、鉴别诊断

1. 与霍乱相鉴别

霍乱为上吐下泻并作的病证，来势急骤，病情凶险，起病时突然腹痛，继则吐泻交作，吐泻物呈米汤样，常伴恶寒、发热、腹中绞痛等。

2. 与痢疾相鉴别

痢疾以大便次数增多、粪质稀薄、腹痛、里急后重、便下赤白脓血为特征。

三、急救措施

（1）立即进行催吐、洗胃、导泻，监测血压、脉搏、呼吸、体温等生命体征。对于亚硝酸盐食物中毒者可使用美蓝解毒，同时可以补充大剂量维生素 C。

（2）使用利尿剂，促进已吸收的毒物排出；迅速建立通静脉通道，给予积极的支持疗法。对休克病人可适当调快滴速，保证单位时间内输入足够的液体量，维持病人的生命体征。对有心肌损害征象的病人，注意控制输液速度，不宜过快过多，以免加重心脏负担。监测重要脏器功能，防治急性中毒性脑病、肺水肿、肝肾功能损害等。对严重的化学性毒物中毒应早期行血浆置换、血液透析。

四、辨证论治

1. 实证

［证候］脘腹胀痛，恶心呕吐，腹泻，胸脘满闷，身热不扬，舌红，苔白腻，脉濡缓。

［病机］邪毒内盛，胃失和降。

［治法］和中化浊。

［方剂］雷氏芳香化浊法加减。

［常用药物］藿香、佩兰、陈皮、半夏、大腹皮、厚朴、鲜荷叶等。

2. 虚实夹杂证

［证候］心悸气短，心烦，夜不能寐，表情淡漠，嗜睡，甚则昏迷，谵语或郑声，项背强直，角弓反张，瞳仁乍大乍小，或大或小，舌质红绛，无苔，脉数疾或为雀啄脉，或屋漏脉。

［病机］邪陷心脑，正虚邪盛。

［治法］解毒醒脑，扶正祛邪。

［方剂］清营汤合生脉散加减。

［常用药物］水牛角、生地、竹叶心、金银花、麦冬、丹参、黄连、玄参、连翘、人参、五味子等。酌加开窍药，如石菖蒲、郁金、牛黄、麝香、冰片等。

3. 虚证

［证候］阴伤气脱者，表情淡漠，吐泻频繁，口渴引饮，目眶凹陷，声嘶，周身乏力，气短懒言，尿少或闭，舌质干红，脉细数；气虚阳微者，神志模糊，吐泻频剧，汗出身凉，四肢厥冷，气短声怯，舌质淡，脉微欲绝。

［病机］耗气伤阴，阳气欲脱。

［治法］养阴益气，回阳固脱。

［方剂］生脉散或独参汤加减。

［常用药物］人参、麦冬、五味子。甚者酌加生地、阿胶、知母、当归、北沙参、白芍等。气虚阳微者用独参汤（人参）加减，重者酌加附子、干姜、黄芪、桂枝、山茱萸、白术、肉桂等。

五、综合治疗

（一）中成药

1. 丸剂

藿香正气丸，每次 1~2 丸，日 3 次，以解表化湿和中，主要用于湿浊偏盛之食物中毒。香连化滞丸，每次 9g，日 2~3 次，以清化湿热，化滞止泻，主要用于食滞偏重之食物中毒。紫金锭，每次 1.5~3g，研碎冲服，日 3 次，以化痰开窍，辟秽解毒。安宫牛黄丸，每次 1 丸，日 1 次，以开窍醒神。安脑丸，每次 1 丸，日 2~3 次，以清热开窍。

2. 中药注射液

醒脑静注射液：醒脑开窍，20ml 加入 5%~10% 葡萄糖注射液 500ml 中静脉滴注，每日 1~2 次。参附注射液：回阳救逆，益气固脱，20ml 加入 5%~10% 葡萄糖注射液 250~500ml 中静脉滴注，每日 1 次。生脉注射液：益气养阴，复脉固脱，20~40ml 加入 5%~10% 葡萄糖注射液 250~500ml 静脉滴注，每日 1~2 次。参麦注射液：益气固脱，养阴生津，5~20ml 加入 5%~10% 葡萄糖注射液 250~500ml 静脉滴注，每日 1 次。

（二）针灸

辨证为实证者取合谷、中脘、足三里、内关穴，腹痛者，加针刺气海穴，用泻法。虚实夹杂者取内关、人中、关元、神阙、十二井，内关捻转提插用泻法，人中重雀啄手法，至眼球充满泪水为止，关元、神阙直接灸，至神志清醒为度，十二井常规消毒后放血。虚证者艾灸神阙 15 分钟~2 小时。

六、预防与调护

（1）呕吐、腹泻严重者予禁食，待病情好转后，先给予流质、半流质饮食，逐渐过渡到正常饮食，以清淡而富有营养为原则。

（2）加强宣传教育工作，提高人们预防食物中毒的知识水平，以增强自我保护意识。

（3）加强对日常餐具的清洗，加强对自身饮食习惯的培养，勤洗手，炊具、餐具要流水洗刷，生熟刀案需分开；避免直接食用隔夜饭菜；尽量少吃腌制的食物，不吃剩饭剩菜及未经检验的肉类，避免食用路边卫生状况较差的食物，避免随意食用野生菌类等。

第五节　急性有机磷中毒

急性有机磷类农药中毒是指有机磷类农药短时大量进入人体后造成的以神经系统损害为主的一系列伤害，临床上主要表现为急性期的胆碱能兴奋或危象，其后的中间综合征（IMS）以及迟发性周围神经病（OPIDP）。有机磷农药按毒性大小可分为剧毒类、高毒类、中度毒类、低毒类四类。剧毒类：甲拌磷（3911）、内吸磷（1059）、对硫磷（1605）、毒鼠磷。高毒类：甲基对硫磷、甲胺磷、敌敌畏、稻瘟净（EBP）、保棉丰。中度毒类：乐果、敌百虫、乙酰甲胺磷、杀螟松、久效磷。低毒类：马拉硫磷（4049）、辛硫磷、毒死蜱（乐斯本）、杀扑磷。有机磷农药是目前应用最广泛的农药，具有杀虫效力高、对植物药害小等优点，具有应用广泛及用量大的特点。有机磷中毒的发病率较高，在生产和使用过程中常因操作或防护不当，经皮肤、呼吸道和消化道侵入而引起中毒，经口进入人体引起有机磷中毒是最常见的途径，生活中中毒常见于误服或自杀。有机磷农药是一种神经毒物，吸收后会与人体内胆碱酯酶结合而引起临床症状。在口服毒物后约 10 分钟病人会出现一系列临床症状，急性症状为胆碱能兴奋或危象，表现为毒蕈碱样症状、烟碱样症状、中枢神经系统症状，其中呼吸抑制最为急骤，若得不到及时合理的治疗，预后不佳。其毒蕈碱样症状表现为恶心、呕吐、腹痛、腹泻、流涎、多汗、支气管分泌物增多、肺水肿、瞳孔缩小等；烟碱样症状表现为肌束震颤、肌肉痉挛、肌力减退；中枢神经系统症状表现为疲乏、烦躁不安、头晕、头痛、发热、言语障碍、精神恍惚，病情较重者出现意识障碍、阵发性惊厥，甚至昏迷。

一、诊断要点

（一）疾病诊断要点

1. 病史

有有机磷农药接触史或吞服史。

2. 临床表现

呼气、呕吐物、体表有大蒜样臭味。轻度：以毒蕈碱样症状为主，表现为恶心、呕吐、腹痛、腹泻、尿频、大小便失禁、多汗、流泪、流涎、心率减慢、瞳孔缩小、气道分泌物增加、支气管痉挛等，严重者可出现肺水肿，全血胆碱酯酶活性一般为 50%~70%。中度：毒蕈碱样症状加重，出现烟碱样症状，表现为颜面、眼睑、舌、四肢和全身横纹肌发生肌纤维颤动，甚至强直性痉挛，全血胆碱酯酶活性一般在 30%~50%。重度：除毒蕈碱样、烟碱样症状外，还合并脑水肿、肺水肿、呼吸衰竭、抽搐、昏迷等，全血胆碱酯酶活性一般在 30% 以下。

（二）证候诊断要点

1. 实证

呕吐涎沫，头晕头痛，呼吸气促，喉间痰鸣，烦闷不安，肢体湿冷，甚者神昏谵语，舌质红，舌苔白腻，脉弦滑。

2. 虚证

呕恶清涎，面色苍白，腹痛腹泻，惊悸怔忡，昏不识人，汗出肢冷，呼吸气微，二便自遗，舌淡，脉微细欲绝。

二、鉴别诊断

1. 与食物中毒相鉴别

食物中毒有进食毒性食物或不洁饮食史，以急性胃肠炎表现为主，无肌震颤、瞳孔缩小等症状。

2. 与阿片类中毒相鉴别

阿片类中毒病人可见瞳孔缩小、呼吸抑制、肺水肿等临床表现，应与有机磷农药中毒仔细鉴别，病史、病人呼出气味、血液胆碱酯酶活性测定可资鉴别。

三、急救措施

1. 远离毒物

立即将病人移离中毒现场，更换衣服，受污染皮肤均可用冷肥皂水或 2%~5% 碳酸氢钠溶液彻底冲洗（除敌百虫中毒外）。敌百虫中毒可用温开水冲洗。

2. 催吐

立即用手指、筷子或羽毛在咽部探吐，促进毒物排出。

3. 洗胃

通常洗胃液用微温清水，可用 0.2%~0.5% 活性炭混悬液，也可用生理盐水，以免清水洗胃诱发低钠血症和水中毒，洗胃液一次灌入 300ml，不要 > 500ml，因洗胃一次灌入太多，冲入肠道，反而使吸收增加。洗胃要彻底，使洗出液体无色、无味。洗胃时要注意，碳酸氢钠对敌百虫中毒忌用（因在碱性溶液中可以变成毒性大 10 倍的敌敌畏），高锰酸钾对硫磷忌用（因可被氧化为毒性更大的对氧磷或马拉氧磷）。

4. 一般急救措施

建立常规心电监护，清除气道分泌物，保持气道通畅，给氧，必要时予气管插管、呼吸机辅助通气。脑水肿昏迷者给予甘露醇和糖皮质激素。

5. 导泻

硫酸钠 20~40g，溶于 20ml 水中，一次性注入胃管内。

6. 排除已被吸收的毒物

血液净化治疗对重度中毒者具有显著效果，包括血液灌流、血液透析及血浆置换等，可有效清除血液中和组织中释放入血的有机磷农药，提高治愈率。

7. 联合应用解毒剂和复能剂

（1）阿托品给药原则是及时、足量、重复给药，直至达到阿托品化。有机磷中毒病人应立即给予阿托品，静脉注射，后根据病情每10~20 分钟给予一次。有条件最好采用微量泵持续静脉注射阿托品，可避免间断静脉给药出现血药浓度的峰谷现象。

（2）阿托品化临床表现：瞳孔较前逐渐扩大，不再缩小，但对光反射存在，流涎、流涕停止或明显减少，面颊潮红，皮肤干燥，心率加快而有力，肺部啰音明显减少或消失。达到阿托品化后，应逐渐减少药量或延长用药间隔时间，防止阿托品中毒或病情反复。如病人出现瞳孔扩大、神志模糊、狂躁不安、抽搐、昏迷和尿潴留等，提示阿托品中毒，应停用阿托品。

（3）胆碱酯酶复能剂应及早应用，中毒后 48 小时磷酰化胆碱酯酶即"老化"，不易重新活化。用法：轻度中毒可不用复能剂，或轻中度中毒用氯磷定 0.25~0.5g，肌内注射，或解磷定 0.5g 静脉注射，必要时 2 小时后重复一次。重度中毒给氯磷定 0.75~1g 或解磷定1~1.5g 溶于 10% 葡萄糖液缓慢静脉注射，半小时后如病情无明显好转，可重复一次，后改为静脉滴注，速度一般每小时不超过 0.5g。烟碱样症状好转后逐步停药。一般应用 1~2 日。

（4）盐酸戊乙奎醚注射液（长托宁）是新型安全、高效、低毒的长效抗胆碱药物，首剂量按轻度中毒给予 1~2mg 肌内注射，中度中毒给予 2~4mg 肌内注射，重度中毒给予 4~6mg 肌内注射。45 分钟后视情况可再给首剂量的半量。中毒后期或胆碱酯酶老化后可用长托宁维持阿托品化，每次间隔 8~12 小时。长托宁治疗有机磷农药中毒在许多方面优于阿托品，是阿托品的理想替代剂，是救治重度有机磷农药中毒或合并阿托品中毒时的首选剂。

四、辨证论治

1. 实证

［证候］呕吐涎沫，头晕头痛，呼吸气促，喉间痰鸣，烦闷不安，肢体湿冷，甚者神昏谵语，舌质红，舌苔白腻，脉弦滑。

［病机］邪毒内侵，气机逆乱，痰湿不化。

［治法］化湿祛痰。

［方剂］涤痰汤加减。

［常用药物］陈皮、法半夏、茯苓、制胆南星、竹茹、枳实、人参、川芎、郁金、石菖蒲等。

2. 虚证

［证候］呕恶清涎，面色苍白，腹痛腹泻，惊悸怔忡，昏不识人，汗出肢冷，呼吸气微，二便自遗，舌淡，脉微细欲绝。

［病机］毒侵五脏，气衰阳脱。

［治法］补气回阳固脱。

［方剂］参附汤、四味回阳饮加减。

［常用药物］人参、附子、炮姜、甘草等。

五、综合治疗

（一）中成药

1. 实证

高热神昏者用安宫牛黄丸 1 丸，化水灌入或鼻饲；也可用醒脑静注射液 20~30ml 加入 5%~10% 葡萄糖注射液 250~500ml 中静脉滴注。

2. **虚证**

予安脑丸每次 1 丸，每日 3 次。也可予参脉注射液 40~60ml 加入 5%~10% 葡萄糖溶液 250~500ml 中静脉滴注，或黄芪注射液 30~50ml 加入 5%~10% 葡萄糖溶液 250~500ml 中静脉滴注。

（二）其他疗法（验方）

（1）银花三豆饮：金银花、绿豆、黑豆、赤小豆、甘草，每日 1 剂，水煎分 2 次服。

（2）绿豆甘草汤：绿豆、白茅根、金银花、生甘草、石斛、丹参、大黄、竹茹，水煎分次服。

（3）生绿豆粉适量，凉水调服；或绿豆适量，煎汤顿服。

（4）甘草、滑石粉、黄豆面适量，先煎好甘草液，再将滑石粉冲入甘草液内，最后加入黄豆面，待澄清后，取上层液一次服下。

六、预防与调护

（一）预防

应了解正确的农药使用方法，广泛宣传安全使用有机磷农药的知识，健全有机磷农药的保管制度。喷洒农药时做好防护工作，喷洒农药后必须用肥皂水洗手，及时清洗衣物。喷洒过农药的水果、蔬菜、谷物等在一个月内不得食用。

（二）调护

（1）病人应卧床休息，严密观察体温、脉搏、呼吸、血压等生命体征。

（2）病情稳定后应进食流质食物，饮食宜清淡；不能进食者，给予鼻饲。

（3）呼吸道分泌物或痰涎不能自排者，应注意吸痰护理，以防窒息。

（4）有自杀企图者，则应有专人守护，进行心理疏导。

第六节　急性酒精中毒

急性酒精中毒是指过量饮酒后出现兴奋或抑制的神经精神症状，具体的临床表现与病人的耐受性、摄入酒精的量等有关，临床上根据中毒程度的不同可将急性酒精中毒分为兴奋期、共济失调期和昏迷期，严重者会发生呼吸及循环衰竭，最终导致死亡。中医学对酒精中毒的描述，有"酒害""酒毒""酒癖""酒胀""酒厥"等病名。关于急性酒精中毒中医病机的记载最早可追溯至《素问》，载有酒被摄入胃中后则"络脉满而经脉虚"。《灵枢·论勇》云："酒者，水谷之精，熟谷之液也，其气慓悍。"明代万全撰写的《万氏家传点点经》言："酒毒致病，首损脾胃，再传他脏他腑。"《圣济总录·饮酒中毒及大醉不解》记载："或饮过度，停积不散，蕴滞于胃，散流诸脉熏蒸脏腑，令人志乱，乃至不醒。有连日而无所觉知者，甚则中毒而为酒疸诸热之病也。"

一、诊断要点

（一）疾病诊断要点

1. 病史
有过量饮酒史。

2. 临床表现
恶心、呕吐和胃脘灼痛为主要症状，呼气、呕吐物有强烈酒味。根据中毒轻重分为三度：轻度表现为目睛红赤，两颧潮红，眩晕，言语增多，易激动，举止失常；中度表现为动作笨拙，步履蹒跚，语无伦次，甚至神志错乱；重度表现为独语郑声，昏睡，皮肤湿冷，口周青紫，呼吸微弱，脉细数或结代，甚至出现肢体瘫软、手撒肢冷、昏迷、二便自遗、脉沉缓。

（二）证候诊断要点

1. 实证

恶心呕吐，胃脘灼痛，嗳气，头目胀痛，多笑多言，急躁易怒，目赤眩晕，心悸怔忡，胸闷，胁痛，气喘息粗，身热口渴，大便秘结，小便短黄，甚则神昏谵语，狂躁，舌质深红，苔黄腻，脉弦数。

2. 虚证

面色苍白，口流清涎，四肢厥冷，语声低微，或喃喃自语，甚则昏迷，二便失禁，脉微细弱。

二、鉴别诊断

1. 与中风相鉴别

中风可出现昏迷、语言不利等症状，但多伴有半身不遂、口眼喎斜、吞咽困难等，呼出气体无酒精气味。

2. 与食物中毒相鉴别

食物中毒可有恶心呕吐、腹痛腹泻，甚者可出现昏迷、休克等严重并发症，常有集体进餐、集体中毒的特点，无酒精气味闻及。

三、急救措施

（1）清醒者迅速催吐；意识不清者采用仰卧位，头偏向一侧，以防呕吐物误入气管，同时应保证呼吸道通畅，以免发生窒息；必要时进行气管插管、机械通气以辅助呼吸。监测血压、呼吸、脉搏、体温等生命体征。监测血糖，避免出现低血糖。

（2）中毒较重者可给予纳洛酮治疗，首次静脉注射 1.2mg，后以 1.2mg 加入 5% 葡萄糖注射液 250ml 进行静脉滴注。

（3）重度酒精中毒者应迅速进行催吐及洗胃。

四、辨证论治

（一）实证

1. 湿热壅滞证

〔证候〕脘腹胀闷，身热不扬，恶心呕吐，口苦，渴不多饮，小便短黄，舌质红，苔黄腻，脉滑数。

〔病机〕湿热内蕴，困阻脾胃。

〔治法〕清热化湿。

〔方剂〕连朴饮加减。

〔常用药物〕厚朴、黄连、石菖蒲、制半夏、豆豉、焦山栀、芦根等。

2. 痰饮内阻证

〔证候〕脘腹胀闷，恶心呕吐，纳呆，呕吐痰涎，喉中痰鸣，头晕，目眩，舌淡，苔白腻，脉滑。

〔病机〕痰饮内停，中阳不振。

〔治法〕温中化饮。

〔方剂〕小半夏汤合四君子汤加减。

〔常用药物〕半夏、茯苓、白术、桔梗、砂仁、陈皮、白蔻仁等。

（二）虚证

1. 脾肾阳虚证

〔证候〕面色苍白，口流清涎，脘痞纳呆，四肢厥冷，语声低微，或口中喃喃自语，甚则昏迷，遗尿，舌青紫，脉微细。

〔病机〕毒伤脾肾，阳气亏虚。

〔治法〕益肾健脾。

〔方剂〕四逆汤合四君子汤。

〔常用药物〕炮附子、干姜、甘草、人参、茯苓、白术等。

2. 心脾两虚证

〔证候〕脘腹胀闷，纳差，心悸怔忡，失眠多梦，头晕健忘，气短胸闷，肢体困乏，甚则胸痛气喘，舌淡，苔白，脉沉细无力。

［病机］心气不足，脾失健运，气血亏虚。

［治法］益气健脾，养心宁神。

［方剂］归脾汤加减。

［常用药物］白术、人参、当归、黄芪、远志、酸枣仁、茯神、龙眼肉、木香、甘草等。

五、综合治疗

（一）中成药治疗

醒脑静注射液 40ml 加入 5%~10% 葡萄糖注射液 500ml 中静脉滴注；或参附注射液 40~60ml 加入 5% 葡萄糖注射液 250~500ml 中静脉滴注。

（二）其他疗法

1. 涌吐法

丁香、甘草，研细末，水煎服；也可用探喉方法，反射性地引起呕吐；或服用盐汤探吐方以促使呕吐。

2. 导泻法

可用番泻叶煎水，由胃管灌入导泻。

六、预防与调护

（1）加强急性酒精中毒的宣传教育，如饮酒后昏迷病人应采取侧卧位，避免窒息，注意防止意外伤害，长时间昏迷不醒者应及时送医院检查等。

（2）应保持病室通风，避免病人受凉。

（3）清醒者进流质饮食或易消化的饮食，少食多餐，忌辛辣灼热滋腻之品。急性胃肠道出血者当禁食。昏迷者及时清理呕吐物、口腔分泌物及痰液，避免误吸。

第五章　其他急病

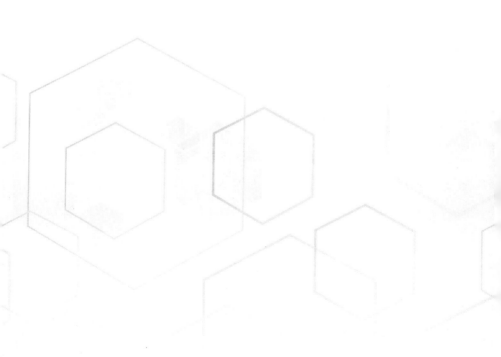

第一节　急性腹痛

急性腹痛是指病人自觉腹部突发性疼痛，是急诊常见的临床症状，约占急诊病人的 10% 以上。急性腹痛具有起病急、变化快、病情重的特点，如果诊断和处理不当，后果严重。其诊断和鉴别诊断需要对各种致病原因、临床特点和辅助检查予以了解和掌握。中医认为，急性腹痛是以胃脘以下、耻骨毛际以上部位突然发生剧烈疼痛为主要表现的一种脾胃肠病证。多种原因导致脏腑气机不利，经脉气血阻滞，脏腑经络失养，皆可引起腹痛。文献中的"脐腹痛""小腹痛""少腹痛""环脐而痛""绕脐痛"等，均属本病范畴。

一、病因病机

（一）西医学研究

1. 急性腹痛的病因

（1）腹腔脏器急性炎症：急性胃肠炎、急性腐蚀性胃炎、急性胆囊炎、急性胰腺炎、急性阑尾炎、急性胆管炎等。

（2）腹部脏器穿孔或破裂：胃及十二指肠溃疡穿孔、伤寒肠穿孔、肝脏破裂、脾脏破裂、肾破裂、异位妊娠破裂、卵巢破裂等。

（3）腹腔脏器阻塞或扩张：胃黏膜脱垂症、急性肠梗阻、腹股沟疝嵌顿、肠套叠、胆道蛔虫病、胆石症、肾与输尿管结石等。

（4）腹腔脏器扭转：急性胃扭转、卵巢囊肿蒂扭转、大网膜扭转、肠扭转等。

（5）腹腔内血管阻塞：急性肠系膜动脉阻塞、急性门静脉血栓形成、夹层腹主动脉瘤等。

2.发病机制

根据发病机制可分为真性内脏痛、体性痛和牵涉痛三种。

（1）内脏痛：多由消化道平滑肌痉挛或强力收缩、管壁突然扩张、强烈化学刺激及脏器缺血等作用于内脏传入神经末梢，产生冲动所致。内脏神经末梢分布较少，且呈多节段性神经支配，临床表现为定位模糊的弥散性钝痛。

（2）体性痛：脊髓感觉神经分布在壁腹膜、肠系膜、系膜根部及膈肌等处，当脏器病变累及脊髓感觉神经时，上行传导达丘脑，再交换神经元达大脑皮层，引起尖锐、定位明确的局部疼痛。呼吸、咳嗽、运动等引起腹肌剧烈活动时疼痛加重。

（3）牵涉痛：由于病变器官与牵涉疼痛部位（皮肤）由相同脊髓后根神经支配或传入神经元沿相同的中枢途径传导冲动，刺激壁内面引起远隔部位疼痛。如胆绞痛牵涉到右肩背部，小肠、横结肠痛牵涉到脐周，直肠和子宫痛放射到腰骶部。

（二）中医学认识

腹内有肝、胆、脾、肾、大肠、小肠、膀胱等诸多脏腑，并是足三阴、足少阳、手阳明、足阳明、冲、任、带等诸多经脉循行之处，因此，腹痛的病因病机也比较复杂。凡外邪入侵，饮食所伤，情志失调，跌仆损伤，以及气血不足、阳气虚弱等原因，引起腹部脏腑气机不利，经脉气血阻滞，脏腑经络失养，均可发生腹痛。

1.外邪入侵

六淫外邪，侵入腹中，可引起腹痛。伤于风寒，则寒凝气滞，导致脏腑经脉气机阻滞，不通则痛。因寒性收引，故寒邪外袭，最易引起腹痛。如《素问·举痛论》曰："寒气客于肠胃，厥逆上出，故痛而呕也。寒气客于小肠，小肠不得成聚，故后泄腹痛矣。"若伤于暑热，外感湿热，或寒邪不解，郁久化热，热结于肠，腑气不通，气机阻滞，也可发为腹痛。

2. 饮食所伤

饮食不节，暴饮暴食，损伤脾胃，饮食停滞；恣食肥甘厚腻辛辣，酿生湿热，蕴蓄肠胃；误食馊腐，饮食不洁，或过食生冷，致寒湿内停等，均可损伤脾胃，腑气通降不利，气机阻滞，而发生腹痛。如《素问·痹论》曰："饮食自倍，肠胃乃伤。"

3. 情志失调

抑郁恼怒，肝失条达，气机不畅；或忧思伤脾，或肝郁克脾，肝脾不和，气机不利，均可引起脏腑经络气血郁滞，引起腹痛。如《证治汇补·腹痛》谓："暴触怒气，则两胁先痛而后入腹。"若气滞日久，还可致血行不畅，形成气滞血瘀腹痛。

4. 瘀血内阻

跌仆损伤，络脉瘀阻，或腹部手术，血络受损，或气滞日久，血行不畅，或腹部脏腑经络疾病迁延不愈，久病入络，皆可导致瘀血内阻，而成腹痛。《血证论·瘀血》云："瘀血在中焦，则腹痛胁痛；瘀血在下焦，则季胁、少腹胀满刺痛，大便色黑。"

5. 阳气虚弱

素体脾阳不足，或过服寒凉，损伤脾阳，内寒自生，渐至脾阳虚衰，气血不足，或肾阳素虚，或久病伤及肾阳，而致肾阳虚衰，均可致脏腑经络失养，阴寒内生，寒阻气滞而生腹痛。正如《诸病源候论·久腹痛》所说："久腹痛者，脏腑虚而有寒，客于腹内，连滞不歇，发作有时。发则肠鸣而腹绞痛，谓之寒中。"

综上所述，腹痛的病因病机不外寒、热、虚、实、气滞、血瘀等六个方面，但其间常常相互联系，相互影响，相因为病，或相兼为病，病变复杂。如寒邪客久，郁而化热，可致热邪内结腹痛；气滞日久，可成血瘀腹痛等。腹痛的部位在腹部，脏腑病位或在脾，或在肠，或在气在血，或在经脉，需视具体病情而定，所在不一。形成本病的基本病机是：脏腑气机不利，经脉气血阻滞，不通则痛；脏腑经络失养，不荣则痛。

二、临床诊断

（一）辨病诊断

根据急性腹痛诱因、临床特点结合针对性的辅助检查，一般可以明确诊断。

1. 诊断思路

（1）鉴别腹痛与急腹症：外科或妇产科急腹症是由某些器官突发器质性病变所致，常为突然发作，急剧进展，可有腹膜刺激征或内出血综合征，多需手术治疗。而内科急性腹痛则多为功能性，无器质性损害或仅有浅表黏膜层炎症、溃疡，或为神经反射性，宜用药物治疗。

（2）确定是否为急性腹膜炎：必须明确有无腹膜炎及其程度，因为关系到治疗方案的选择及其危险性的评估。

（3）确定原发病变的性质：急性腹痛病变的性质可分为7大类：炎症性、穿孔性、出血性、梗阻性、缺血性、创伤性和其他病因性。

2. 临床特点

（1）腹痛的性质：腹痛发作一般可分为持续性、阵发性和持续性疼痛伴阵发性加重三种。腹痛的性质不同表示病变不同，如持续性钝痛或隐痛多提示腹腔内炎症和出血，是炎症性质或腹腔内血液刺激腹膜所致；阵发性绞痛一般是腔道梗阻后平滑肌痉挛所致；持续性疼痛伴阵发性加重提示炎症和梗阻并存，且互为因果。

（2）腹痛的程度：将腹痛分为轻、中、重三型。炎症引起的腹痛一般较轻，多可以忍受；管腔梗阻引起的绞痛常较剧烈，表现为满床翻滚，辗转不安；最为剧烈的腹痛是濒死样疼痛，常可引起神经源性休克，常见的有胃十二指肠溃疡穿孔、腹主动脉瘤破裂、重症急性胰腺炎、绞窄性肠梗阻、胆绞痛、输尿管结石。

（3）腹痛的部位：一般腹痛起始和最明显处往往是病变所在部位，根据器官的解剖位置可做出病变所在器官的初步判断。但有些疾病虽然表现为急性腹痛，而病变却在腹外器官，如细菌性肺炎、急性心肌梗死、急性心包炎等都可以表现为上腹部疼痛。

（4）腹痛的转移和放射痛：某些急性腹痛有特征性的转移痛与放射痛，对诊断有一定的参考价值。如急性阑尾炎的腹痛常起自上腹或脐周，逐渐转移至右下腹部；急性胰腺炎疼痛向左腰背部或呈囊袋状放射；胆囊炎、胆石症疼痛可放射至右肩背部；胃十二指肠球部疾病疼痛放射至剑突并伸展至脐部；胃十二指肠溃疡穿孔因膈肌受刺激可出现肩痛；小肠疾病疼痛放射至脐周；子宫、直肠疾病引起的疼痛常放射至腰骶部；输尿管结石常引起会阴或大腿内侧的放射痛；附睾精索及前列腺疼痛可牵涉到腹股沟上方区域及会阴、阴茎；睾丸疼痛可牵涉至耻骨联合上方及阴茎；肝脓肿向横膈穿破前的症状是肩（背）痛；脾破裂可出现左肩放射痛等。

3. 重症急性腹痛的临床特点

（1）急性腹痛伴失血性休克临床特点：精神紧张，脉速，面色苍白，冷汗，肢端湿冷。末梢循环障碍，甲床发绀、压迫甲床或耳垂后毛细血管充盈缓慢，少尿，脉搏细数，血压下降，中心静脉压和心排出量降低，血红蛋白降低。

（2）急性腹痛伴感染性休克临床特点：①中毒表现如寒战，体温升高，精神萎靡，意识障碍；②面色苍白，血压下降，少尿，脉搏细数，末梢循环障碍等；③白细胞明显升高或降低，出现异形核细胞。

（3）继发性急性腹膜炎指由各种腹腔内病变或外伤所继发的腹膜急性炎症，其临床特点：①腹痛是最突出的症状，突然发病，常表现为持续性、烧灼样疼痛，随身体活动而加剧，炎症最严重处疼痛最明显；②恶心，呕吐，食欲不振，口渴和自觉发热等，发病后病人少尿和便秘；③腹膜刺激征：肌紧张，压痛和反跳痛；④体温可以逐渐升高至38℃以上，甚至出现中毒性休克；⑤空腔脏器穿孔可出现气腹征——肺肝界叩不清或消失，腹部 X 线透视示膈下游离气体；⑥腹部穿刺对诊断非常有帮助，通过对抽出的腹腔液性状进行观察，常可以判断出腹膜炎的病因。

4.急性腹痛的分类及诊断

急性腹痛的病因种类繁多，根据常见病变性质可将急性腹痛归纳为七类。

（1）炎症性腹痛临床基本特点：腹痛＋发热＋压痛或腹肌紧张。

①急性阑尾炎临床特点：早期出现脐周疼痛，数小时后转移到右下腹，部分病人伴恶心和呕吐等消化道症状，随着病程进展可有体温增高至39℃以上或体温不升，白细胞及中性粒细胞明显升高，右下腹麦氏点附近固定性压痛，局部有腹膜炎时可出现腹肌紧张及反跳痛，即可确诊。

②急性胆囊炎临床特点：胃肠道症状和胆囊区疼痛，并放射到右侧肩部和肩胛处，常伴恶心、呕吐和体温升高，一般无寒战。根据右上腹典型疼痛、Murphy征阳性或可触及肿大胆囊，结合腹部超声检查，一般可以明确诊断。

③急性胰腺炎临床特点：有10%~20%病人为重症急性胰腺炎，病情危重，常可导致多个器官功能障碍，死亡率高。常在酗酒和饱食后数小时突发左或右上腹部剧痛，呈持续性，伴阵发性加剧。诊断急性胰腺炎主要依据病史、体格检查、超声、CT和血淀粉酶结果，一般可以明确诊断。

④急性坏死性肠炎临床特点：起病急，表现为高热、腹泻、血便、腹痛，伴有频繁呕吐。病人无肠炎样的里急后重，多表现为急性全身性感染症状或感染性休克。腹部体检可以发现脐周或全腹压痛、肌紧张和反跳痛等，可出现腹胀、肠型。腹部X线检查可见有肠管胀气或液气平面。

⑤急性盆腔炎临床特点：包括急性子宫周围炎、附件炎、盆腔结缔组织炎和盆腔腹膜炎等。腹痛的部位取决于炎症的部位。急性子宫内膜炎疼痛在中下腹部，急性附件炎在病侧髂窝处，而急性盆腔腹膜炎的部位则在整个下腹部。阴道分泌物增多，并伴有臭味。绝大多数病人会出现局限性腹膜炎的体征。妇科体检根据感染累及，子宫、附件或宫颈处会有不同程度的触痛，盆腔超声可以发现炎性积液和炎性

包块。

（2）脏器穿孔性腹膜炎临床基本特点：突发持续性腹痛＋腹膜刺激征＋气腹。

①胃十二指肠溃疡穿孔临床特点：突然发生腹痛，程度剧烈，难以忍受，始于上腹部并迅速扩散到整个腹部，触诊呈"板状腹"，有明显反跳痛。肝浊音界缩小或消失，肠鸣音消失。立位腹部X线平片检查多数病人有膈下游离气体征。根据典型的临床症状和体征、腹部X线检查可以明确诊断。

②伤寒肠穿孔临床特点：腹痛常突然发作，并迅速扩散到整个腹部；腹部体征为弥漫性腹膜炎，肠鸣音消失；病人下胸部、上腹部皮肤常有玫瑰疹；X线腹透可见膈下游离气体。

（3）梗阻性腹痛临床基本特点：阵发性腹痛＋呕吐＋腹胀＋排泄障碍。

①肝内胆管结石临床特点：急性化脓性胆管炎主要表现为胆总管结石梗阻及急性化脓性胆管炎的症状，并表现为肝区的胀痛和相应的后腰背部疼痛。根据临床特点、肝胆超声检查发现肝内外胆管扩张及内有强回声光团就可以明确诊断。

②肝外胆管结石临床特点：典型急性发作为上腹部剑突下偏右方剧烈疼痛，并向右肩背部放射，常合并频繁恶心、呕吐，寒战，高热，出现巩膜、皮肤的黄染，胆囊肿大时常可触及边界清晰、有一定的张力、有压痛的胆囊。肝胆超声检查发现肝外胆管系统扩张，胆管腔内有强回声光团。根据腹痛的临床表现，结合超声检查结果就可以得到明确诊断。

③胆绞痛临床特点：常发作于饱餐后或夜间，表现为骤然发作又突然消失，疼痛往往开始于右上腹或剑突下，放射到后背部和右肩胛下角处，发作可持续数分钟至数小时，右上腹可以有压痛，但常无明显的肌紧张和反跳痛。腹部超声表现为胆囊内发现强回声游光团。有典型的临床表现者，结合腹部超声检查就可以确诊。

④胆道蛔虫病临床特点：骤然发作的剑突下方偏右侧的剧烈绞

痛，呈钻顶样，向右肩放射。在疼痛发作时，病人常弯腰、屈膝，辗转不安，大汗淋漓，甚至会出现四肢厥冷、面色苍白等休克症状。腹痛程度重而体征轻，两者不符是本病的特点。腹部 B 超在胆总管内可以发现有蛔虫条状回声影。根据上腹部阵发性钻顶样剧痛、症状和休征不相称的特点，结合超声检查，诊断较容易明确。

⑤肠梗阻临床特点：出现腹痛、呕吐、腹胀、肛门停止排便。根据病人的临床症状和体征，结合腹部 X 线检查，可以发现胀气的肠襻和气液平面，临床上易于诊断。

⑥肠套叠临床特点：患儿突发无明显诱因的反复大声哭闹。肛门不排气及排果酱样稀软便或指套上有果酱样血迹。右中上腹可触及实性的长形或腊肠样包块。

⑦嵌顿性腹股沟疝临床特点：多见于男性，有右侧腹股沟区可复性肿物病史，突然出现腹股沟区肿物不能还纳、体积增大，伴有较剧烈的疼痛。如果嵌顿的疝内容物为肠管，病人可以现时或在发病后数小时内出现腹痛、呕吐、腹胀、停止自肛门排气排便等完全肠梗阻症状。

⑧嵌顿性腹疝临床特点：多见于女性病人，多无腹股沟可复性肿块的病史。常表现为突发性的脐周部绞痛，随后发生反复的呕吐。腹股沟韧带水平以下的股根部可以触及压痛性肿物。根据上述特点即可明确诊断。

⑨肾、输尿管结石临床特点：运动后突然发作的剧烈的患侧腹部绞痛，可放射到会阴部或患侧腹股沟区，于患侧腹部输尿管走行方向可以有深压痛。根据典型症状，结合尿常规、超声、X 线等辅助检查可以明确诊断。

（4）出血性腹痛临床基本特点：腹痛＋隐性出血或显性出血（呕血、便血或血尿）＋失血性休克。

①胆道出血临床特点：胆道出血三联征即"腹痛、出血和黄疸"。病人突发右上腹阵发性绞痛，随后出现呕血或便血（黑便）及皮肤、巩膜的黄染。在呕血或便血后右上腹部的绞痛逐渐缓解。有典型的胆

道出血三联征，则诊断基本成立。

②肝癌破裂出血临床特点：突然发作的剧烈腹痛，伴腹胀、恶心和呕吐、面色苍白、冷汗、心悸等内出血的症状，严重者可发生休克；腹部有明显的压痛、肌紧张和反跳痛，并且范围较广泛；腹部叩诊发现移动性浊音阳性，多数病人的肠鸣音明显减弱或消失；诊断性腹腔穿刺，可抽出不凝血样的腹腔液。

③腹主动脉瘤破裂出血临床特点：突发腹部和腰背部"撕裂"样疼痛，常有濒死感，迅速发生休克。血压急剧下降，面色苍白，发绀、全身冷汗，心动过速等。腹部有明显的压痛，特异性的体征是可以触及明显的搏动性肿块。

④异位妊娠破裂临床特点：约有50%的病人可无症状，表现为较为平静的状态。重者突发腹痛和虚脱，常有脉搏细数、血压下降等。体检可以发现下腹部压痛，肌紧张，阴道指诊在患侧的穹隆处有触痛，推动宫颈可加剧疼痛。诊断性穿刺可抽出不凝血。根据育龄妇女有明显的停经史，结合上述临床症状和体征、妊娠试验检查，可以帮助诊断。

（5）缺血性腹痛临床基本特点：持续性腹痛＋随缺血坏死而出现的腹膜刺激征。

①肠系膜动脉栓塞症临床特点：突然发作的持续性腹痛，范围广，程度重，病人常坐卧不安；可出现呕吐或腹泻；腹部无明显阳性体征，与病人主诉症状不符；心脏听诊可有心房颤动或心脏杂音等体征；选择性动脉造影和彩色超声检查可以确诊。

②缺血性肠病—腹部绞痛综合征临床特点：多为腹部绞痛，呈间歇性发作，在上腹部，常发生在进食后。起病缓慢，一旦发病，病情呈进行性发展和恶化。腹痛的程度与进食量有明显的关系，即进食量越大腹痛程度越重；部分病人表现为畏惧进餐并减少进食量。病人呈进行性体重下降。大便潜血试验可为阳性。选择性肠系膜动脉造影可以明确诊断。

③卵巢囊肿蒂扭转临床特点：突然发生的剧烈腹痛，呈持续性

绞痛，剧烈腹痛常使病人出现四肢发凉、面色苍白、脉搏细数等类似休克的症状；下腹部可触及压痛性肿块，如果卵巢囊肿破裂，病人会出现急性腹膜炎的体征。对于急性下腹部绞痛及压痛性肿块的育龄妇女，尤其是在妊娠早期或产后者，要高度怀疑此病的可能性。超声可以帮助诊断。

（6）损伤性腹痛临床基本特点：外伤＋腹痛＋腹膜炎或内出血证候群。

①判断内脏损伤：多数伤者根据临床表现可确定内脏是否受损，但仍有不少伤者的诊断并不容易。这种情况常见于早期就诊而腹内脏器损伤的体征尚不明显者以及单纯腹壁损伤并伴有明显的软组织挫伤者。因此，进行短时间的严密观察是十分必要的。需详细了解受伤史，包括受伤时间、地点、致伤条件、伤情、受伤至就诊之间的伤情变化和就诊前的急救处理。伤者有意识障碍或因其他原因不能回答问话时，应向现场目击者和护送人员询问。监测观察脉率、呼吸、体温和血压，注意休克征象，全面而有重点地进行体格检查，包括腹部压痛、肌紧张和反跳痛的程度和范围，是否有肝浊音界改变或移动性浊音，肠蠕动是否受抑制，直肠指检是否有阳性发现等。还应注意腹部有无损伤，进行必要的化验，如红细胞、血红蛋白与血细胞比容下降，表示有大量失血。血淀粉酶或尿淀粉酶升高提示胰腺损伤或胃肠穿孔，或是腹膜后十二指肠破裂，但胰腺或胃肠道损伤不一定伴有淀粉酶升高。血尿是泌尿系损伤的重要标志，但其程度与伤情可不成正比。

②多脏器受损：结合上述临床表现应先确定是哪一类脏器受损（实质脏器或空腔脏器），然后考虑具体脏器。以下各项表现对诊断某一脏器破裂有一定价值：a.有恶心、呕吐、便血、气腹者多为胃肠道损伤，再结合暴力打击部位、腹膜刺激征最明显的部位和程度确定损伤在胃、上段小肠、下段小肠或结肠；b.有排尿困难、血尿、外阴或会阴部牵涉痛者提示泌尿系脏器损伤；c.有膈面腹膜刺激表现者，提示上腹脏器损伤，其中尤以肝和脾的破裂为多见；d.有下位肋骨骨折

者，警惕有肝和脾破裂的可能；e.有骨盆骨折者，提示有直肠、膀胱、尿道损伤的可能。

③多发性损伤：多种多发损伤可能有以下几种情况：a.腹内某一脏器有多处破裂；b.腹内有一个以上脏器受到损伤；c.除腹部损伤外，尚有腹部以外的合并损伤；d.腹部以外损伤累及腹内脏器。不论是哪一种情况，在诊断和治疗中，都应注意避免漏诊，否则将导致严重后果。

④困难诊断

［辅助检查］a.诊断性腹腔穿刺术和腹腔灌洗：可推断哪类脏器受损。疑有胰腺损伤时，可测定其淀粉酶含量。如果抽到不凝固的血液，提示系实质性器官破裂所致内出血。穿刺抽不到血液不完全排除内脏损伤的可能性，应继续严密观察，必要时可重复穿刺，或改行腹腔灌洗术。b.X线检查：最常用的是胸片及平卧位腹部平片。立位腹部平片虽然更有意义，但不适用于重伤员。根据需要拍骨盆片。骨折的存在可能提示有关脏器的损伤。腹腔游离气体为胃肠道破裂的确证。c.超声检查：主要用于诊断肝、脾、胰和肾的损伤，能根据脏器的形状和大小提示损伤的有无、部位和程度，以及周围积血、积液情况。d.CT影像：若同时注入造影剂，对十二指肠破裂的诊断很有帮助，能鉴别有无活动性出血并显示出血的部位。e.其他检查：可疑肝、脾、胰、肾、十二指肠等脏器损伤，但其他检查方法未能证实者选择性血管造影可有很大帮助。

严密观察：a.对不能明确有无腹部内脏损伤的病例，严密观察是诊断中极为重要的一个步骤。观察中要反复检查伤情的演变，并根据这些变化，不断综合分析，以便尽早做出结论而避免贻误治疗时机。观察期间应做到不随便搬动伤者，以免加重伤情；b.禁食，以免因胃肠道穿孔而加重腹腔污染。观察期间还应做以下处理：积极补充血容量，并防治休克；使用广谱抗生素预防或治疗可能存在的腹内感染，疑有空腔脏器破裂或有明显腹胀时，应进行胃肠减压。

腹部探查：以上方法不能排除腹内脏器损伤或出现以下情况时，

应及时进行手术探查：a.腹痛和腹膜刺激征进行性加重或范围扩大；b.肠蠕动逐渐减少、消失或出现明显腹胀；c.全身情况恶化，出现口渴、烦躁、脉率增快或体温及白细胞计数上升；d.膈下有游离气体；e.血细胞比容进行性下降；f.血压由稳定转为不稳定甚至下降者；g.腹腔穿刺抽出气体、不凝血液、胆汁或胃肠内容物；h.胃肠出血；i.积极救治休克而情况不见好转或继续恶化。

（7）功能紊乱性或其他疾病所致腹痛临床基本特点：腹痛无明确定位＋精神因素＋全身性疾病史。

诊断过程中在排除常见病因引起的急性腹痛后，要考虑全身疾病或罕见疾病引起的急性腹痛。如肠易激综合征、结肠肝（脾）曲综合征、胆道运动功能障碍、慢性铅中毒、腹型癫痫、急性溶血及糖尿病酮症酸中毒及腹型过敏性紫癜等。根据腹痛的特点和一般情况，逐项进行一些特殊检查以确定病因，选择有针对性的治疗。

（二）辨证诊断

1. 寒邪内阻证

腹痛急起，剧烈拘急，得温痛减，遇寒尤甚，恶寒身蜷，手足不温，口淡不渴，小便清长，大便自可，苔薄白，脉沉紧。

辨证要点：腹痛剧烈拘急，得温痛减，遇寒尤甚，恶寒身蜷，小便清长，脉沉紧。

2. 湿热积滞证

腹部胀痛，痞满拒按，得热痛增，遇冷则减，胸闷不舒，烦渴喜冷饮，大便秘结，或溏滞不爽，身热自汗，小便短赤，苔黄燥或黄腻，脉滑数。

辨证要点：腹部胀痛，得热痛增，遇冷则减，烦渴喜冷饮，小便短赤，苔黄燥或黄腻。

3. 饮食停滞证

脘腹胀痛，疼痛拒按，嗳腐吞酸，厌食，痛而欲泻，泻后痛减，粪便奇臭，或大便秘结，舌苔厚腻，脉滑。多有伤食史。

辨证要点：脘腹胀痛，嗳腐吞酸，厌食，泻后痛减，粪便奇臭，或大便秘结，舌苔厚腻，多有伤食史。

4. 气机郁滞证

脘腹疼痛，胀满不舒，痛引两胁，时聚时散，攻窜不定，得嗳气、矢气则舒，遇忧思恼怒则剧，苔薄白，脉弦。

辨证要点：脘腹胀痛，时聚时散，攻窜不定，得嗳气、矢气则舒，遇忧思恼怒则剧。

5. 瘀血阻滞证

腹痛如锥如刺，痛势较剧，腹内或有结块，痛处固定而拒按，经久不愈，舌质紫黯或有瘀斑，脉细涩。

辨证要点：腹痛如锥如刺，腹内或有结块，痛处固定而拒按，舌质紫黯或有瘀斑。

6. 中虚脏寒证

腹痛绵绵，时作时止，痛时喜温、喜按，饥饿劳累后加重，得食或休息后减轻，神疲乏力，气短懒言，形寒肢冷，胃纳不佳，大便溏薄，面色不华，舌质淡，苔薄白，脉沉细。

辨证要点：腹痛绵绵，喜温、喜按，得食或休息后减轻，舌质淡，脉沉细。

7. 虫扰腹痛证

脐周疼痛，时作时止，喜温喜按，胃脘嘈杂，心烦喜呕，甚或吐虫、便虫，腹中虫瘕，舌质淡，苔薄白，脉沉细。

辨证要点：脐周疼痛，心烦喜呕，甚或吐虫、便虫，腹中虫瘕，舌质淡，苔薄白，脉沉细。

三、鉴别诊断

（一）西医学鉴别诊断

1. 急性肺炎和胸膜炎

下肺炎症和胸膜炎可刺激膈肌，导致上腹牵涉痛。但急性肺炎病人常有高热、咳嗽、呼吸困难，腹部压痛轻，多不伴有肌紧张及反跳痛，肠鸣正常。肺底叩浊，呼吸音减弱，语颤增强，可闻及湿啰音、管状呼吸音，或胸膜摩擦音等。胸部平片有助于鉴别诊断。

2. 心肌梗死

少数病人可表现为上腹牵涉痛，也可伴有腹肌紧张。疼痛多位于胸骨后、剑突下或上腹部，痛向左上肢放射。腹部压痛点不固定，无反跳痛。心电图和心肌酶学检查有助于明确诊断。

3. 急性心包炎

急性心包炎以青壮年多见，其原因为非特异性、风湿性、化脓性、结核性及恶性肿瘤、心肌梗死后遗症等。临床上可出现上腹部疼痛，腹肌紧张、压痛、出汗，面色苍白等表现；腹痛呈持续性或阵发性，多位于中上腹部，有时位于右下腹或全腹。体检：颈静脉怒张，肝大，奇脉，心包摩擦音及心音遥远等。实验室检查：白细胞总数升高，血沉增快。X线检查：心脏呈三角形态或梯形。超声心动图提示心包积液。心包穿刺抽出液体及心包镜检查等均有助于诊断。

4. 糖尿病酮症酸中毒

可有明显腹痛、恶心呕吐或出现轻度肌紧张和压痛。病人有糖尿病史，出现意识障碍，呼出气体有烂苹果味，实验室检查显示血糖升高，尿糖、尿酮体阳性。

5. 尿毒症

部分病人可伴有腹痛，并有压痛、反跳痛和肌紧张，其机制不明，可能是代谢废物经腹膜排出刺激腹膜所致。病人有慢性肾病史，尿常规异常，血尿素氮及肌酐明显增高。必要时可行腹腔穿刺，结果示腹水清澈，常规及细菌学检查显示阴性。

6. 尿潴留

由于尿道或膀胱颈病变，如结石、肿瘤、前列腺肥大、尿道狭窄、子宫肿瘤压迫等造成阻塞性尿潴留；或由于神经、精神病变，如脊髓痨、脊髓炎、脊髓损伤、神经官能症、脑膜脑炎等造成非阻塞性尿潴留。轻度尿潴留腹部有胀痛，下腹可扪及肿大之膀胱，叩诊呈浊音；重度尿潴留膀胱可扩张至上腹部而扪不清膀胱边界，由于膀胱极度扩张牵拉刺激脏层腹膜导致腹痛加重，并伴有全腹压痛、反跳痛、肌紧张，可误诊为弥漫性腹膜炎，但全腹叩浊，导尿后膀胱缩小、腹痛消失是其特点。

7. 镰状细胞贫血危象

为染色体遗传病，黑人多见，多反复发作剧烈腹痛，可伴有胸痛及骨关节痛，呼吸加快，心动过速，并常有发热，体温可高达 39℃，压痛多在上腹部。该病常合并胆石病。

8. 铅中毒

多为阵发性反复发作之右下腹痛，易被误诊为急性阑尾炎，但腹部体征轻，病人有慢性铅接触史。

（二）中医学鉴别诊断

1. 腹痛与胃脘痛鉴别

二者鉴别要点在发病部位的不同，胃居上脘，疼痛部位在上腹胃脘近心窝处。而腹痛疼痛部位在胃脘以下、耻骨毛际以上。

2. 腹痛与蛔厥鉴别

蛔厥突发上腹部疼痛，呈阵发性钻顶样剧烈疼痛，并向背部放射，常常突发突止，反复发作，伴恶心、呕吐，呕吐物常为胆汁，也可吐出蛔虫，间歇期呈隐痛或完全不痛。多见于青少年，初次发病者多，反复发作者少，有吐蛔、驱蛔史。腹部查体多无阳性体征。大便常规检查、肝胆超声检查、静脉胆道造影、钡餐十二指肠造影有助于确诊及鉴别。

3. 腹痛与脾心痛鉴别

脾心痛为突发上腹剧痛，并向肩背部放射，疼痛持续剧烈如刀割样，病人常自觉上腹及腰背部有"束带感"，早期多伴恶心、呕吐，但吐后腹痛不缓解，腹部疼痛程度与呕吐频度相一致。多于暴饮暴食后急骤起病。查体可见上腹部压痛、反跳痛，黄疸，严重者可出现休克，脐周或侧腹部皮肤呈淡蓝色或有棕褐色瘀斑。血常规、血尿淀粉酶测定、胰蛋白酶含量测定、超声、X线等检查有助于鉴别。而腹痛无向肩背部放射的表现，不难与脾心痛鉴别。

4. 腹痛与胆石症鉴别

胆石症右上腹季肋处疼痛，呈阵发性绞痛，向右肩或右肩胛下角放射，伴恶心呕吐、发热寒战、黄疸等症状。胆石症很少有痛及脐腹和小腹者，与腹痛不难鉴别。胆囊超声检查、X线胆道造影检查有助于鉴别。

5. 腹痛与肠痈鉴别

肠痈初起为上腹部或脐周疼痛，呈钝痛、胀痛，数小时至24小时后疼痛转移至右下腹，此时疼痛呈持续性，并逐渐加重，早期伴恶心呕吐、发热等症状。查体：右下腹麦氏点或其附近的局限性固定点有压痛、反跳痛和肌紧张。血常规、腹部超声、X线检查有助于鉴别。

6. 腹痛与尿石症鉴别

尿石症病人腹部呈阵发性绞痛，向小腹、外阴及大腿内侧放射，伴腰酸痛、腹胀、恶心呕吐等症状。多突然发作，但有反复发作病史。查体：肾区叩击痛或少腹有压痛。尿常规检查可见大量红细胞及白细胞。腹部X线片或静脉肾盂造影及肾、膀胱超声检查有助于鉴别。

7. 腹痛与胸痹鉴别

心痛不典型发病者可以出现腹痛症状，但逐渐出现心前区疼痛，严重者可伴心律失常、心衰、休克。病人有胸痹、心痛病史，服用治疗胸痹心痛的药物后腹痛症状可消失。心电图检查、心肌酶检查有助于鉴别。

8. 腹痛与癥积鉴别

腹腔内有癥积时腹痛固定不移，并可于疼痛部位触及包块，多见于中老年人。腹部超声、CT、MRI检查及内窥镜检查有助于鉴别。

四、临床治疗

（一）提高临床疗效的要素

1. 评估病情，分类诊治

迅速检查呼吸、脉搏、血压、神志和体温，把急性腹痛分为如下几级。

（1）危重：先救命后治病，如腹主动脉瘤破裂、异位妊娠破裂并休克等。要在快速纠正休克、生命支持的基础上采用急诊手术或介入方法控制出血。

（2）重：诊断与治疗相结合，如绞窄性肠梗阻、消化道穿孔、卵巢囊肿蒂扭转等。要在尽快完成各项有关检查的同时，改善病人状况，准备急诊手术和相关治疗。

（3）普通（可有潜在危险性）：寻找危及生命的潜在原因，如胃肠炎、消化道溃疡、慢性炎症、腹壁神经性或肌肉疼痛，也可能是恶性肿瘤、结石等。按常规诊疗程序采集病史，进行体格检查、辅助检查，以明确诊断和鉴别诊断。

2. 先对症支持治疗，后检查明确诊断

当病人血压 < 90/60mmHg 应注意休克，先进行对症支持治疗。①防治休克，纠正水、电解质紊乱和酸碱平衡失调；②对伴有发热、白细胞计数升高的炎症性急性腹痛，应用抗生素有效控制感染；③防治腹胀常采用禁食水、持续有效胃肠减压的方法。

3. 病因诊断不明，止痛措施慎用

腹痛在未诊断明确之前，切不可应用止痛药物，以免影响诊断，延误治疗。未能排除肠坏死、肠穿孔等通常不用灌肠和泻药。

4. 如有指征，剖腹探查

如有以下指征，可进行剖腹探查。

（1）怀疑腹腔内持续性出血；

（2）怀疑有肠坏死或肠穿孔伴有严重腹膜炎；

（3）经密切观察和积极治疗后腹痛不缓解，腹部体征不减轻，全身情况无好转，反而加重。

（二）辨病治疗

1. 一般治疗

（1）禁食，输液，纠正水、电解质和酸碱平衡紊乱。

（2）积极抢救休克。

（3）有胃肠梗阻者应予胃肠减压。

（4）应用广谱抗生素以预防和控制感染。

（5）可酌用解痉止痛剂，除非诊断已经明确否则禁用麻醉止痛剂。

（6）其他对症治疗。

2. 重症急性腹痛治疗

（1）急性腹痛伴失血性休克治疗原则：①积极抗休克；②紧急剖腹手术，控制出血。

（2）急性腹痛伴感染性休克治疗原则：①静脉补液；②抗生素经验性初始治疗；③物理降温；④清除感染灶。

（3）继发性急性腹膜炎治疗原则：①动态监测病情变化，胃肠减压，留置导尿管；②补充血容量，应用抗生素；③积极处理原发病灶，及时手术处理。

3. 炎症性腹痛治疗

（1）急性阑尾炎治疗：应首选急诊阑尾切除手术，不同意手术或不能耐受手术者可先行抗炎等非手术治疗。

（2）急性胆囊炎治疗：对于一般轻症病人可先选择非手术治疗，有效控制感染，以便进一步查明病情，择期行胆囊切除手术治疗；对非手术治疗无效或重症病人，如急性化脓性或坏疽性胆囊炎、胆囊穿孔等，则应当早期行手术治疗。

（3）急性胰腺炎治疗：包括禁食水、胃肠减压、镇痛、静脉输液、抑制胰液分泌及抗感染治疗。对胰腺坏死发生感染、胰腺脓肿、胆源性胰腺炎持续不缓解，合并消化道穿孔和出血、腹腔间隔室综合征等并发症者应及时手术切开减压，清除胰腺坏死组织，彻底引流并发症。

（4）急性坏死性肠炎治疗：非手术治疗包括禁食水、胃肠减压、补液、抗感染以及补充营养等疗法，密切观察病情变化和治疗效果。如有腹膜炎或怀疑有肠坏死穿孔，反复大量出血，经内科治疗无效者，应当进行手术治疗。

（5）急性盆腔炎治疗：病人取半卧位，避免炎症向上扩散到腹腔内；静脉给有效广谱抗生素治疗；营养支持，保持大便的通畅；盆腔脓肿严重者可经阴道或直肠行脓肿引流术。如果怀疑病人合并有输卵管或卵巢脓肿形成，则应行腹部探查手术。

4. 脏器穿孔性腹膜炎治疗原则

（1）胃十二指肠溃疡穿孔治疗原则：包括禁食、有效的胃肠减压、静脉补液及抗感染治疗；密切观察，治疗 6~8 小时不见好转反而加重者应立即手术。

（2）伤寒肠穿孔治疗原则：应先给予抗休克、抗感染治疗；立即行外科手术治疗，根据具体情况手术可选择穿孔单纯缝合、溃疡病灶楔形切除、回肠切除或肠右袢结肠切除术等。

5. 梗阻性腹痛治疗

（1）肝内胆管结石治疗：应当首选手术治疗，解除梗阻，祛除病灶，通畅引流。

（2）肝外胆管结石治疗：以手术治疗为主，尽可能取净结石，解除胆管狭窄和梗阻，引流感染和解决胆汁停滞，防止结石和感染复发。

（3）胆绞痛治疗：有典型胆绞痛症状的胆囊结石症多主张手术切除胆囊。

（4）胆道蛔虫病治疗：肌内注射阿托品或山莨菪碱解痉镇痛，服中药利胆排蛔汤，应用抗生素防治胆道感染。经非手术治疗无效、腹痛剧烈、发作频繁且合并有较重的胆管感染者或合并重症急性胰腺炎者应手术治疗。

（5）肠梗阻治疗：持续胃肠减压、静脉输液以纠正水电解质酸碱平衡紊乱，抗感染治疗及对症处理。手术治疗可祛除病因、解除梗阻。

（6）肠套叠治疗：对于回盲部的急性肠套叠常用空气灌肠的方法。如果使用灌肠疗法效果不佳，或患儿发病已经超过 48 小时，出现剧烈的腹痛、腹部压痛、腹膜刺激体征等情况，则应当行手术治疗。

（7）嵌顿性腹股沟疝治疗：发病 < 6 小时或局部体征未提示有疝内容物绞窄时，可以试用手法将嵌顿的疝内容还纳；如果有体征提示病人的嵌顿疝内容物已经发生绞窄或经手法复位不成功者，应当进行手术。

（8）嵌顿性腹疝治疗：确诊股疝嵌顿后，应当行疝修补术治疗。

6. 出血性腹痛治疗

（1）胆道出血治疗：临床上多采用介入治疗技术栓塞出血部位就可以得到较满意的效果。

（2）肝癌破裂出血治疗：出血量较少者，可采取保守治疗，病人卧床休息，应用止血药物治疗，待病情缓解后，可考虑行介入治疗；出血量大的病人，应立即手术治疗。

（3）腹主动脉瘤破裂出血治疗：腹主动脉瘤破裂一旦确诊，立即手术治疗。

（4）异位妊娠破裂治疗：对于有大出血病人，一经明确诊断，应在抢救休克、扩充血容量的同时争分夺秒地进行手术治疗。

7. 缺血性腹痛治疗

（1）肠系膜动脉栓塞症治疗：行选择性动脉造影检查以明确诊断，同时通过介入置管溶栓术进行治疗，或行开腹探查手术，取出栓子。

（2）缺血性肠病治疗：解痉止痛。急性腹部绞痛发作者，可以选择药物治疗来暂时缓解疼痛；手术治疗可行动脉血栓或内膜剥除手术、旁路移植手术等。

（3）卵巢囊肿蒂扭转治疗：需要进行急诊手术治疗。

8. 损伤性腹痛处理原则

（1）心脏骤停时即刻心肺复苏，其中解除气道梗阻是首要的一环。

（2）迅速控制明显的外出血，尽快恢复循环血容量，控制休克。

（3）对于已确诊或高度怀疑腹内脏器损伤者做好紧急术前准备，争取早期手术。原则上是先处理出血性损伤，后处理穿破性损伤，应先处理污染重的损伤，后处理污染轻的损伤。

9. 功能紊乱性或其他疾病所致腹痛处理原则

根据腹痛的特点和一般情况，逐项进行一些特殊检查以确定病因，选择有针对性的治疗。

（三）辨证治疗

1. 内治法

（1）寒邪内阻

［治法］温里散寒，理气止痛。

［方药］良附丸合正气天香散加减。高良姜 15g，干姜 15g，紫苏 10g，乌药 10g，香附 10g，陈皮 5g。

［加减法］若腹中雷鸣切痛，胸胁逆满，呕吐，为寒气上逆者，用附子粳米汤温中降逆；若腹中冷痛，周身疼痛，内外皆寒者，用乌头桂枝汤温里散寒；若少腹拘急冷痛，寒滞肝脉者，用暖肝煎暖肝散寒；若腹痛拘急，大便不通，寒实积聚者，用大黄附子汤以泻寒积；若脐中痛不可忍，喜温喜按者，为肾阳不足，寒邪内侵，用通脉四逆汤温通肾阳。

（2）湿热积滞

［治法］通腑泄热，行气导滞。

［方药］大承气汤。大黄 15g（后下），芒硝 10g（冲），厚朴 10g，枳实 5g。

［加减法］若燥结不甚，大便溏滞不爽，苔黄腻，湿象较显者，可去芒硝，加栀子、黄芩、黄柏，苦寒清热燥湿；若少阳阳明合病，两胁胀痛，大便秘结者，可用大柴胡汤；若兼食积者，可加莱菔子、山楂以消食导滞；病程迁延者，可加桃仁、赤芍以活血化瘀。

（3）饮食停滞

［治法］消食导滞。

〔方药〕枳实导滞丸。大黄 15g，枳实 10g，神曲 15g，黄芩 10g，黄连 10g，泽泻 15g，白术 15g，茯苓 15g。

〔加减法〕尚可加木香、莱菔子、槟榔以助消食理气之力。若食滞较轻，脘腹胀闷者，可用保和丸消食化滞。若食积较重，也可用枳实导滞丸合保和丸化裁。

（4）气机郁滞

〔治法〕疏肝解郁，理气止痛。

〔方药〕柴胡疏肝散。柴胡 15g，枳壳 10g，香附 10g，陈皮 5g，芍药 15g，甘草 5g，川芎 10g。

〔加减法〕若气滞较重，胁肋胀痛者，加川楝子、郁金以助疏肝理气止痛之功；若痛引少腹睾丸者，加橘核、川楝子以理气散结止痛；若腹痛肠鸣，气滞腹泻者，可用痛泻要方以疏肝调脾，理气止痛；若少腹绞痛，阴囊寒疝者，可用天台乌药散以暖肝温经，理气止痛；肠胃气滞，腹胀肠鸣较著，矢气即减者，可选四逆散合五磨饮子疏肝理气降气，调中止痛。

（5）瘀血阻滞

〔治法〕活血化瘀，理气止痛。

〔方药〕少腹逐瘀汤。当归 10g，川芎 10g，赤芍 10g，蒲黄 15g，五灵脂 15g，没药 10g，延胡索 15g，小茴香 10g，肉桂 10g，干姜 10g。

〔加减法〕若瘀热互结者，可去肉桂、干姜，加丹参、赤芍、牡丹皮等化瘀清热；若腹痛气滞明显者，加香附、柴胡以行气解郁；若腹部术后作痛，可加泽兰、红花、三棱、莪术，并合用四逆散以增破气化瘀之力；若跌仆损伤作痛，可加丹参、王不留行，或吞服三七粉、云南白药以活血化瘀；若少腹胀满刺痛，大便色黑，属下焦蓄血者，可用桃核承气汤活血化瘀，通腑泄热。

（6）中虚脏寒

〔治法〕温中补虚，缓急止痛。

〔方药〕小建中汤。桂枝 15g，饴糖 15g，生姜 15g，大枣 10g，芍药 10g，甘草 5g。

[加减法] 尚可加黄芪、茯苓、人参、白术等助益气健脾之力，加吴茱萸、干姜、川椒、乌药等助散寒理气之功；若产后或失血后，症见血虚者，可加当归养血止痛；食少，饭后腹胀者，可加谷麦芽、鸡内金健胃消食；大便溏薄者，可加芡实、山药健脾止泻；若寒偏重，症见形寒肢冷，肠鸣便稀，手足不温者，则用附子理中汤温中散寒止痛；腰酸膝软，夜尿增多者，加补骨脂、肉桂温补肾阳；若腹中大寒痛，呕吐，肢冷者可用大建中汤温中散寒。

（7）虫扰腹痛

[治法] 驱蛔安蛔，调理中焦。

[方药] 乌梅丸。乌梅 30g，川椒 10g，细辛 5g，黄连 15g，黄柏 10g，干姜 15g，附子 10g，桂枝 10g，人参 10g，当归 15g。

[加减法] 蛔虫病腹不痛，或腹痛不剧烈时，宜祛除蛔虫、消除病因，可用化虫丸加减；若虫结成团，腑气闭结，症见腹部攻撑作痛，并有虫瘕，宜通里攻下，用大承气汤加减。

2. 外治疗法

（1）针灸疗法

①寒证

[治法] 温经散寒，理气止痛。

[处方] 中脘、神阙、足三里。

[方义] 中脘乃腑之会，胃之募，升清降浊，调理胃肠；配足三里健运脾胃；灸神阙温暖下元以消寒积。

[随证配穴] 泄泻—天枢。

[操作] 毫针刺，可温针灸，神阙隔盐艾灸，每日 1 次，每次留针 30 分钟，10 次为 1 个疗程。

②热证

[治法] 清热导滞，行气止痛。

[处方] 中脘、上巨虚、内庭。

[方义] 中脘升清降浊，调理胃肠气机；上巨虚乃大肠下合穴，

疏通腑气，行气消滞；内庭为胃经荥穴，以泄热邪，釜底抽薪。

［随证配穴］泄泻—天枢。

［操作］毫针刺，泻法，每日1次，每次留针30分钟，10次为1个疗程。

③虚证

［治法］温运脾阳，缓急止痛。

［处方］脾俞、胃俞、中脘、章门。

［方义］取脾之背俞穴配章门，胃俞配中脘，俞募相合，振奋脾胃阳气，脾阳得复，健运有权，气机得理，疼痛自除。

［随证配穴］大便溏泄—天枢。

［操作］毫针刺，补法，可温针灸，每日1次，每次留针30分钟，10次为1个疗程。

④实证

［治法］通调肠胃，行气导滞。

［处方］中脘、天枢、太冲。

［方义］中脘调理胃肠气机，升清降浊；天枢乃大肠募穴，调理肠胃，行气祛瘀以止痛；太冲是肝经原穴，疏肝理气，解郁消滞，缓急止痛。

［随证配穴］大便秘结—支沟。

［操作］毫针刺，泻法，每日1次，每次留针30分钟，10次为1个疗程。

（2）穴位注射法

［选穴］天枢、足三里。

［方法］异丙嗪和阿托品各50mg混合，每穴注射0.5ml，每日1次。

（3）耳针法

［选穴］胃、大肠、交感、神门、耳背脾。

［方法］毫针刺，每日1次，每次留针30分钟；亦可掀针埋藏或王不留行籽贴压。

（4）中药外敷

①艾叶 6g，生姜 6 枚，花椒 6g，诸药共捣碎，用酒炒，敷于脐上，用于寒积腹痛。

②中药盐包：采用吴茱萸 250g，粗盐 250g，置于铁锅中以文火炒热，用棉布制成 200 mm × 180 mm 的单层布袋，将吴茱萸与炒热的盐一同装入布袋，用细线密缝封口，即制成药盐包 1 只备用。药盐包可反复使用，可使用 8~10 天，下次使用时将药盐包用适量清水撒湿1~2 分钟，再放入微波炉中加热 5 分钟，温度在 50~60℃，用于寒积腹痛。

③花椒 30g，葱白 1 撮，盐 30g，麸皮 250g，炒热，布包趁热敷熨痛处，用于寒积腹痛。

④莱菔子 120g（打碎），生姜 60g（切碎），葱连根须 500g（切碎），白酒 1 杯，上药用锅炒热，布包好，热熨腹部，一般先上后下，由左而右，冷则换之，用于气滞腹痛。

⑤取本人头发烧灰存性，研末 5g，不拘时酒下，随即以白芥子研末少许，水调封脐中，汗出而愈，用于急性腹痛。

⑥生姜 2000g，捣碎炒热，布 2 块，各包姜一半，热铺上，候热气蒸熨，冷即易之，勿间断。如姜炒枯，加酒炒，需痛止方已，用于一切腹痛，药不能施者。

⑦苦瓜藤叶 10g，栀子仁 20 粒，胡荽末 50g，洗净捣烂，敷腹部痛处或脐部，用于热结腹痛。

3. 中成药

（1）木香顺气丸：用于气机郁滞，症见胸闷腹痛，气郁不舒，食积呕吐等。

（2）桂附理中丸：用于虚寒腹痛，症见呕吐泄泻，手足厥冷等。

（3）附子理中丸：用于脾胃虚寒，脘腹冷痛，症见呕吐泄泻，手足不温等。

（4）纯阳正气丸：用于暑天感受湿热，症见腹痛吐泄，胸膈胀满，头痛恶寒，肢体酸重等。

（5）藿香正气软胶囊：用于外感风寒，内伤湿滞，症见脘腹胀痛，呕吐泄泻等。

（6）栀子金花丸：用于热结腹痛，症见大便秘结，腹部疼痛，口舌生疮，头痛目赤等。

（7）木香槟榔丸：用于肠胃积滞，症见脘腹胀痛，大便不通等。

（8）保和丸：用于食积停滞，症见消化不良，脘腹胀满，嗳腐吞酸，不思饮食等。

（9）槟榔四消丸：用于食积停滞，症见食积痰饮，消化不良，脘腹胀满，嗳气吞酸，大便秘结等。

（10）开胸顺气丸：用于气机郁滞，症见停食停水，气郁不舒，胸胁胀满，脘腹疼痛等。

（11）大黄䗪虫丸：用于瘀血阻滞，症见腹部肿块，肌肤甲错，目眶黑暗，潮热羸瘦等。

（12）失笑散：用于瘀血阻滞，症见腹部刺痛，时发时止等。

4. 单方验方

（1）生姜 10g，大枣 6 枚，艾叶 9g，红白糖各 15g，水煎服，用于寒积腹痛。

（2）生姜 5 片，红糖 60g，沏姜糖水加白酒少许，温服，用于寒积腹痛。

（3）陈皮 10g，青皮 6g，炒莱菔子 15g，水煎服，用于气滞腹痛。

（4）延胡索 15g，当归 10g，水煎服，用于血瘀腹痛。

（5）焦山楂 12g，陈皮 6g，神曲 9g，炒莱菔子 6g，水煎服，用于食积腹痛。

（6）鸡内金 3 个（炙），研成细末，1 天分 2 次服完，用于食积腹痛。

（7）炒蔓荆子 15g，研成细末，开水送服，用于热郁腹痛。

（8）芍药、当归等份为末，每服 10g，水 2 碗，煎成 50~100ml，温服，用于剧烈腹痛。

（9）小麦秆烧灰，地上出火气，将麻布包之，滚水淋汁，一服即止，用于一切腹痛。

五、预后与转归

（一）预后

腹痛的预后决定于其所属疾病的性质和病人的体质。一般来说，体质好，病程短，正气尚足者预后良好；体质较差，病程较长，正气不足者预后较差；身体日渐消瘦，正气日衰者难治。若腹痛急暴，伴大汗淋漓，四肢厥冷，脉微欲绝者为虚脱之象，如不及时抢救则危殆立至。

（二）转归

腹痛各证型之间，往往可以相互转化，互相兼夹。如寒痛可以郁而化热，形成热痛；热痛日久不愈，耗气伤阴，可以转为寒热交错之证；气滞痛可导致血瘀痛，而血瘀痛又可影响气机的通畅，形成气滞血瘀痛；食积痛可以夹寒、夹湿热、夹气滞；虚寒痛常夹食积、气滞等；实性腹痛经久不愈，正气暗耗，可转为虚实夹杂腹痛；虚性腹痛也可以兼夹多种邪气，而显现虚实夹杂腹痛。

六、预防与调护

（一）预防

腹痛预防的大要是节饮食，适寒温，调情志，具体如下。

（1）饮食有节，不暴饮暴食，戒烟限酒，勿恣食辛辣、油腻、肥腥等，以免湿从内生，以有营养、易消化、无刺激食物为宜。应减少动物脂肪及含胆固醇丰富的饮食，多食新鲜蔬菜、水果、豆制品、食用植物油。

（2）注意气候寒暖变化，避免六淫外邪。平时生活起居有规律。

（3）保持乐观情绪，心情舒畅，注意平素尽量减少情绪波动，防止七情内伤。

（4）早期发现，早期治疗，如有原发病，应积极及时进行治疗，切勿延误病情。

（5）适当进行体育运动，增强机体免疫力。

（二）调护

腹痛病人的护理依其轻重缓急和证类不同而采取相应护理方法。腹痛剧烈病人宜禁食，诊断明确、腹痛缓解后可以进食流质，逐渐转为半流质、软食，食物以清淡、易消化、营养足够为原则，忌油煎厚味及辛辣刺激食品。虚寒证或其他各证无明显热象者，可用热水袋敷腹部，或采用葱熨法及艾灸神阙、气海、关元等穴止痛。保持大便通畅，便秘者应及时处理。病情观察中注意腹痛之时间、部位、性质、伴发症状、诱发原因及与寒暖、饮食、劳力等的关系等。慎用止痛药，诊断不明者，禁用麻醉性止痛剂，以免掩盖病情；禁服泻药，以免引起感染扩散，或加重病情；禁止灌肠，以免导致炎症扩散或加重病情等。

如病人突然腹痛剧烈且进行性加重，腹痛部位明确而固定，局部压痛并拒按，腹膜刺激征明显，且扩大蔓延，较快出现厥脱表现，具备外科急腹症特征，应立刻按外科急腹症护理常规护理，并立即向值班医生报告。立即建立静脉输液通道，必要时输血或血浆等，以防治休克，纠正水、电解质、酸碱平衡紊乱，纠正营养失调。

腹痛症状基本消失后，可进行食疗调摄，常用有砂仁莲子粥、桃仁粥、二冬粥等。

砂仁莲子粥：适用于脾胃虚寒和肝气不舒引起的腹痛。用砂仁5g，莲子20g，捣碎，粳米100g，冰糖适量，加水500ml，煎煮至米烂为度，每日早晚各服1次，7天为1个疗程。

桃仁粥：适用于瘀血腹痛。用桃仁15g捣碎，粳米50g，加水500ml，煮至米烂。每日早晚各服1次，7天为1个疗程。

二冬粥：适用于肠道积热引起的腹痛和病后伴有津液不足者。用麦冬 15g，天冬 15g，捣烂，粳米 100g，冰糖适量，加水 1000ml，煎煮至米烂为度，每日早晚各服 1 次，7 天为 1 个疗程。

此外，寒痛者要注意保温，虚痛者宜进食易消化食物，热痛者忌食肥甘厚味和醇酒辛辣，食积者注意节制饮食，气滞者要保持心情舒畅。卧床休息，取俯卧位可使腹痛缓解，也可双手适当压迫腹部使腹痛缓解。适当给予解痉药物如阿托品、盐酸消旋山莨菪碱或维生素 K_3 可暂时缓解腹痛。若是暴饮暴食所致腹痛、腹泻者，可试用桐油按摩腹部，往往可起到一定止痛效果。腹痛剧烈且伴有呕吐、高热、血便和肠型时，应速送医院治疗，不宜外留家中以免耽误病情。

第二节　急喉风

急喉风亦名紧喉风，是喉风的一种，多因风火痰热之邪上攻咽喉所致，是以发病迅速、呼吸困难、痰声如锯、语言难出、汤水难下、咽喉红肿疼痛为主要表现的咽喉危急重病。本病发展迅速，如不速治，可引起窒息死亡。

《黄帝内经》最早有类似本病的论述，如《素问·著至教论》说："三阳者，至阳也，积并则为惊，病起疾风，至如礔砺，九窍皆塞，阳气滂溢，干嗌喉塞。"《灵枢·本脏》说："民病温疠至，喉闭嗌干，烦躁而渴，喘息而有音也。"最早以"喉风"命名的病证为"缠喉风"，见于姚僧垣《集验方》，元代《瑞竹堂经验方》有"急喉风"一名，明代《普济方》有"锁喉风"，《外科正宗》有"紧喉风"，均泛指咽喉肿塞，饮食呼吸难入的危急重症。但根据急喉风的临床特点，在古代文献中，急喉风也属于"喉风""喉痹""喉闭"以及"咽喉肿痛"等病证范畴。

急喉风可由咽喉痈及各种急性咽喉病发展而致，是喉科常见的急症之一，若未及时进行正确治疗，病人常发生死亡。由于解剖与生理特点的关系，小儿声门狭小，喉黏膜下组织松软，喉部神经易受刺激而引起痉挛，因此急喉风在婴儿发病机会较成人为多。

一、诊断要点

（一）疾病诊断要点

1. 病史

发病较急，多有急性咽喉病或白喉等传染史。

2. 症状

吸气期呼吸困难，吸气期喉鸣，痰涎壅盛，声音嘶哑，或语言难出，汤水难下及软组织凹陷，胸骨上窝（天突）、锁骨上窝（缺盆）、肋间隙吸气时向内凹陷，称"三凹征"，严重者剑突下方（鸠尾）或上腹部也可出现吸气性凹陷，称为"四凹征"，面色发绀，四肢发凉，额部冷汗，血压下降等。

3. 体征

可见咽喉红肿剧烈，或虽咽部不红，但喉部、声带红肿或水肿。

4. 临床分度

吸气期呼吸困难根据其程度及病情轻重，临床可分为四度。

一度：安静时无呼吸困难表现，活动或哭啼时出现轻度呼吸困难及喉鸣，天突及缺盆有轻度凹陷。

二度：安静时易出现轻度吸气期呼吸困难，活动时加重。

三度：吸气期呼吸困难明显，喉鸣声较响，并见烦躁不安，自汗，三凹征显著。

四度：呼吸极度困难，呼吸浅促，唇青面黑，额汗如珠，身汗如雨，甚则四肢厥冷，脉微欲绝，神昏，濒临窒息。

5. 实验室检查

血常规显示白细胞总数和中性粒细胞增高。C反应蛋白可出现不同程度升高，免疫力低下者可低于正常。

（二）证候诊断要点

1. 痰火壅塞

突然出现咽喉疼痛，吞咽不利，喉部紧缩感，呼吸困难，出现三凹征或四凹征，喉鸣，咳时可闻及哮吼声，声音嘶哑或语言难出，痰涎壅盛，声如拽锯，汤水难下。检查见咽喉红肿剧烈，会厌或声带红肿明显，痰涎多，或有腐物。可有憎寒壮热，或高热神烦，汗出如雨，口干欲饮，大便秘结，小便短赤，舌质红或绛，苔黄或腻，脉数或沉微欲绝等。

2. 风痰壅闭

多见于小儿。外感风邪之后，突然喉间堵塞，痰声漉漉，呼吸不畅，甚则牙关紧闭，目睛上视，四肢躁扰，可见三凹征或四凹征，声音嘶哑，发音费力，甚则无音。检查见喉部黏膜肿胀色淡，声带水肿，喉部多有白色痰涎。或见恶寒发热，头痛，鼻塞流涕，胸部痞满，纳差，腹胀便溏，舌淡苔白腻或白滑，脉濡缓或滑。

二、鉴别诊断

1. 与咳嗽、哮喘相鉴别

咳嗽、哮喘发作严重时，可引起一时呼吸困难但检查喉部黏膜多无充血水肿。

2. 与白喉相鉴别

可发生呼吸困难，但检查喉部有灰白色假膜，并无充血水肿。

三、急救措施

（1）一二度喉梗阻者，以病因治疗为主。如应用抗生素、糖皮质激素消除炎性水肿。密切观察病情，做好气管切开准备。三度梗阻者如短时内能去除病因则迅速去除病因，解除梗阻。如短时内不能去除病因，则尽早行气管切开术。四度梗阻者应立即进行气管插管或环甲膜切开、紧急气管切开术。

（2）对牙关紧闭、口噤不开者，可用通关散吹鼻取嚏，或以蛇床子烧烟熏鼻，或以巴豆油压于纸上，捻条烧烟熏鼻窍以开关通窍。

四、辨证论治

1.痰火闭喉

［证候］急性热性咽喉病中，迅速出现喉部紧缩感，呼吸困难或有三凹征、喉鸣，声音嘶哑，喉中痰涎壅盛，声如拽锯，汤水难下。检查见咽喉肌膜红肿较剧，痰涎多，或有腐物。伴憎寒壮热，口干欲饮。舌质红或绛，舌苔黄，脉数。

［治法］泻火解毒，除痰开窍。

［方药］清瘟败毒饮。

［常用药物］生地、黄连、黄芩、牡丹皮、石膏、栀子、甘草、竹叶、玄参、犀角（水牛角代替）、连翘、芍药、知母、桔梗。

［加减法］便秘者，加大黄、芒硝以通腑泻热；痰涎壅盛者，加天竺黄、贝母、瓜蒌、竹茹以清热化痰，并配合六神丸、雄黄解毒丸、紫雪丹、安宫牛黄丸以助解毒、祛痰、开窍。

2.风痰闭喉

［证候］多见于幼儿，因外感后，突发喉间堵塞，呼吸困难，痰声漉漉，口噤不开，两目上视，手足躁扰。伴轻微发热，咳嗽，鼻塞不利，苔薄白，指纹淡红。

［治法］疏风宣肺，祛风止痉。

［方药］三拗汤合柴胡加龙骨牡蛎汤。

［常用药物］麻黄、杏仁、柴胡、半夏、人参、龙骨、牡蛎、铅丹、桂枝、茯苓、大黄、生姜、大枣、甘草。

五、综合治疗

（一）针灸治疗

1.放血疗法

取少商、商阳刺血或耳垂放血；或在咽喉肿痛处浅刺3~4下，出血为度。

2. 体针

取天突、合谷、尺泽、曲池、天鼎、扶突、丰隆、廉泉等穴，每次 2~3 穴，泻法，不留针。

3. 耳针

取咽喉、神门、平喘等穴，针刺，留针 15~30 分钟，每日 1~2 次。

（二）其他治疗

若能立即去除病因者，应迅速加以去除。如咽后脓肿应切开排脓。若病因不明或一时不能去除病因，呼吸困难明显者，应尽早行气管切开。

六、预防与调护

（1）注意及早防治各种咽喉疾病，以免发展成急喉风。

（2）多休息，少说话，少活动，以免加重呼吸困难。痰涎多者，应取半坐位、卧位。

（3）病室内应保持一定的温度与湿度，保持空气新鲜。

（4）病中禁食辛辣炙煿，以流质或半流质食物为主。

（5）密切观察病情变化，做好随时抢救的准备。

第三节　乳蛾

乳蛾发病部位在咽部两侧的喉核处，症见喉核红肿疼痛，表面或有脓白色分泌物，因其形状如乳头或如蚕蛾，故名乳蛾，又称"喉蛾"或"莲房蛾"。乳蛾又有单蛾和双蛾之分，正如《景岳全书》所言："盖肿于咽之两旁者为双蛾，肿于一边者为单蛾。"乳蛾是一种临床常见病、多发病，发于春秋二季者尤多。本病相当于西医学的急性扁桃体炎，是扁桃体的一种非特异性急性炎症，常伴有一定程度的咽黏膜及咽淋巴组织的急性炎症。常发生于儿童及青少年。

一、诊断要点

1. 全身症状

起病急，恶寒，高热，体温可达 39~40℃，尤其是幼儿可因高热而抽搐、呕吐或昏睡、食欲不振、便秘及全身酸困等。

2. 局部症状

咽痛明显，吞咽时尤甚，剧烈者可放射至耳部，幼儿常因不能吞咽而哭闹不安。儿童若因扁桃体肥大影响呼吸时可妨碍其睡眠，夜间常惊醒不安。

3. 体格检查

急性病容，面颊赤红，口有臭味，颈部淋巴结肿大，特别是下颌角处的淋巴结往往肿大，并且有触痛。根据局部检查可见到不同类型扁桃体炎有不同表现。急性充血性扁桃体炎亦称急性卡他性扁桃体炎，主要表现为扁桃体充血、肿胀，表面无脓性分泌物。急性化脓性扁桃体炎含急性隐窝性扁桃体炎和急性滤泡性扁桃体炎，表现为扁桃体及腭弓明显充血，扁桃体肿大。隐窝性表现为隐窝口有黄白色脓点，有时渗出物可融合成膜状，不超出扁桃体范围，易于拭去而不留出血创面；滤泡性主要表现为扁桃体实质之淋巴滤泡充血、肿胀、化脓，扁桃体形成淡白色小隆起。

4. 实验室检查

（1）血常规可示白细胞明显增高。

（2）咽拭子培养多呈链球菌阳性。

急性扁桃体炎一般都具有典型临床表现，故不难诊断。血常规检查及咽拭子涂片检查和细菌培养，对于与其他疾病的鉴别诊断有重要意义。

二、鉴别诊断

1. 与白喉相鉴别

白喉属急性传染病，起病缓，咽痛轻，中等程度发热，但很快呈虚弱面容，神疲，面色苍白，脉细而数。扁桃体假膜呈灰色，可超过扁桃体波及周围。白膜坚韧而厚，不易拭去，强力拭去黏膜有出血点。假膜涂片可查到白喉杆菌。颈淋巴肿大呈典型"牛颈"。

2. 与猩红热相鉴别

猩红热属急性传染病，起病急。恶寒高热，双侧扁桃体红肿，表面假膜拭去后黏膜呈紫红色，软膜有瘀点，全身起猩红色皮疹，舌乳头红肿呈典型杨梅舌。

3. 与流行性出血热相鉴别

流行性出血热典型表现有起病急、发热（38~40℃）、三痛（头痛、腰痛、眼眶痛）以及恶心、呕吐、胸闷、腹痛、腹泻、全身关节痛等症状，皮肤黏膜三红（脸、颈和上胸部发红），眼结膜充血，重者似酒醉貌。口腔黏膜、胸背、腋下出现大小不等的出血点或瘀斑，或呈条索状、抓痕样的出血点。随着病情的发展，病人退烧，但症状反而加重，继而出现低血压、休克、少尿、无尿及严重出血等症状。典型的出血热一般有发热、低血压、少尿、多尿及恢复五期经过。

4. 与溃疡膜性咽峡炎相鉴别

咽痛为溃疡膜性咽峡炎的主要症状，常为一侧性，并有吞咽困难和口臭。全身症状较轻微，有头痛、周身不适、关节疼痛，可有发热，但体温一般不超过38.5℃。扁桃体红肿，上附灰白或灰黄色腐肉状伪膜，味臭，易拭脱，其下为溃疡，并有小出血点。重症者假膜可蔓延到咽部及口腔，伴有颌下淋巴结肿大。

5. 与传染性单核细胞增多症相鉴别

传染性单核细胞增多症患者大多可见咽部充血，少数病人咽部有溃疡及伪膜形成，可见出血点。齿龈也可肿胀或有溃疡。喉和气管的水肿和阻塞少见。淋巴结肿大以颈淋巴结肿大最为常见，腋下及腹股沟部次之。淋巴结直径1~4cm、质地中等硬、分散、无明显压痛、不化脓、双侧不对称等为其特点。发热多在38~40℃之间，热型不定，热程自数日至数周，甚至数月，可伴有寒战和多汗。中毒症状多不严重。约 10% 的病例在病程 1~2 周时出现多形性皮疹，为淡红色斑丘疹，亦可有麻疹样、猩红热样、荨麻疹样皮疹，多见于躯干部，一周内隐退，无脱屑。

三、急救措施

（1）卧床休息，多饮水，全身应用抗生素，青霉素 400 万 U 加入 0.9% 氯化钠注射液 250ml 中静脉滴注，每日 2 次。

（2）清开灵注射液 40~60ml 加入 5% 葡萄糖注射液 500ml 中静脉滴注。

（3）高热者酌情用解热镇痛剂。

（4）针刺曲池、合谷、内关、手三里、足三里、阳陵泉，均采用泻法。留针 20~30 分钟。若高热，可针刺少商放血。

四、辨证论治

1. 风热外袭

［证候］单侧或双侧咽痛，吞咽欠利，恶寒发热，头痛鼻塞，扁桃体红肿，舌苔薄白或微黄，脉浮数。

［治法］疏风清热，消肿止痛。

［方药］疏风清热汤。

［常用药物］防风、白菊花、桑叶、板蓝根、大青叶、金银花、连翘、黄芩、夏枯草、白茅根、蝉蜕。

［加减法］大便干结，加全瓜蒌；若有咳黄痰加桑白皮、黄芩。

2. 肺胃热盛

［证候］咽痛剧烈，痛连耳根及颌下，吞咽困难，高热口渴，大便秘结，扁桃体红肿，表面有黄白色脓点或连成片状伪膜，舌红苔黄厚，脉洪数。

［治法］解毒泻火，凉营去腐。

［方药］清咽利膈汤合黄连解毒汤加减。

［常用药物］连翘、栀子、牛蒡子、黄芩、薄荷、防风、荆芥、

玄明粉、金银花、玄参、大黄、桔梗、黄连、黄柏。

［加减法］高热者加石膏；颌下急痛加瓜蒌、贝母，以清化痰热。

五、综合治疗

（1）含漱：大黄煎水含漱，1日3次。

（2）喷剂：扁桃体红肿，可用冰硼散或西瓜霜少许喷喉，1日3次，若扁桃体表面有脓点或连成片的脓性假膜，则用吹喉祛腐散喷喉，1日3次，或用锡类散、冰硼散吹喉，每2小时1次。

（3）推拿，常用手法有：①清肺经300次，清天河水200次。②以拇指从腕关节桡侧缘向虎口直推，反复操作100次。③病人仰卧，医以拇指的指腹分别置于咽喉部两侧，由上向下轻轻推擦，反复操作200次。④病人俯卧，医以掌根直推脊柱两侧的肌肉，以热为度。

六、预防与调护

（1）扁桃体一般在3~10岁时最大，10岁以后逐渐萎缩，因此儿童时期的扁桃体炎是防治的重点。

（2）注意休息，多饮水，通大便，进流食或软食。

（3）室内温度不宜过高，以不感觉冷为宜，空气要新鲜，不要在室内抽烟，减少咽部刺激。不要带患儿到影院、商场等人口密集场所，特别是在呼吸系统、消化系统疾病流行之际。

（4）加强锻炼，特别在冬季，要多参加户外活动，使身体对寒冷的适应能力增强，减少扁桃体发炎的机会。

（5）养成良好的口腔卫生习惯，做到饭后漱口，每天至少早晚各刷牙1次。临睡前不吃甜食。适量饮茶能杀灭口腔致病菌及增加机体代谢，有利于毒素的排出。

（6）饮食宜清淡，食性宜凉、宜寒，多服清凉润肺、泻火败毒的饮料，如鲜藕汁、鲜芦根汁、金银花露、绿豆汤等。多食新鲜蔬菜、水果和瓜类，以补充维生素。避免过食辛辣刺激食物，戒烟忌酒，以防热毒上攻。

（7）急性扁桃体炎多为细菌感染所致，特别是化脓菌，如链球菌、金黄色葡萄球菌等，因此必须使用抗生素，其中青霉素类最有效，根据炎症的轻重程度可选择口服或静脉注射。

第四节　手足口病

手足口病是由肠道病毒感染引起的一种儿童常见传染病，5 岁以下儿童多发。手足口病是全球性疾病，我国各地全年均有发生，发病率为 37.01/10 万 ~205.06/10 万，近年报告病死率在 6.46/10 万 ~51.00/10 万之间。

一、病原学

肠道病毒属于小 RNA 病毒科肠道病毒属。手足口病由肠道病毒引起，主要致病血清型包括柯萨奇病毒（Coxsackievirus，CV）A 组 4~7、9、10、16 型和 B 组 1~3、5 型，埃可病毒（Echovirus）的部分血清型和肠道病毒 71 型（Enterovirus A71，EV-A71）等，其中以 CV-A16 和 EV-A71 最为常见，重症及死亡病例多由 EV-A71 所致。近年部分地区 CV-A6、CV-A10 有增多趋势。肠道病毒各型之间无交叉免疫力。

二、流行病学

（一）传染源

患儿和隐性感染者为主要传染源，手足口病隐性感染率高。肠道病毒适合在湿、热的环境下生存，可通过感染者的粪便、咽喉分泌物、唾液和疱疹液等广泛传播。

（二）传播途径

密切接触是手足口病重要的传播方式，通过接触被病毒污染的手、毛巾、手绢、牙杯、玩具、食具、奶具以及床上用品、内衣等引起感染；还可通过呼吸道飞沫传播；饮用或食入被病毒污染的水和食物亦可感染。

（三）易感人群

婴幼儿和儿童普遍易感，以 5 岁以下儿童为主。

三、发病机制及病理改变

（一）发病机制

肠道病毒感染人体后，主要与咽部和肠道上皮细胞表面相应的病毒受体结合，其中 EV-A71 和 CV-A16 的主要病毒受体为人类清道夫受体 B2（Human scavenger receptor class B2，SCARB2）和 P 选择素糖蛋白配体 -1（P-selectin glycoprotein ligand-1，PSGL-1）等。病毒和受体结合后经细胞内吞作用进入细胞，病毒基因组在细胞浆内脱衣壳、转录，组装成病毒颗粒。肠道病毒主要在扁桃体、咽部和肠道的淋巴结大量复制后释放入血液，可进一步播散到皮肤及黏膜、神经系统、呼吸系统、心脏、肝脏、胰脏、肾上腺等，引起相应组织和器官发生一系列炎症反应，导致相应的临床表现。少数病例因神经系统受累导致血管舒缩功能紊乱及白细胞介素 10（IL-10）、白细胞介素 13（IL-13）、γ- 干扰素（IFN-γ）等炎性介质大量释放引起心肺衰竭。

神经源性肺水肿及循环衰竭是重症手足口病患儿的主要死因，病理过程复杂，是中枢神经系统受损后神经、体液和生物活性因子等多因素综合作用的结果。

（二）病理改变

死亡病例尸检和组织病理检查发现：淋巴细胞变性坏死，以胃肠道和肠系膜淋巴结病变为主；神经组织病理变化主要表现为脑干和脊髓上段有不同程度的炎性反应、嗜神经现象、神经细胞凋亡坏死、单核细胞及小胶质细胞结节状增生、血管套形成、脑水肿、小脑扁桃体疝；肺部主要表现为肺水肿、肺淤血、肺出血伴少量的炎细胞浸润；还可出现心肌断裂和水肿，坏死性肠炎，肾脏、肾上腺、脾脏和肝脏严重变性坏死等。

四、临床表现

（一）潜伏期

多为 2~10 天，平均 3~5 天。

（二）临床症状体征

根据疾病的发生发展过程，将手足口病分为如下 5 期。

第 1 期（出疹期）：主要表现为发热，手、足、口、臀等部位出疹，可伴有咳嗽、流涕、食欲不振等症状。部分病例仅表现为皮疹或疱疹性咽峡炎，个别病例可无皮疹。典型皮疹表现为斑丘疹、丘疹、疱疹。皮疹周围有炎性红晕，疱疹内液体较少，不疼不痒，皮疹恢复时不结痂、不留瘢痕。不典型皮疹通常小、厚、硬、少，有时可见瘀点、瘀斑。某些肠道病毒如 CV-A6 和 CV-A10 所致皮损严重，皮疹可表现为大疱样改变，伴疼痛及痒感，且不限于手、足、口部位。此期属于手足口病普通型，绝大多数在此期痊愈。

第 2 期（神经系统受累期）：少数病例可出现中枢神经系统损害，多发生在病程 1~5 天内，表现为精神差、嗜睡、吸吮无力、易惊、头痛、呕吐、烦躁、肢体抖动、肌无力、颈项强直等。此期属于手足口病重症病例重型，大多数可痊愈。

第 3 期（心肺功能衰竭前期）：多发生在病程 5 天内，表现为心率和呼吸增快、出冷汗、四肢末梢发凉、皮肤发花、血压升高。此期属于手足口病重症病例危重型。及时识别并正确治疗，是降低病死率的关键。

第 4 期（心肺功能衰竭期）：可在第 3 期的基础上迅速进入该期。

临床表现为心动过速（个别患儿心动过缓）、呼吸急促、口唇紫绀、咳粉红色泡沫痰或血性液体、血压降低或休克。亦有病例以严重脑功能衰竭为主要表现，临床可见抽搐、严重意识障碍等。此期属于手足口病重症危重型，病死率较高。

第 5 期（恢复期）：体温逐渐恢复正常，对血管活性药物的依赖逐渐减少，神经系统受累症状和心肺功能逐渐恢复，少数可遗留神经系统后遗症。部分手足口病例（多见于 CV-A6、CV-A10 感染者）在病后 2~4 周有脱甲的症状，新甲于 1~2 个月内长出。

大多数患儿预后良好，一般在 1 周内痊愈，无后遗症。少数患儿发病后迅速累及神经系统，表现为脑干脑炎、脑脊髓炎、脑脊髓膜炎等，发展为循环衰竭、神经源性肺水肿的患儿病死率高。

五、辅助检查

（一）实验室检查

1. 血常规及 C 反应蛋白（CRP）

多数病例白细胞计数正常，部分病例白细胞计数、中性粒细胞比例及 CRP 可升高。

2. 血生化

部分病例丙氨酸氨基转移酶（ALT）、天门冬氨酸氨基转移酶（AST）、肌酸激酶同工酶（CK-MB）轻度升高，病情危重者肌钙蛋白、血糖、乳酸升高。

3. 脑脊液

神经系统受累时，脑脊液符合病毒性脑膜炎和（或）脑炎改变，表现为外观清亮，压力增高，白细胞计数增多，以单核细胞为主（早期以多核细胞升高为主），蛋白正常或轻度增多，糖和氯化物正常。

4. 血气分析

呼吸系统受累时或重症病例可有动脉血氧分压降低，血氧饱和度下降，二氧化碳分压升高，酸中毒等。

5.病原学检测

病原学及血清学临床样本（咽拭子、粪便或肛拭子、血液等标本）肠道病毒特异性核酸检测显示阳性或分离到肠道病毒。急性期血清相关病毒 IgM 抗体阳性。恢复期血清 CV-A16、EV-A71 或其他可引起手足口病的肠道病毒中和抗体比急性期升高 4 倍及以上。

（二）影像学检查

1.胸部 X 片

轻症患儿肺部无明显异常。重症及危重症患儿并发神经源性肺水肿时，两肺野透亮度减低，呈磨玻璃样改变，有局限或广泛分布的斑片状、大片状阴影，进展迅速。

2.颅脑 CT 和 MRI

颅脑 CT 检查可用于鉴别颅内出血、脑疝、颅内占位等病变。神经系统受累者 MRI 检查可出现异常改变，合并脑干脑炎者可表现为脑桥、延髓及中脑的斑点状或斑片状长 T1 长 T2 信号。并发急性弛缓性麻痹者可显示受累节段脊髓前角区的斑点状对称或不对称的长 T1 长 T2 信号。

（三）心电图

可见窦性心动过速或过缓，Q-T 间期延长，ST-T 改变。

（四）脑电图

神经系统受累者可表现为弥漫性慢波，少数可出现棘（尖）慢波。

（五）超声心动图

重症患儿可出现心肌收缩和（或）舒张功能减低、节段性室壁运动异常、射血分数降低等。

六、诊断标准

结合流行病学史、临床表现和病原学检查做出诊断。

（一）临床诊断病例

（1）流行病学史：常见于学龄前儿童，婴幼儿多见。流行季节，当地幼托机构及周围人群有手足口病流行，发病前与手足口病患儿有直接或间接接触史。

（2）符合手足口病临床表现。极少数病例皮疹不典型，部分病例仅表现为脑炎或脑膜炎等，诊断需结合病原学或血清学检查结果。

（二）确诊病例

在临床诊断病例基础上，具有下列之一者即可确诊。

（1）肠道病毒（CV-A16、EV-A71 等）特异性核酸检查阳性。

（2）分离出肠道病毒，并鉴定为 CV-A16、EV-A71 或其他可引起手足口病的肠道病毒。

（3）急性期血清相关病毒 IgM 抗体阳性。

（4）恢复期血清相关肠道病毒的中和抗体比急性期升高 4 倍及以上。

七、鉴别诊断

1. 与其他儿童出疹性疾病相鉴别

手足口病普通病例需与儿童出疹性疾病，如丘疹性荨麻疹、沙土皮疹、水痘、不典型麻疹、幼儿急疹、带状疱疹、风疹以及川崎病等鉴别；CV-A6 或 CV-A10 所致大疱性皮疹需与水痘鉴别；口周出现皮疹时需与单纯疱疹鉴别。可依据病原学检查和血清学检查进行鉴别。

2. 与其他病毒所致脑炎或脑膜炎相鉴别

由其他病毒如单纯疱疹病毒、巨细胞病毒、EB 病毒等引起的脑炎或脑膜炎，临床表现与手足口病合并中枢神经系统损害的重症病例表现相似。对皮疹不典型者，应当结合流行病学史并尽快留取标本，进行肠道病毒尤其是 EV-A71 的病毒学检查，结合病原学或血清学检查结果做出诊断。

3. 与脊髓灰质炎相鉴别

重症病例合并急性弛缓性瘫痪时需与脊髓灰质炎鉴别，后者主要表现为双峰热，病程第 2 周退热前或退热过程中出现弛缓性瘫痪，病情多在热退后到达顶点，无皮疹。

4. 与肺炎相鉴别

重症病例可发生神经源性肺水肿，应与肺炎鉴别。肺炎患儿一般无皮疹，胸片可见肺实变病灶、肺不张及胸腔积液等，病情加重或减轻呈逐渐演变的过程。

八、重症病例的早期识别

重症病例诊疗关键在于及时、准确地识别第 2 期和第 3 期，阻止发展为第 4 期。年龄 3 岁以下、病程 3 天以内和 EV-A71 感染为重症高危因素，下列指标提示患儿可能发展为重症病例危重型。

（1）持续高热：体温大于 39℃，常规退热效果不佳。

（2）神经系统表现：出现精神萎靡、头痛、眼球震颤或上翻、呕吐、易惊、肢体抖动、吸吮无力、站立或坐立不稳等。

（3）呼吸异常：呼吸增快、减慢或节律不整，安静状态下呼吸频率超过 30~40 次 / 分。

（4）循环功能障碍：心率增快（ > 160 次 / 分）、出冷汗、四肢末梢发凉、皮肤发花、血压升高、毛细血管再充盈时间延长（ > 2 秒）。

（5）外周血白细胞计数升高：外周血白细胞计数 $\geq 15 \times 10^9$/L，除外其他感染因素。

（6）血糖升高：出现应激性高血糖，血糖 > 8.3mmol/L。

（7）血乳酸升高：出现循环功能障碍时，通常血乳酸 $\geq$ 2.0mmol/L，其升高程度可作为判断预后的参考指标。

九、治疗

（一）一般治疗

（1）普通病例门诊治疗：注意隔离，避免交叉感染；清淡饮食；做好口腔和皮肤护理。

（2）积极控制高热：体温超过38.5℃者，采用物理降温（温水擦浴、使用退热贴等）或应用退热药物治疗。常用药物有：布洛芬口服，5~10mg/（kg·次）；对乙酰氨基酚口服，10~15mg/（kg·次）；两次用药的最短间隔时间为6小时。

（3）保持患儿安静：惊厥病例需要及时止惊，常用药物有：如无静脉通路可首选咪达唑仑肌内注射，0.1~0.3mg/（kg·次），体重<40kg者，最大剂量不超过5mg/次，体重>40kg者，最大剂量不超过10mg/次；地西泮缓慢静脉注射，0.3~0.5mg/（kg·次），最大剂量不超过10mg/次，注射速度1~2mg/分。需严密监测生命体征，做好呼吸支持准备；也可使用水合氯醛灌肠抗惊厥；保持呼吸道通畅，必要时吸氧；注意营养支持，维持水、电解质平衡。

（二）病因治疗

目前尚无特效抗肠道病毒药物。研究显示，干扰素α喷雾或雾化、利巴韦林静脉滴注早期使用可有一定疗效，若使用利巴韦林应关注其不良反应和生殖毒性。不应使用阿昔洛韦、更昔洛韦、单磷酸阿糖腺苷等药物治疗。

（三）液体疗法

重症病例可出现脑水肿、肺水肿及心功能衰竭，应控制液体入量，给予生理需要量60~80ml/（kg·d）（脱水剂不计算在内），建议匀速给予，即2.5~3.3ml/（kg·h），注意维持血压稳定。休克病例在应用血管活性药物同时，给予生理盐水5~10ml/（kg·次）进行液体复苏，15~30 分钟内输入，此后酌情补液，避免短期内大量扩容。仍不能纠正者给予胶体液（如白蛋白或血浆）输注。有条件的医疗机构可依据中心静脉压（CVP）、动脉血压（ABP）等指导补液。

（四）降颅压

常用甘露醇，剂量为 20% 甘露醇 0.25~1.0g/（kg·次），每 4~8 小时 1 次，20~30 分钟快速静脉注射；严重颅内高压或脑疝时，可增加频次至每 2~4 小时 1 次。

严重颅内高压或低钠血症患儿可考虑联合使用高渗盐水（3% 氯化钠注射液）。有心功能障碍者，可使用利尿剂，如呋塞米 1~2mg/kg 静脉注射。

（五）血管活性药物

第 3 期患儿血流动力学改变为高动力高阻力型，以使用扩血管药物为主。可使用米力农，负荷量 50~75μg/kg，15 分钟输注完毕，维持量从 0.25μg/（kg·min）起始，逐步调整剂量，最大可达 1μg/（kg·min），一般不超过 72 小时。高血压者应将血压控制在该年龄段严重高血压值以下（具体血压值见表 1），可用酚妥拉明 1~20μg/（kg·min），或硝普钠 0.5~5μg/（kg·min），由小剂量开始逐渐增加剂量，直至调整至合适剂量，期间密切监测血压等生命体征。

表 1　儿童（≤5 岁）严重高血压参考值

性别	血压 年龄	收缩压 （mmHg）	舒张压 （mmHg）
女	~3 岁	≥ 110	≥ 72
	~4 岁	≥ 112	≥ 73
	~5 岁	≥ 114	≥ 76
男	~3 岁	≥ 112	≥ 73
	~4 岁	≥ 114	≥ 74
	~5 岁	≥ 117	≥ 77

第 4 期血压下降时，可应用正性肌力及升压药物治疗，如多巴胺 5~20μg/（kg·min）、去甲肾上腺素 0.05~2μg/（kg·min）、肾上腺素 0.05~2μg/（kg·min）或多巴酚丁胺 2.5~20μg/（kg·min）等，从低剂量开始，以能维持接近正常血压的最小剂量为佳。

以上药物无效者，可试用血管加压素或左西孟旦等药物治疗。血管加压素，20μg/kg，每 4 小时 1 次，静脉缓慢注射，用药时间视血流动力学改善情况而定；左西孟旦负荷剂量 6~12μg/kg 静脉注射，维持量 0.1μg/（kg·min）。

（六）丙种球蛋白

第 2 期不建议常规使用静脉丙种球蛋白。有脑脊髓炎和持续高热等表现者以及危重病例可酌情使用，剂量为 1.0g/（kg·d），连用 2 天。

（七）糖皮质激素

有脑脊髓炎和持续高热等表现者以及危重病例酌情使用。可选用甲基泼尼松龙 1~2mg/（kg·d），或氢化可的松 3~5mg/（kg·d），或地塞米松 0.2~0.5mg/（kg·d），一般疗程 3~5 天。

（八）机械通气

1. 机械通气指征

出现以下表现之一者，可予气管插管机械通气。

（1）呼吸急促、减慢或节律改变；

（2）气道分泌物呈淡红色或血性；

（3）短期内肺部出现湿性啰音；

（4）胸部 X 线检查提示肺部明显渗出性病变；

（5）脉搏血氧饱和度（SpO_2）或动脉血氧分压（PaO_2）下降；

（6）面色苍白，紫绀，皮温低，皮肤发花，血压下降；

（7）频繁抽搐或昏迷。

2. 机械通气模式

常用压力控制通气，也可选用其他模式。有气漏或顽固性低氧血症者可考虑使用高频通气（HFV）。

3. 机械通气参数调节目标

维持动脉血氧分压（PaO_2）在 60~80mmHg 以上，动脉血氧饱和度（SpO_2）92%~97%，控制肺水肿和肺出血。

对于出现肺水肿或肺出血者或仅有中枢性呼吸衰竭者，按照机械通气呼吸机初调参数表（见表2）进行调节。

若肺出血未控制或血氧未改善，可每次增加 PEEP1~2cmH2O，一般不超过 20cmH2O，注意同时调节 PIP，以保证正常氧合水平。肺水肿及出血控制后，逐步下调呼吸机参数。

表2　机械通气治疗时呼吸机初调参数

类别	吸入氧浓度（FiO_2）	气道峰压（PIP）	呼气末正压（PEEP）	呼吸频率（f）	潮气量（Vt）
肺水肿或肺出血者	60%~100%	20~30cmH2O（含PEEP）	8~12cmH2O	20~40 次/min	6~8ml/kg
仅有中枢性呼吸衰竭者	21%~40%	15~20cmH2O（含PEEP）	4~5cmH2O	20~40 次/min	6~8ml/kg

4. 机械通气管理

（1）镇痛与镇静：气管插管前需要进行充分的镇静、镇痛处理。药物包括咪达唑仑静脉泵注，0.1~0.3mg/（kg·h）；芬太尼静脉注射，1~2μg/kg，注射时间 > 60 秒；芬太尼静脉维持泵注，1~4μg/（kg·h）。

（2）机械通气过程中避免频繁、长时间吸痰造成气道压力降低，要保持气道通畅，防止血凝块堵塞气管导管。

5. 撤机指征

（1）自主呼吸恢复正常，咳嗽反射良好；

（2）氧合指数（PaO_2/FiO_2）≥ 200mmHg，PEEP < 10cmH2O 时，开始做撤机评估；

（3）血气分析好转，胸片显示肺部渗出与肺水肿好转；

（4）意识状态好转；

（5）循环稳定。

（九）其他治疗

1.血液净化

危重症患儿有条件时可开展床旁连续性血液净化治疗，目前尚无具体推荐建议。血液净化辅助治疗有助于降低"儿茶酚胺风暴"，减轻炎症反应，协助液体平衡和替代肾功能等，适用于第3期和第4期患儿。

2.体外生命支持

包括体外膜肺氧合（ECMO）、体外左心支持（ECLVS）或ECMO+左心减压（LVvent）等。适用于常规治疗无效的合并心肺衰竭的危重型患儿，其中ECMO+左心减压适用于合并严重肺水肿和左心衰竭的重症患儿。严重脑功能衰竭的患儿不建议使用。

（十）恢复期治疗

针对患儿恢复期症状进行康复治疗和护理，促进各脏器功能尤其是神经系统功能的早日恢复。

（十一）中医辨证论治

手足口病属于中医"瘟疫、温热夹湿"等范畴，传变特点具有"卫气营血"的规律，根据病症，分期辨证论治。

1.出疹期（湿热蕴毒，郁结脾肺证）

［证候］手、足、口、臀等部位出现斑丘疹、丘疹、疱疹，伴有发热或无发热，倦怠，流涎，咽痛，纳差，便秘。甚者可出现大疱、手指脱甲。

［舌象脉象指纹］舌质淡红或红，苔腻，脉数，指纹红紫。

［治法］清热解毒，化湿透邪。

［基本方］甘露消毒丹。

［常用药物］黄芩、茵陈、连翘、金银花、藿香、滑石、牛蒡子、白茅根、薄荷、射干。

［加减］持续发热、烦躁、口臭、口渴、大便秘结，加生石膏、酒大黄、大青叶。

［用法］口服，每日 1 剂，水煎 100~150ml，分 3~4 次口服。灌肠，煎煮取汁 50~100ml，日 1 剂灌肠。

［中成药］可选用具有清热解毒、化湿透疹功效且有治疗手足口病临床研究报道的药物。

2. 风动期（毒热内壅，肝热惊风证）

［证候］高热，易惊，肌肉瞤动，瘛疭，或抽搐，或肢体痿软无力，呕吐，嗜睡，甚则昏蒙、昏迷。

［舌象脉象指纹］舌黯红或红绛，苔黄腻或黄燥，脉弦细数，指纹紫滞。

［治法］解毒清热，息风定惊。

［基本方］清瘟败毒饮合羚角钩藤汤。

［常用药物］生石膏、水牛角、金银花、连翘、生大黄、黄连、牡丹皮、紫草、生地、钩藤、羚羊角粉。

［加减］高热持续，伴有神昏者加用安宫牛黄丸；伴有便秘者加用紫雪散。

［用法］口服，每日 1 剂，水煎 100~150ml，分 3~4 次口服。灌肠，煎煮取汁 50~100ml，日 1 剂灌肠。

［中成药］可选用具有解毒清热、息风定惊功效且有治疗手足口病临床研究报道的药物。

3. 喘脱期（邪闭心肺，气虚阳脱证）

［证候］壮热，喘促，神昏，手足厥冷，大汗淋漓，面色苍白，口唇紫绀。

［舌象脉象指纹］舌质紫黯，脉细数或沉迟，或脉微欲绝，指纹紫暗。

［治法］固脱开窍，清热解毒。

［基本方］参附汤、生脉散合安宫牛黄丸。

［常用药物］人参、制附片、麦冬、山萸肉、人工牛黄、羚羊角粉、炒栀子、黄连、天竺黄、石菖蒲、郁金。

［用法］口服，每日1剂，水煎100~150ml，分3~4次口服。灌肠，煎煮取汁50~100ml，日1剂灌肠。

［中成药］可选用具有固脱开窍、清热解毒功效且有治疗相关病症临床研究报道的药物。

4. 恢复期（气阴不足，络脉不畅证）

［证候］乏力，纳差，或伴肢体痿软，或肢体麻木。

［舌象脉象指纹］舌淡红，苔薄腻，脉细，指纹色淡或青紫。

［治法］益气通络，养阴健脾。

［基本方］生脉散合七味白术散。

［常用药物］党参、五味子、麦冬、白术、茯苓、玉竹、藿香、木香、葛根。

［用法］每日1剂，水煎，分3~4次口服。

［中成药］可选用具有益气、养阴、通络功效且有相关病症临床研究报道的药物。

［非药物治疗］针灸、推拿等可帮助功能恢复。

注：处方药物具体剂量应根据患儿年龄规范使用，只适用于病症的治疗，不适用于疾病的预防。

（十二）中医外治法

1. 口咽部疱疹治疗
西瓜霜、冰硼散、珠黄散等，选用一种吹敷口腔患处，每日2次。

2. 手足皮肤疱疹治疗
（1）冰硼散、金黄散、青黛散等，选一种用蒸馏水稀释溶化后用消毒棉签蘸此水涂患处，每日3~4次。

（2）苦参、野菊花、紫草、地肤子各30g，加水3000ml，煎至2000ml，晾至35~38℃，泡洗手足臀部皮肤10~15分钟。

十、预防

（一）一般预防措施

保持良好的个人卫生习惯是预防手足口病的关键。勤洗手，不要让儿童喝生水、吃生冷食物。儿童玩具和常接触到的物品应当定期进行清洁消毒。避免儿童与患手足口病儿童密切接触。

（二）接种疫苗

EV-A71 型灭活疫苗可用于 6 月龄 ~5 岁儿童预防 EV-A71 感染所致的手足口病，基础免疫程序为 2 剂次，间隔 1 个月，鼓励在 12 月龄前完成接种。

（三）加强医院感染控制

医疗机构应当积极做好医院感染预防和控制工作。各级各类医疗机构要加强预检分诊，应当有专门诊室（台）接诊手足口病疑似病例；接诊手足口病病例时，采取标准预防措施，严格执行手卫生，加强诊疗区域环境和物品的消毒，选择中效或高效消毒剂如含氯（溴）消毒剂等进行消毒，75% 乙醇和 5% 来苏尔消毒液对肠道病毒无效。

十一、调护

（1）患病期间，宜清淡或流质饮食，多饮水，保证体液和营养充足。轻症者可以用下列食方。

①红萝卜 1 条，白茅根 15g，甘蔗 1 节，生薏苡仁 15g，每日 1 剂，煎水代茶。

②灯心草 5 扎，蝉蜕 3g，木棉花 1 朵，鸡骨草 10g，瘦猪肉 50g，煲汤饮用。

以上均为 3~6 岁儿童 1 人份量，可根据年龄大小酌情增减用量。

（2）注意保护皮肤清洁和疱疹的处理，防止溃破感染。

（3）注意精神、神志、呼吸、心率、心律、体温、血压等变化，观察舌苔、大小便等情况，及早发现并发症，随时调整治疗方案。

第五节　人感染 H7N9 禽流感

人感染 H7N9 禽流感是由甲型 H7N9 禽流感病毒感染引起的急性呼吸道传染病，其中重症肺炎病例常并发急性呼吸窘迫综合征（ARDS）、脓毒性休克、多器官功能障碍综合征（MODS），甚至导致死亡。早发现、早报告、早诊断、早治疗，加强重症病例救治，中西医并重，是有效防控、提高治愈率、降低病死率的关键。

我国部分省市人感染 H7N9 禽流感病例呈散发分布，相互之间没有流行病学关联，流行病学的主要特征没有变化，分离到的病毒株遗传学特征和既往流行类似。

一、病原学

流感病毒属正粘病毒科，病毒颗粒呈多形性，其中球形直径 80~120nm，有囊膜。基因组为分节段单股负链 RNA。依据其外膜血凝素（H）和神经氨酸酶（N）蛋白抗原性不同，目前可分为 18 个 H 亚型（H1~H18）和 11 个 N 亚型（N1~N11）。禽流感病毒属甲型流感病毒属，除感染禽外，还可感染人、猪、马、水貂和海洋哺乳动物。可感染人的禽流感病毒亚型为 H5N1、H7N9、H9N2、H7N7、H7N2、H7N3、H5N6、H10N8 等，近些年主要为 H7N9 禽流感病毒。

H7N9 禽流感病毒为新型重配病毒，编码 HA 的基因来源于 H7N3，编码 NA 的基因来源于 H7N9，其 6 个内部基因来自于两个不同源的 H9N2 禽流感病毒。与 H5N1 禽流感病毒不同，H7N9 禽流感病毒对禽类的致病力很弱，在禽类间易于传播且难以发现，增加了人感染的机会。

禽流感病毒普遍对热敏感，加热至 65℃ 30 分钟或 100℃ 2 分钟即可灭活。对低温抵抗力较强，在 4℃水中或有甘油存在的情况下可保持活力 1 年以上。

二、流行病学

1. 传染源

传染源为携带 H7N9 禽流感病毒的禽类。目前，大部分为散发病例，有数起家庭聚集性发病，尚无持续人际间传播的证据，应警惕医院感染的发生。

2. 传播途径

呼吸道传播或密切接触感染禽类的分泌物或排泄物而获得感染；或通过接触病毒污染的环境感染。

3. 高危人群

在发病前 10 天内接触过禽类或者到过活禽市场者，特别是中老年人为高危人群。

三、发病机制和病理

人类上呼吸道组织和气管主要分布有唾液酸 α-2，6 型受体（人流感病毒受体）；人类肺组织分布有唾液酸 α-2，3 型受体（禽流感病毒受体）和唾液酸 α-2，6 型受体。H7N9 禽流感病毒可以同时结合唾液酸 α-2，3 型受体和唾液酸 α-2，6 型受体，但 H7 血凝素与唾液酸 α-2，3 型受体亲和力更高，较季节性流感病毒更容易感染人的下呼吸道上皮细胞，病毒可持续复制，重症病例病毒核酸阳性可持续 3 周以上。

H7N9 禽流感病毒感染人体后，可以诱发细胞因子风暴，如干扰素诱导蛋白 10（IP-10）、单核细胞趋化蛋白 -1、白细胞介素 6 和 8（IL-6、IL-8）等，导致全身炎症反应，可出现 ARDS、休克及 MODS。病理检查显示肺急性渗出性炎症改变、肺出血、弥漫性肺泡损伤和透明膜形成等。

四、临床表现

潜伏期多为 7 天以内，也可长达 10 天。

（一）症状

肺炎为主要临床表现，病人常出现发热、咳嗽、咳痰，可伴有头痛、肌肉酸痛、腹泻或呕吐等症状。重症病人病情发展迅速，多在发病 3~7 天出现重症肺炎，体温大多持续在 39℃以上，出现呼吸困难，可伴有咯血痰。常快速进展为 ARDS、脓毒性休克和 MODS。少数病人可为轻症，仅表现为发热伴上呼吸道感染症状。

（二）实验室检查

1. 血常规
早期白细胞总数一般不高或降低。重症病人淋巴细胞、血小板减少。

2. 血生化检查
多有 C 反应蛋白、乳酸脱氢酶、肌酸激酶、天门冬氨酸氨基转移酶、丙氨酸氨基转移酶升高，肌红蛋白可升高。

3. 病原学及相关检测
采集呼吸道标本（如鼻咽分泌物、痰、气道吸出物、支气管肺泡灌洗液）送检，下呼吸道标本检测阳性率高于上呼吸道标本。标本留取后应及时送检。

（1）核酸检测：对可疑人感染 H7N9 禽流感病例宜首选核酸检测。对重症病例应定期检测呼吸道分泌物核酸，直至转阴。

（2）甲型流感病毒通用型抗原检测：呼吸道标本甲型流感病毒通用型抗原快速检测 H7N9 禽流感病毒阳性率低。对高度怀疑人感染 H7N9 禽流感病例，应尽快送检呼吸道标本检测核酸。

（3）病毒分离：从病人呼吸道标本中分离 H7N9 禽流感病毒。

（4）血清学检测：动态检测急性期和恢复期双份血清 H7N9 禽流

感病毒特异性抗体水平，呈 4 倍或以上升高。

（三）胸部影像学检查

发生肺炎的病人肺内出现片状阴影。重症病人病变进展迅速，常呈双肺多发磨玻璃影及肺实变影像，可合并少量胸腔积液。发生 ARDS 时，病变分布广泛。

（四）预后

人感染 H7N9 禽流感重症病人预后差。影响预后的因素可能包括病人年龄、基础疾病、并发症等。

五、诊断与鉴别诊断

（一）诊断

1. 流行病学史

发病前 10 天内，有接触禽类及其分泌物、排泄物，或者到过活禽市场，或者与人感染 H7N9 禽流感病例有密切接触史。

2. 诊断标准

（1）疑似病例：符合上述流行病学史和临床表现，尚无病原学检测结果。

（2）确诊病例：有上述临床表现和病原学检测阳性。

（3）重症病例：符合下列 1 项主要标准或 ≥ 3 项次要标准者可诊断为重症病例。

主要标准：①需要气管插管行机械通气治疗；②脓毒性休克经积极液体复苏后仍需要血管活性药物治疗。

次要标准：①呼吸频率 ≥ 30 次 / 分；②氧合指数 ≤ 250mmHg（1mmHg=0.133kPa）；③多肺叶浸润；④意识障碍和（或）定向障碍；⑤血尿素氮 ≥ 7.14mmol/L；⑥收缩压 < 90 mmHg 需要积极的液体复苏。

3. 易发展为重症的危险因素

（1）年龄 ≥ 65 岁。

（2）合并严重基础病或特殊临床情况，如心脏或肺部基础疾病、高血压、糖尿病、肥胖、肿瘤、免疫抑制状态、孕产妇等。

（3）发病后持续高热（T ≥ 39℃）。

（4）淋巴细胞计数持续降低。

（5）C反应蛋白、乳酸脱氢酶及肌酸激酶持续增高。

（6）胸部影像学提示肺炎快速进展。

（二）鉴别诊断

主要依靠病原学检测来进行鉴别诊断。

六、治疗

（一）隔离治疗

对疑似病例和确诊病例应尽早隔离治疗。

（二）对症治疗

根据病人缺氧程度可采用鼻导管、经鼻高流量氧疗、开放面罩及储氧面罩进行氧疗。高热者可进行物理降温，或应用解热药物。咳嗽咳痰严重者可给予止咳祛痰药物。

（三）抗病毒治疗

对怀疑人感染 H7N9 禽流感的病人应尽早应用抗流感病毒药物。

1. 抗病毒药物使用原则

（1）在使用抗病毒药物之前宜留取呼吸道标本。

（2）抗病毒药物应尽早使用，无需等待病原学检测结果。

2. 抗病毒药物

（1）神经氨酸酶抑制剂

①奥司他韦（Oseltamivir）：成人剂量每次 75mg，每日 2 次，疗程 5~7 天，重症病例剂量可加倍，疗程可适当延长。1 岁及以上年龄的儿童病人应根据体重给药（宜选择儿童剂型）。

②帕拉米韦（Peramivir）：重症病例或无法口服者可用帕拉米韦氯化钠注射液，成人用量为 300~600mg，静脉滴注，每日 1 次，常规疗程 5~7 天，可根据临床需要调整。

③扎那米韦（Zanamivir）：适用于 7 岁以上人群。每日 2 次，间隔 12 小时；每次 10mg（分两次吸入）。不建议用于重症或有并发症的病人。

（2）离子通道 M2 阻滞剂

目前监测资料显示所有 H7N9 禽流感病毒对金刚烷胺（Amantadine）和金刚乙胺（Rimantadine）耐药，不建议使用。

（四）中医药辨证论治

1. 热毒犯肺，肺失宣降证（疑似病例或确诊病例病情轻者）

［证候］发热，咳嗽，甚者喘促，少痰，或头痛，或肌肉关节疼痛。舌红苔薄，脉数滑。

［治法］清热解毒，宣肺止咳。

［参考处方和剂量］银翘散、白虎汤、宣白承气汤。金银花 30g，连翘 15g，炒杏仁 15g，生石膏 30g，知母 10g，桑白皮 15g，全瓜蒌 30g，青蒿 15g，黄芩 15g，麻黄 6g，生甘草 6g。

［用法］水煎服，每日 1~2 剂，每 4~6 小时口服 1 次。

［加减法］咳嗽甚者加枇杷叶、浙贝母。

［中成药］可选择疏风解毒胶囊、连花清瘟胶囊、金莲清热泡腾片等具有清热解毒、宣肺止咳功效的药物。

［中药注射液］痰热清注射液、喜炎平注射液、热毒宁注射液、血必净注射液、参麦注射液。

2. 热毒壅肺，内闭外脱证（高热、ARDS、脓毒性休克等病人）

［证候］高热，咳嗽，痰少难咯，憋气，喘促，咯血，或见痰中

带血，伴四末不温，四肢厥逆，躁扰不安，甚则神昏谵语。舌黯红，脉沉细数或脉微欲绝。

［治法］解毒泻肺，益气固脱。

［参考处方和剂量］宣白承气汤、参黄汤、参附汤。生大黄 10g，全瓜蒌 30g，炒葶苈子 30g，人参 15g，生石膏 30g，栀子 10g，虎杖 15g，制附子 10g，山萸肉 15g。

［用法］水煎服，每日 1~2 剂，每 4~6 小时口服或鼻饲 1 次。

［加减法］高热，神志恍惚，甚至神昏谵语者，上方送服安宫牛黄丸；肢冷，汗出淋漓者加煅龙骨、煅牡蛎。

［中药注射液］可选择参麦注射液、参附注射液、痰热清注射液、血必净注射液、喜炎平注射液、热毒宁注射液。

以上中药汤剂、中成药和中药注射液不作为预防使用，宜尽早中医治疗。

（五）支持、抗菌治疗

加强支持治疗，维持内环境稳定，防治继发感染。一旦出现继发感染征象或存在感染的高危因素，应合理选择抗菌药物治疗。

（六）重症病例的治疗

采取抗病毒、抗休克、纠正低氧血症、防治 MODS 和继发感染、维持水电解质平衡等综合措施。对出现呼吸功能障碍者给予吸氧及其他相应呼吸支持，发生其他并发症的病人应积极采取相应治疗。

1. 氧疗

病人病情出现下列情况之一，应进行氧疗。

①吸气时 $SpO_2 < 92\%$。

②呼吸频率增快（呼吸频率 > 24bpm），呼吸困难或窘迫。

2. 呼吸功能支持

机械通气：病人经氧疗 2 小时，SpO_2 仍 < 92%，或呼吸困难、呼吸窘迫改善不明显时，宜进行机械通气治疗。可参照 ARDS 机械通

气的原则进行治疗。ARDS 治疗中可发生纵膈气肿、呼吸机相关肺炎等并发症，应当引起注意。

无创正压通气：出现呼吸窘迫和（或）低氧血症、氧疗效果不佳的病人，可早期尝试使用无创通气，推荐使用口鼻面罩。无创通气治疗 1~2 小时无改善，需及早考虑实施有创通气。

有创正压通气：运用 ARDS 保护性通气策略，采用小潮气量，合适的 PEEP，积极的肺复张，严重时采取俯卧位通气。有条件的可根据病情选择体外膜氧合（ECMO）。

七、医院感染预防与控制

根据呼吸道及密切接触传播途径采取预防和控制措施，加强个人防护。在疾病的不同阶段，针对不同的有创操作，采取相应措施，预防继发感染。具体措施参考国家卫生计生委制定的《人感染 H7N9 禽流感医院感染预防与控制技术指南》等相关技术方案执行。

八、解除隔离标准

人感染 H7N9 禽流感住院病人，间隔 24 小时病毒核酸检测 2 次阴性，解除隔离。

第六节　流行性感冒

流行性感冒（以下简称流感）是由流感病毒引起的一种急性呼吸道传染病，在世界范围内引起暴发和流行。

流感起病急，虽然大多为自限性，但部分因出现肺炎等并发症可发展至重症流感，少数重症病例病情进展快，可因急性呼吸窘迫综合征（ARDS）和（或）多脏器衰竭而死亡。重症流感主要发生在老年人、儿童、孕产妇或有慢性基础疾病者等高危人群，亦可发生在一般人群。

2017 年入冬以来，我国南北方省份流感活动水平上升较快。冬季流感流行处于高峰水平。全国流感监测结果显示，流感样病例就诊百分比和流感病毒检测阳性率均显著高于过去三年同期水平，流感活动水平仍呈现上升态势。

一、病原学

流感病毒属于正粘病毒科，为 RNA 病毒。根据核蛋白和基质蛋白分为甲、乙、丙、丁四型。目前感染人的主要是甲型流感病毒中的 H1N1、H3N2 亚型及乙型流感病毒中的 Victoria 和 Yamagata 系。流感病毒对酒精、碘伏、碘酊等常用消毒剂敏感，对紫外线和热敏感，56℃条件下 30 分钟可灭活。

二、流行病学

（一）传染源

流感病人和隐性感染者是流感的主要传染源。从潜伏期末到急性期都有传染性。受感染动物也可成为传染源，人感染来源动物的流感病例在近距离密切接触可发生有限传播。

病毒在人呼吸道分泌物中一般持续排毒 3~6 天，婴幼儿、免疫功能受损病人排毒时间可超过 1 周，人感染 H5N1/H7N9 病例排毒可达 1~3 周。

（二）传播途径

流感主要通过打喷嚏和咳嗽等经飞沫传播，也可经口腔、鼻腔、眼睛等通过黏膜直接或间接接触传播。接触被病毒污染的物品也可引起感染。人感染禽流感主要是通过直接接触受感染的动物或受污染的环境所致。

（三）易感人群

人群普遍易感。接种流感疫苗可有效预防相应亚型的流感病毒感染。

（四）重症病例的高危人群

下列人群感染流感病毒，较易发展为重症病例，应给予高度重视，尽早（发病 48 小时内）给予抗病毒药物治疗，进行流感病毒核酸检测及其他必要检查。

（1）年龄＜5 岁的儿童（年龄＜2 岁更易发生严重并发症）；

（2）年龄≥65 岁的老年人；

（3）伴有以下疾病或状况者：慢性呼吸系统疾病、心血管系统疾病（高血压除外）、肾病、肝病、血液系统疾病、神经系统及神经肌肉疾病、代谢及内分泌系统疾病、免疫功能抑制（包括应用免疫抑制剂或 HIV 感染等致免疫功能低下）；

（4）肥胖者 [体重指数（bodymassindex，BMI）大于 30，BMI= 体重（kg）/ 身高（m）^{2}]；

（5）妊娠期妇女。

三、发病机制及病理

（一）发病机制

甲、乙型流感病毒通过 HA 结合呼吸道上皮细胞含有唾液酸受体的细胞表面启动感染。流感病毒通过细胞内吞作用进入细胞，病毒基因组在细胞核内进行转录和复制。复制出大量新的子代病毒颗粒，这些病毒颗粒通过呼吸道黏膜扩散并感染其他细胞。流感病毒感染人体后，可以诱发细胞因子风暴，导致全身炎症反应，出现 ARDS、休克及多脏器功能衰竭。

（二）病理改变

病理变化主要表现为呼吸道纤毛上皮细胞呈簇状脱落、上皮细胞化生、固有层黏膜细胞充血、水肿伴单核细胞浸润等。重症肺炎可发生弥漫性肺泡损害。合并脑病时出现脑组织弥漫性充血、水肿、坏死。合并心脏损害时出现心肌细胞肿胀、间质出血，淋巴细胞浸润、坏死等炎症反应。

四、临床表现和实验室检查

潜伏期一般为 1~7 天，多为 2~4 天。

（一）临床表现

主要表现为发热、头痛、肌痛和全身不适，体温可达 39~40℃，可有畏寒、寒战，多伴全身肌肉关节酸痛、乏力、食欲减退等全身症状，常有咽喉痛、干咳，可有鼻塞、流涕、胸骨后不适等。颜面潮红，眼结膜充血。

部分以呕吐、腹痛、腹泻为特点，常见于感染乙型流感的儿童。

无并发症者病程呈自限性，多于发病 3~4 天后体温逐渐消退，全身症状好转，但咳嗽、体力恢复常需 1~2 周。

（二）并发症

肺炎是流感最常见的并发症，其他并发症有神经系统损伤、心脏损害、肌炎、横纹肌溶解综合征和脓毒性休克等。

1. 肺炎

流感并发的肺炎可分为原发性流感病毒性肺炎、继发性细菌性肺炎和混合性肺炎。流感起病后 2~4 天病情进一步加重，或在流感恢复期后病情反而加重，出现高热、剧烈咳嗽、脓性痰、呼吸困难，肺部可闻及湿性啰音并有肺实变体征。外周血白细胞总数和中性粒细胞显著增多，以肺炎链球菌、金黄色葡萄球菌、流感嗜血杆菌等为主。

2. 神经系统损伤

包括脑炎、脑膜炎、急性坏死性脑病、脊髓炎、吉兰 - 巴雷综合征（Guillain-Barre syndrome）等。

3. 心脏损伤

心脏损伤不常见，主要有心肌炎、心包炎。可见肌酸激酶升高、心电图异常，重症病例可出现心力衰竭。此外，感染流感病毒后，心肌梗死、缺血性心脏病相关住院和死亡的风险明显增加。

4. 肌炎和横纹肌溶解

主要症状有肌痛、肌无力、肾功能衰竭，血清肌酸激酶、肌红蛋白升高，急性肾损伤等。

5. 脓毒性休克

表现为高热、休克及多脏器功能障碍等。

（三）实验室检查

1. 血常规

白细胞总数一般不高或降低，重症病例淋巴细胞计数明显降低。

2. 血生化

部分病例出现低钾血症，少数病例肌酸激酶、天门冬氨酸氨基转移酶、丙氨酸氨基转移酶、乳酸脱氢酶、肌酐等升高。

3. 病原学相关检查

（1）病毒核酸检测：以 RT-PCR（最好采用 real-time RT-PCR）法检测呼吸道标本（咽拭子、鼻拭子、鼻咽或气管抽取物、痰）中的流感病毒核酸。病毒核酸检测的特异性和敏感性最好，且能区分病毒类型和亚型。

（2）病毒抗原检测（快速诊断试剂检测）：快速抗原检测方法可采用胶体金和免疫荧光法。由于快速抗原检测的敏感性低于核酸检测，因此对快速抗原检测结果的解释应结合病人流行病史和临床症状综合考虑。

（3）血清学检测：检测流感病毒特异性 IgM 和 IgG 抗体水平。动态检测的 IgG 抗体水平恢复期比急性期升高 4 倍或以上有回顾性诊断意义。

（4）病毒分离培养：从呼吸道标本中分离出流感病毒。在流感流行季节，流感样病例快速抗原诊断和免疫荧光法检测阴性的病人建议也行病毒分离培养。

（四）影像学表现

并发肺炎者影像学检查可见肺内斑片状、磨玻璃影、多叶段渗出性病灶；进展迅速者，可发展为双肺弥漫渗出性病变或实变，个别病例可见胸腔积液。

儿童病例肺内片状影出现较早，多发及散在分布多见，易出现过度充气，影像学表现变化快，病情进展时病灶扩大融合，可出现气胸、纵膈气肿等征象。

五、诊断

诊断主要结合流行病学史、临床表现和病原学检查。

（一）临床诊断病例

出现上述流感临床表现，有流行病学证据或流感快速抗原检测阳性，且排除其他引起流感样症状的疾病。

（二）确定诊断病例

有上述流感临床表现，具有以下一种或以下病原学检测结果阳性。

（1）流感病毒核酸检测阳性（可采用 real-timeRT-PCR 和 RT-PCR 方法）。

（2）流感病毒分离培养阳性。

（3）急性期和恢复期双份血清的流感病毒特异性 IgG 抗体水平显示恢复期比急性期升高 4 倍或 4 倍以上。

六、重症与危重病例

（一）出现以下情况之一者为重症病例

（1）持续高热＞3天，伴有剧烈咳嗽，咳脓痰、血痰，或胸痛；

（2）呼吸频率快，呼吸困难，口唇紫绀；

（3）神志改变：反应迟钝、嗜睡、躁动、惊厥等；

（4）严重呕吐、腹泻，出现脱水表现；

（5）合并肺炎；

（6）原有基础疾病明显加重。

（二）出现以下情况之一者为危重病例

（1）呼吸衰竭；

（2）急性坏死性脑病；

（3）脓毒性休克；

（4）多脏器功能不全；

（5）出现其他需进行监护治疗的严重临床情况。

七、鉴别诊断

1. 与普通感冒相鉴别

流感的全身症状比普通感冒重；追踪流行病学史有助于鉴别；普通感冒的流感病原学检测阴性，或可找到相应的感染病原证据。

2. 与其他类型上呼吸道感染相鉴别

包括急性咽炎、扁桃体炎、鼻炎和鼻窦炎。感染与症状主要限于相应部位。局部分泌物流感病原学检查阴性。

3. 与其他下呼吸道感染相鉴别

流感有咳嗽症状或合并气管 - 支气管炎时需与急性气管 - 支气管炎相鉴别；合并肺炎时需要与其他肺炎，包括细菌性肺炎、衣原体肺炎、支原体肺炎、病毒性肺炎、真菌性肺炎、肺结核等相鉴别。根据临床特征可做出初步判断，病原学检查以助确诊。

八、治疗

（一）基本原则

（1）对临床诊断病例和确诊病例应尽早隔离治疗。

（2）住院治疗标准（满足下列标准1条或1条以上）。

①妊娠中晚期妇女；

②基础疾病如慢性阻塞性肺疾病、糖尿病、慢性心功能不全、慢性肾功能不全、肝硬化等明显加重；

③符合重症或危重流感诊断标准；

④伴有器官功能障碍。

（3）非住院病人居家隔离，保持房间通风。充分休息，多饮水，多食易于消化和富有营养的食物。密切观察病情变化，尤其是儿童和老年病人。

（4）流感病毒感染高危人群容易引发重症流感，尽早抗病毒治疗可减轻流感症状、缩短流感病程、降低重症流感的病死率。

（5）避免盲目或不恰当使用抗菌药物。仅在流感继发细菌性肺炎、中耳炎和鼻窦炎等时才有使用抗生素的指征。

（6）儿童忌用阿司匹林或含阿司匹林药物以及其他水杨酸制剂。

（二）对症治疗

高热者可进行物理降温，或应用解热药物。咳嗽咳痰严重者给予止咳祛痰药物。根据缺氧程度可采用鼻导管、开放面罩及储氧面罩进行氧疗。

（三）抗病毒治疗

1. 抗流感病毒治疗时机

发病48小时内进行抗病毒治疗可减少流感并发症，降低住院病人的病死率，缩短住院时间，发病时间超过 48 小时的重症病人依然能从抗病毒治疗中获益。

重症流感高危人群及重症病人，应尽早（发病 48 小时内）给予抗流感病毒治疗，不必等待病毒检测结果；如果发病时间超过 48 小时，症状无改善或呈恶化倾向时也应进行抗流感病毒治疗。

无重症流感高危因素的病人，发病时间不足 48 小时，为缩短病程、减少并发症也可以抗病毒治疗。

2. 抗流感病毒药物

神经氨酸酶抑制剂（NAI）对甲型、乙型流感均有效。

（1）奥司他韦：成人剂量每次 75mg，每日 2 次，疗程 5 天，重症病例剂量可加倍，疗程可延长。肾功能不全者要根据肾功能调整剂量。1 岁及以上年龄的儿童应根据体重给药：体重不足 15kg 者，予 30mg 每日 2 次；体重 15~23kg 者，予 45mg 每日 2 次；体重 23~40kg 者，予 60mg 每日 2 次；体重大于 40kg 者，予 75mg 每日 2 次。对于吞咽胶囊有困难的儿童，可选用奥司他韦颗粒剂。对用药过程中无效或病情加重的病人，要注意是否出现耐药。

（2）扎那米韦：适用于成人及 7 岁以上青少年。用法：每日 2 次，间隔 12 小时，每次 10mg（分两次吸入）。但吸入剂不建议用于重症或有并发症的病人。

（3）帕拉米韦：成人用量为 300~600mg，小于 30 天新生儿 6mg/kg，31~90 天婴儿 8mg/kg，91 天 ~17 岁儿童 10mg/kg，静脉滴注，每日 1 次，1~5 天，重症病例疗程可适当延长。目前临床应用数据有限，应严密观察不良反应。

离子通道 M2 阻滞剂金刚烷胺和金刚乙胺仅对甲型流感病毒有效，但目前监测资料显示甲型流感病毒对其耐药，不建议使用。

（四）重症病例的治疗

治疗原则：积极治疗原发病，防治并发症，并进行有效的器官功能支持。

（1）如出现低氧血症或呼吸衰竭，应及时给予相应的治疗措施，包括氧疗或机械通气等。

（2）合并休克时给予相应抗休克治疗。

（3）出现其他脏器功能损害时，给予相应支持治疗。

（4）出现继发感染时，给予相应抗感染治疗。

（五）中医治疗

1. 轻症

（1）风热犯卫

［主症］发病初期，发热或未发热，咽红不适，轻咳少痰，无汗。

［舌脉］舌质红，苔薄或薄腻，脉浮数。

［治法］疏风解表，清热解毒。

［基本方药］银翘散合桑菊饮加减。金银花 15g，连翘 15g，桑叶 10g，菊花 10g，桔梗 10g，牛蒡子 15g，竹叶 6g，芦根 30g，薄荷 3g（后下），生甘草 3g。

［用法］水煎服，每剂水煎 400ml，每次口服 200ml，1 日 2 次；必要时可日服 2 剂，每 6 小时口服 1 次，每次 200ml。

［加减法］苔厚腻加藿香 10g，佩兰 10g；咳嗽重加杏仁 10g，炙枇杷叶 10g；腹泻加黄连 6g，木香 3g；咽痛重加锦灯笼 9g，玄参 15g。若呕吐可先用黄连 6g，苏叶 10g 水煎频服。

［常用中成药］疏风解表、清热解毒类，如金花清感颗粒、连花清瘟胶囊、清开灵颗粒（口服液）、疏风解毒胶囊等。儿童可选儿童抗感颗粒、小儿豉翘清热颗粒等。

（2）热毒袭肺

［主症］高热，咳嗽，痰黏，咯痰不爽，口渴喜饮，咽痛，目赤。

［舌脉］舌质红，苔黄或腻，脉滑数。

［治法］清热解毒，宣肺止咳。

［基本方药］麻杏石甘汤加减。炙麻黄 5g，杏仁 10g，生石膏 35g（先煎），知母 10g，浙贝母 10g，桔梗 10g，黄芩 15g，柴胡 15g，生

甘草 10g。

〔用法〕水煎服，每剂水煎 400ml，每次口服 200ml，1 日 2 次；必要时可日服 2 剂，每 6 小时口服 1 次，每次 200ml。

〔加减法〕便秘加生大黄 6g（后下）；持续高热加青蒿 15g，牡丹皮 10g。

〔常用中成药〕清热解毒、宣肺止咳类，如连花清瘟胶囊、银黄类制剂、连花清热类制剂等。儿童可选小儿肺热咳喘颗粒（口服液）、小儿咳喘灵颗粒（口服液）、羚羊角粉冲服。

2. 重症

（1）毒热壅肺

〔主症〕高热不退，咳嗽重，少痰或无痰，喘促短气，头身痛，或伴心悸，躁扰不安。

〔舌脉〕舌质红，苔薄黄或腻，脉弦数。

〔治法〕解毒清热，泻肺活络。

〔基本方药〕宣白承气汤加减。炙麻黄 6g，生石膏 45g（先煎），杏仁 9g，知母 10g，鱼腥草 15g，葶苈子 10g，黄芩 10g，浙贝母 10g，生大黄 6g（后下），青蒿 15g，赤芍 10g，生甘草 3g。

〔用法〕水煎服，每剂水煎 400ml，每次口服 200ml，1 日 2 次；必要时可日服 2 剂，每 6 小时口服 1 次，每次 200ml。也可鼻饲或结肠滴注。

〔加减法〕持续高热加羚羊角粉 0.6g（分冲）、安宫牛黄丸 1 丸；腹胀便秘加枳实 9g，元明粉 6g（分冲）；喘促加重伴有汗出乏力者加西洋参 10g，五味子 6g。

（2）毒热内陷，内闭外脱

〔主症〕神识昏蒙、淡漠，口唇爪甲紫暗，呼吸浅促，咯粉红色血水，胸腹灼热，四肢厥冷，汗出，尿少。

〔舌脉〕舌红绛或黯淡，脉沉细数。

〔治法〕益气固脱，清热解毒。

〔基本方药〕参附汤加减。生晒参 15g，炮附子 10g（先煎），黄连 6g，金银花 20g，生大黄 6g，青蒿 15g，山萸肉 15g，枳实 10g。

［用法］水煎服，每剂水煎 400ml，每次口服 200ml，1 日 2 次；必要时可日服 2 剂，每 6 小时口服 1 次，每次 200ml。也可鼻饲或结肠滴注。

3. 恢复期

气阴两虚，正气未复

［主症］神倦乏力，气短，咳嗽，痰少，纳差。

［舌脉］舌黯或淡红，苔薄腻，脉弦细。

［治法］益气养阴。

［基本方药］沙参麦冬汤加减。沙参 15g，麦冬 15g，五味子 10g，浙贝母 10g，杏仁 10g，青蒿 10g，炙枇杷叶 10g，焦三仙各 10g。

［用法］水煎服，每剂水煎 400ml，每次口服 200ml，1 日 2 次；必要时可日服 2 剂，每 6 小时口服 1 次，每次 200ml。也可鼻饲或结肠滴注。

注：（1）妊娠期妇女发病，治疗参考成人方案，避免使用妊娠禁忌药，治病与安胎并举，以防流产，并应注意剂量，中病即止。

（2）儿童用药可参考成人治疗方案，根据儿科规定调整剂量，无儿童适应证的中成药不宜使用。

九、预防

（一）疫苗接种

接种流感疫苗是预防流感最有效的手段，可以显著降低接种者罹患流感和发生严重并发症的风险。推荐老年人、儿童、孕妇、慢性病病人和医务人员等流感高危人群，应该每年优先接种流感疫苗。

（二）药物预防

药物预防不能代替疫苗接种，只能作为没有接种疫苗或接种疫苗后尚未获得免疫能力的重症流感高危人群的紧急临时预防措施。可使用奥司他韦、扎那米韦等。

（三）一般预防措施

保持良好的个人卫生习惯是预防流感等呼吸道传染病的重要手段，主要措施包括：增强体质和免疫力；勤洗手；保持环境清洁和通风；尽量减少到人群密集场所活动，避免接触呼吸道感染病人；保持良好的呼吸道卫生习惯，咳嗽或打喷嚏时，用纸巾、毛巾等遮住口鼻，咳嗽或打喷嚏后洗手，尽量避免触摸眼睛、鼻或口；出现呼吸道感染症状应居家休息，及早就医。

第七节 传染性非典型肺炎

传染性非典型肺炎，世界卫生组织命名为重症急性呼吸综合征（SARS），是一种新的呼吸道传染性疾病。自从 2002 年 12 月以来，首先在广东报道，先后在全球有 31 个国家和地区累计报告病例。世界卫生组织（WHO）推算的平均病死率为 15% 左右。其临床表现与一般的典型肺炎类似，但又具有本身的特点和规律。导致 SARS 的病原体为冠状病毒。

一、流行病学

1. 传染源

主要是 SARS 病人和带病毒的动物。急性期病人咽拭子、痰标本中均检出大量 SARS 冠状病毒（SARS-CoV）。关于动物传播问题，目前尚没有定论。

2. 传播途径

SARS 的重要传播途径是呼吸道飞沫传播，接触病人的分泌物、排泄物污染的物品也可被传染。

3. 易感人群

有效暴露 SARS 病原的人群对 SARS 病毒普遍易感，但也有不发病的报道；高危人群是医务人员和与病人接触的人群。

二、临床表现

本病潜伏期一般为 1~14 天，平均 5 天。多以急性发热为首发症状，体温通常 > 38.0℃，可呈弛张热，伴畏寒。早期用解热镇痛药可以缓解，可逐渐发展为稽留热型，此时一般的解热镇痛药较难缓解。多数病人可伴有头痛、关节酸痛、全身酸痛、乏力。早期呼吸系统症状不明显，也多数没有上呼吸道卡他症状；在中后期逐渐出现咳嗽，多为干咳，少痰，个别病人有少量血性痰，大咯血罕见，可有胸痛，咳嗽或深呼吸时加重。大约有 30%~40% 的病人在疾病的高峰期（第 10~15 天）出现气促、甚至缺氧的表现，约有 15% 的病人进展为急性呼吸窘迫综合征。肺部体征不明显，约有 10% 的病人可闻及湿啰音，可有肺实变体征，个别病人合并有少量胸腔积液。病程一般为 3~4 周。

小部分病人有腹泻，但在某些地区发生的传染性非典型肺炎 50% 以上的病人出现腹泻；也可以有心悸，个别病人出现心脏、肝脏、肾脏等器官功能损害的表现。

三、并发症

急性期常见的并发症有纵隔气肿、气胸、细菌或真菌感染、休克、心律失常或心功能不全、肾功能损害、肝功能损害、骨髓抑制、DIC、消化道出血等。恢复期主要的并发症有纵隔气肿、气胸、肺纤维化等。

四、辅助检查

（一）实验室检查

1. 血常规

白细胞总数正常或减少，淋巴细胞绝对计数减少明显，病程早期就可出现，随病情发展会更明显，而且有诊断意义。血小板也可减少，中性粒细胞和单核细胞多正常。

2.血清生化检查

肝功能轻度异常，乳酸脱氢酶（LDH）和肌酸激酶（CK）升高较常见，其中，LDH 的升高与病情呈正相关。LDH、CK 居高不下提示预后不良。

3.血气分析

发热或气促明显者可出现 $PaCO_2$ 下降和 PH 值升高，严重者出现Ⅰ型呼吸衰竭。

4.血清学检查

采用 ELISA 和 IFA 检测 SARS-CoA 特异性抗体。血清抗体滴度 4 倍以上升高提示感染。

5.病原学检测

RT-PCR 法检测病人血液、气道分泌物、尿、粪中的 SARS-CoV-RNA 有早期诊断意义，因特异性好，灵敏性差，故阴性结果不能排除 SARS。病毒分离是诊断 SARS 的直接证据，将标本接种于 Vero 细胞进行验证。

（二）影像学检查

X 线胸片是早期诊断的重要检测方法，初发为单发或多发小片状影像，密度较低，3~7 天成为大片、多发或弥漫性病变，可由单侧发展为双侧，由一个肺野到多个肺野，呈毛玻璃样或实变影。CT 初期为小片状毛玻璃影，进展期逐渐加重，病灶增多或扩大，表现以毛玻璃密度影最常见，可合并肺实变影像。

五、诊断

（一）诊断依据

（1）流行病学史：①与发病者有密切接触史，或属受传染的群体发病者之一，或有明确传染他人的证据；②发病前 2 周内曾到过或居住于报告有传染性非典型肺炎疫情的地区。

（2）症状与体征：发热（＞38℃），咳嗽，呼吸加速，气促，或出现呼吸窘迫综合征，肺部可闻及啰音或有肺实变体征。

（3）实验室检查：早期血白细胞计数不升高，或降低。

（4）肺部影像学检查：肺部有不同程度的片状、斑片状浸润性阴影或呈网状样改变。

（5）抗菌药物治疗无明显效果。

（二）非典型肺炎的临床诊断

根据病例的流行病学资料、症状与体征、实验室检验、肺部影像学检查综合判断进行临床诊断，一旦病原确定，检测方法特异，即建立确诊病例的定义。

疑似病例：（1）+2+3 或（2）+2+3+4

临床诊断病例：（1）+2+3+4 或（2）+2+3+4+5

六、严重病例的临床表现

（1）肺多叶病变或 X 线胸片显示病变 48 小时内进展＞50%。

（2）呼吸困难，呼吸频率＞30 次/分。

（3）低氧血症：吸氧 3~5 升/分条件下，SaO_2＜93%，或氧合指数＜300mmHg。

（4）休克、ARDS 或多器官功能障碍综合征。

（5）具有严重基础性疾病或合并其他感染或年龄＞50 岁。

七、鉴别诊断

注意排除感冒、流行性感冒、细菌性肺炎、肺结核、肺部肿瘤、流行性出血热、非感染性间质性疾病、肺水肿、肺不张、肺栓塞、肺嗜酸性粒细胞浸润症、肺血管炎等临床表现类似的肺部疾患。

八、紧急救治措施

目前 SARS 尚缺乏特效的药物治疗。现在采用的治疗主要是对症治疗、生命支持、防治急性肺损伤和急性呼吸窘迫综合征以及并发症的治疗。

治疗的基本原则是：①密切动态观察病情；②注意早期认识和处理严重病例；③合理使用糖皮质激素、正压通气，防治并发症。

（一）普通病例治疗

（1）监测病情变化：多数病人在发病后 14 天内都可能属于进展期，必须密切观察病情变化，监测症状、体温、呼吸频率、SpO_2 或动脉血气、血象、胸片（早期复查间隔时间不超过 2~3 天）以及心、肝、肾功能等。

（2）一般性对症治疗：①卧床休息，食易消化饮食；②避免剧烈咳嗽，必要时给予镇咳，咳痰者给予祛痰药；③高热者给予物理降温，发热超过 38.5℃ 者，使用解热镇痛药；④有心、肝、肾等器官功能损害，应做相应处理；⑤加强营养支持，注意水电解质平衡。

（3）出现气促或 $PaO_2 < 70mmHg$ 或 $SpO_2 < 93\%$，给予持续鼻导管或面罩吸氧。

（4）糖皮质激素的应用及指征：①有严重中毒症状，高热 3 日不退；②肺部阴影 48 小时内进展超过 50%；③有急性肺损伤或出现 ARDS，一般成人剂量，甲基强的松龙 80~320mg/d，必要时可适当增加剂量，大剂量应用时间不宜过长，具体剂量及疗程根据病情来调整，待病情缓解或胸片上阴影有所吸收后逐渐减量停用。

（5）预防和治疗继发细菌感染：根据临床情况，可选用喹诺酮类等抗生素。

（6）早期可试用抗病毒药物。

（二）重症病例治疗

1. 监护和一般性治疗

重症病例的病情变化比较快，可以在短时间内发展为危及生命的呼吸衰竭。因此，应该进行密切的动态监护。监护内容包括以下几个方面。

（1）呼吸和基本生命体征：如体温、咳嗽、咳痰、呼吸频率、血氧饱和度、血压、液体出入量、心电图等。

（2）重要器官的功能：如肾功能、肝功能、心脏功能等。

（3）并发感染：密切监测有无细菌或真菌的肺部感染或败血症。

（4）监测有无其他的并发症：如休克、DIC、代谢障碍等。

2. 器官功能保护

常用的治疗主要包括：保护心肌，可选用 2，5 —二磷酸果糖、参脉注射液等；保护肝脏可选用还原型谷胱甘肽和（或）其他的肝脏保护药物。

3. 糖皮质激素的应用

重症病例推荐使用激素。成人剂量，甲基强的松龙 80~320mg/天，待病情缓解或胸片显示阴影有所吸收后逐渐减量、停用。不宜在胸部影像学显示阴影稍有吸收即立即停药或减量过快。一般减量的方案可根据病情和胸部影像学所示阴影吸收情况，每 3~5 天减 1/3 的总剂量。部分进展极快、病情严重的病人，可用甲基强的松龙 500mg/次，冲击治疗，每天 2 次，连续应用 2 天。

4. 呼吸衰竭的处理

传染性非典型肺炎常可导致以低氧血症为主的 I 型呼吸衰竭，应该给予及时的处理。气管插管或切开有利于呼吸道分泌物的排出和保持气道通畅。呼吸机给氧是最佳的氧疗途径和方法，常用于重症病人的抢救。

5. 营养支持

早期应鼓励病人正常进食易吸收、消化的食物。当疾病恶化时，应及时发现并予以纠正。一般热量供应应按 30~50kcal/kg/ 天供给。

6. 合理应用抗生素，预防继发感染

根据临床情况，可选用大环内酯类、氟喹诺酮类及第二、三代头孢类抗生素，必要时参考病原学资料（痰、血等培养结果）调整。

九、SARS 的中医辨证论治

中医认为 SARS 病因为疫毒之邪，由口鼻而入，主要病位在肺，也可累及其他脏腑；基本病机为邪毒壅肺，湿痰瘀阻，肺气郁闭，气阴亏虚。中医药治疗的原则是：早治疗、重祛邪、早扶正、防传变。

1. 疫毒犯肺证（多见于早期）

［证候］初起发热，或有恶寒，头痛，身痛，肢困，干咳，少痰，或有咽痛，气短，乏力，口干，舌苔白或黄，脉滑数。

［治法］清肺解毒，化湿透邪。

［常用药物］金银花 15g，连翘 15g，黄芩 10g，柴胡 10g，青蒿 15g，白蔻仁 6g（打），杏仁 9g（炒），生薏苡仁 15g，沙参 15g，芦根 15g。

［加减法］无汗者加薄荷；热甚者加生石膏、知母；苔腻者加藿香、佩兰；腹泻者加黄连、炮姜；恶心呕吐者加制半夏、竹茹。

2. 疫毒壅肺证（多见于早期、进展期）

［证候］高热，汗出热不解，身痛，咳嗽，少痰，胸闷，气促，腹泻，恶心呕吐，或脘腹胀满，或便秘，或便溏不爽，口干不欲饮，气短，乏力，甚则烦躁不安，舌红或绛，苔黄腻，脉滑数。

［治法］清热解毒，宣肺化湿。

［常用药物］生石膏 45g（先煎），知母 10g，炙麻黄 6g，金银花 20g，炒杏仁 10g，生薏苡仁 15g，浙贝母 10g，太子参 10g，生甘草 10g。

［加减法］烦躁不安，舌绛口干者加生地、赤芍、牡丹皮；气短，乏力，口干重者去太子参，加西洋参；恶心，呕吐者加制半夏；便秘者加全瓜蒌、生大黄；脘腹胀满，便溏不爽者加焦槟榔、木香。

3. 肺闭喘憋证（多见于进展期及重症 SARS）

[证候] 高热不退或开始减退，呼吸困难，憋气胸闷，喘息气促，或有干咳，少痰，或痰中带血，气短，疲乏无力，口唇紫暗，舌红或黯红，苔黄腻，脉滑。

[治法] 清热泻肺，祛瘀化浊，佐以扶正。

[常用药物] 葶苈子 15g，桑白皮 15g，黄芩 10g，郁金 10g，全瓜蒌 30g，蚕砂 10g（包），萆薢 12g，丹参 15g，败酱草 30g，西洋参 15g。

[加减法] 气短，疲乏，喘重者加山萸肉；脘腹胀满，纳差者加厚朴、麦芽；口唇发绀者加三七、益母草。

4. 内闭外脱证（见于重症 SARS）

[证候] 呼吸窘迫，憋气喘促，呼多吸少，语声低微，躁扰不安，甚则神昏，汗出肢冷，口唇紫暗，舌黯红，苔黄腻，脉沉细欲绝。

[治法] 益气敛阴，回阳固脱，化浊开闭。

[常用药物] 红参 10~30g（另煎兑服），炮附子 10g，山萸肉 30g，麦冬 15g，郁金 10g，三七 6g。

[加减法] 神昏者上方送服安宫牛黄丸；冷汗淋漓者加煅龙骨、煅牡蛎；肢冷者加桂枝、干姜；喉间痰鸣者加用猴枣散。

5. 气阴亏虚，痰瘀阻络证（多见于恢复期）

[证候] 胸闷，气短，神疲乏力，动则气喘，或见咳嗽，自觉发热或低热，自汗，焦虑不安，失眠，纳呆，口干咽燥，舌红少津，舌苔黄或腻，脉象多沉细无力。

[治法] 益气养阴，化痰通络。

[常用药物] 党参 15g，沙参 15g，麦冬 15g，生地 15g，赤芍 12g，紫菀 15g，浙贝 10g，麦芽 15g。

[加减法] 气短气喘较重，舌质黯者加三七、五味子、山萸肉；自觉发热或心中烦热，舌黯者加青蒿、山栀、牡丹皮；大便偏溏者加茯苓、白术；焦虑不安者加醋柴胡、香附；失眠者加炒酸枣仁、远志；肝功能损伤，转氨酶升高者加茵陈、五味子。

十、预防

我国已将重症急性呼吸综合征列入《中华人民共和国传染病防治法》2004 年 12 月 1 日施行的法定传染病乙类首位，并规定按甲类传染病进行报告、隔离治疗和管理。发现或怀疑本病时，应尽快向卫生防疫机构报告。做到早发现、早隔离、早治疗。对临床诊断病例和疑似诊断病例应在指定的医院按呼吸道传染病分别进行隔离观察和治疗。对医学观察病例和密切接触者，如条件许可应在指定地点接受隔离观察，为期 14 天。在家中接受隔离观察时应注意通风，避免与家人密切接触，并由卫生防疫部门进行医学观察，每天测量体温。减少大型群众性集会或活动，保持公共场所通风换气、空气流通，排除住宅建筑污水排放系统淤阻隐患。不随地吐痰，避免在人前打喷嚏、咳嗽、清洁鼻腔，且事后应洗手。确保住所或活动场所通风，勤洗手，避免去人多或相对密闭的地方，应注意戴口罩。

保持乐观稳定的心态，均衡饮食，多喝汤饮水，注意保暖，避免疲劳，保证足够的睡眠并在空旷场所做适量运动等，这些良好的生活习惯有助于提高人体对重症急性呼吸综合征的抵抗能力。

附录一

中医急诊医师、护士技术和技能要求

一、中医急诊医师应掌握的技术和技能

1. 独立辨证治疗各种中医急症（如外感高热、胸痹、喘脱、咯血、腹痛、呕血、黄疸、便血、淋证、抽搐、晕厥、中风、头痛等）。

2. 掌握安宫牛黄丸、紫雪丹、羚羊角粉、猴枣散、三七、白及粉、独参汤、生脉饮、参附汤等急救药物的使用，掌握针灸、刮痧、拔罐等中医急救技术。

3. 掌握心脏病和心律失常心电图诊断：室颤、宽 QRS 心动过速、房室传导阻滞、严重的心动过缓等。

4. 掌握创伤的初步诊断、中西医处理原则和基本技能。

5. 掌握急性中毒的诊断和中西医救治原则。

6. 掌握暂时未明确诊断急危重症的中西医抢救治疗技能。

7. 能掌握心肺脑复苏术，气道开放技术，电除颤，溶栓术，动、静脉置管术，心、胸、腹腔穿刺术，腰椎穿刺术，胸腔闭式引流术，三腔管放置术。三级医院中医急诊医师应熟悉常见病的急诊超声诊断。

8. 掌握呼吸机，多种生理监护仪，血糖、血气快速检测和分析。

二、中医急诊护士应掌握的技术和技能

1. 掌握中医医院急诊护理工作内涵及流程，急诊分诊。

2. 掌握急诊科内的院内感染预防与控制原则。

3. 掌握常见急危重症的中西医急救护理和辨证施护。

4. 掌握创伤病人的中西医急救护理。

5. 掌握急诊急危重症病人的监护技术及急救护理操作技术；掌握

针灸、擦浴、刮痧、拔罐等中医急救技术。

6. 掌握急诊各种抢救设备、针灸、火罐等物品及中西急救药物的应用和管理。

7. 辨证掌握急诊病人心理护理要点及沟通技巧。

8. 掌握突发事件和群伤的急诊急救配合、协调和管理。

附录二

中医医院急诊科常用方剂

1. 一贯煎（《续名医类案》）

［方歌］一贯煎中生地黄，沙参归杞麦冬藏，少佐川楝泄肝气，肝肾阴虚胁痛尝。

［药物组成］北沙参、生地、麦冬、当归、枸杞、川楝子。

［功用］滋阴疏肝。

［主治］肝肾阴虚，肝气郁滞证。

2. 二陈汤（《太平惠民和剂局方》）

［方歌］二陈汤用半夏陈，益以茯苓甘草臣，利气和中燥湿痰，煎加生姜与乌梅。

［药物组成］半夏、橘红、茯苓、炙甘草、生姜、乌梅。

［功用］燥湿化痰，理气和中。

［主治］湿痰证。

3. 二妙散（《丹溪心法》）

［方歌］二妙散中苍柏兼，若云三妙牛膝添，四妙再加薏苡仁，湿热下注痿痹痊。

［药物组成］黄柏、苍术、牛膝（三妙散）、薏苡仁（四妙散）。

［功用］清热燥湿止痒。

［主治］湿热下注证。

4. 九味羌活汤（《此事难知》

［方歌］九味羌活用防风，细辛苍芷与川芎，黄芩生地同甘草，分经论治宜变通。

［药物组成］羌活、防风、苍术、细辛、川芎、白芷、生地黄、黄芩、甘草。

［功用］发汗祛湿，兼清里热。

［主治］外感风寒湿邪，兼有里热证。

5. 三子养亲汤（《韩氏医通》）

［方歌］三子养亲祛痰方，芥苏莱菔共煎汤，大便实硬加熟蜜，冬寒更可加生姜。

［药物组成］紫苏子、莱菔子、白芥子。

［功用］温肺化痰，降气消食。

［主治］痰壅气逆食滞证。

6. 三仁汤（《温病条辨》）

［方歌］三仁杏蔻薏苡仁，朴夏通草滑竹伦，宣畅气机清湿热，湿瘟初起法堪遵。

［药物组成］杏仁、半夏、飞滑石、生薏苡仁、白通草、白蔻仁、竹叶、厚朴。

［功用］宣畅气机，清利湿热。

［主治］湿温初起及暑温夹湿之湿重于热证。

7. 三物备急丸（《金匮要略》）

［方歌］三物备急巴豆研，干姜大黄不需煎，卒然腹痛因寒积，速投此方救急先。

［药物组成］大黄、干姜、巴豆。

［功用］攻逐寒积。

［主治］寒实冷积内停证。

8. 大青龙汤（《伤寒论》）

［方歌］大青龙汤桂麻黄，杏草石膏姜枣藏，太阳无汗兼烦躁，散寒清热此方良。

［药物组成］麻黄、桂枝、杏仁、甘草、生石膏、生姜、大枣。

［功用］发汗解表，兼清郁热。

［主治］外感风寒兼有里热证。

9. 大建中汤（《金匮要略》）

［方歌］大建中汤建中阳，蜀椒干姜参饴糖，阴盛阳虚腹冷痛，温补中焦止痛强。

［药物组成］蜀椒、干姜、人参。

［功用］温中补虚，降逆止痛。

［主治］中阳衰弱，阴寒内盛之脘腹剧痛证。

10. 大承气汤（《伤寒论》）

［方歌］大承气汤用硝黄，配伍枳朴泻力强，痞满燥实四症见，峻下热结第一方。去硝名曰小承气，轻下热结用之效。调胃承气硝黄草，便秘口渴急煎尝。

［药物组成］大黄、枳实、厚朴、芒硝。

［功用］峻下热结。

［主治］（1）阳明腑实证；（2）热结旁流证；（3）里热实证之热厥、痉病或发狂等。

11. 大柴胡汤（《金匮要略》）

［方歌］大柴胡汤芩大黄，枳芍半夏枣生姜，少阳阳明合为病，和解攻里效无双。

［药物组成］柴胡、黄芩、大黄、枳实、半夏、白芍、大枣、生姜。

［功用］和解少阳，内泻热结。

［主治］少阳阳明合病。

12. 大黄牡丹汤（《金匮要略》）

［方歌］金匮大黄牡丹汤，桃仁瓜子芒硝襄，肠痈初起腹按痛，苔黄脉数服之康。

［药物组成］大黄、芒硝、桃仁、牡丹皮、冬瓜仁。

［功用］泻热破结，散结消肿。

［主治］肠痈初起，湿热瘀滞证。

13. 小青龙汤（《伤寒论》）

［方歌］小小青龙最有功，风寒束表饮停胸，细辛半夏甘和味，姜桂麻黄芍药同。

［药物组成］麻黄、芍药、细辛、炙甘草、干姜、桂枝、五味子、半夏。

［功用］解表散寒，温肺化饮。

［主治］外寒里饮证。

14. 小建中汤（《伤寒论》）

［方歌］小建中汤芍药多，桂姜甘草大枣和，更加饴糖补中脏，虚劳里急腹痛康。

［药物组成］饴糖、桂枝、芍药、炙甘草、大枣、生姜。

［功用］温中补虚，和里缓急。

［主治］中焦虚寒，肝脾不和证。

15. 小陷胸汤（《伤寒论》）

［方歌］小陷胸汤连夏蒌，宽胸散结涤痰优，痰热内结痞满痛，苔黄脉滑此方求。

［药物组成］黄连、半夏、瓜蒌。

［功用］清热化痰，宽胸散结。

［主治］痰热互结之结胸证。

16. 小柴胡汤（《伤寒论》）

［方歌］小柴胡汤和解功，半夏人参甘草从，更加黄芩生姜枣，少阳万病此方宗。

［药物组成］柴胡、半夏、人参、甘草、黄芩、生姜、大枣。

［功用］和解少阳。

［主治］（1）伤寒少阳病证；（2）妇人伤寒，热入血室证；（3）疟疾，黄疸等内伤杂病而见少阳病证者。

17. 小蓟饮子（《济生方》）

［方歌］小蓟饮子藕蒲黄，木通滑石生地裹，归草黑栀淡竹叶，血淋热结服之良。

［药物组成］生地黄、小蓟、滑石、木通、蒲黄、藕节、淡竹叶、当归、山栀子、甘草。

［功用］凉血止血，利水通淋。

［主治］热结下焦之血淋、尿血。

18. 天台乌药散（《医学发明》）

［方歌］天台乌药木茴香，青姜巴豆制楝榔，行气疏肝止疼痛，寒疝腹痛是良方。

［药物组成］天台乌药、木香、小茴香、青皮、高良姜、槟榔、川楝子、巴豆。

［功用］行气疏肝，散寒止痛。

［主治］肝经寒凝气滞证。

19. 天麻钩藤饮（《杂病证治新义》）

［方歌］天麻钩藤益母桑，栀芩清热决潜阳，杜仲牛膝益肾损，茯神夜交安神良。

［药物组成］天麻、钩藤、石决明、山栀、黄芩、川牛膝、杜仲、益母草、桑寄生、夜交藤、朱茯神。

［功用］平肝息风，清热活血，补益肝肾。

［主治］肝阳偏亢，肝风上扰证。

20. 天王补心丹（《校注妇人良方》）

［方歌］补心丹用柏枣仁，二冬生地当归身，三参桔梗朱砂味，远志茯苓共养神。

［药物组成］人参、茯苓、玄参、丹参、桔梗、远志、当归、五味、麦冬、天冬、柏子仁、酸枣仁、生地黄、朱砂。

［功用］滋阴清热，养血安神。

［主治］阴虚血少，神志不安证。

21. 五淋散（《太平惠民和剂局方》）

［方歌］五淋散重赤芍栀，当归甘草茯苓赤，尿如豆汁血淋痛，重在清热凉血功。

［药物组成］当归、赤芍、茯苓、甘草、栀子。

［功用］清热凉血，利水通淋。

［主治］湿热血淋证。

22. 止嗽散（《医学心悟》）

［方歌］止嗽散用百部菀，白前桔草荆陈研，宣肺疏风止咳痰，

姜汤调服不必煎。

［药物组成］桔梗、荆芥、紫菀、百部、白前、甘草、陈皮。

［功用］宣肺疏风，止咳化痰。

［主治］外感咳嗽。

23. 升麻葛根汤（《阎氏小儿方论》）

［方歌］阎氏升麻葛根汤，芍药甘草合成方，麻疹初期发不透，解肌透疹此为良。

［药物组成］升麻、芍药、炙甘草、葛根。

［功用］解肌透疹。

［主治］麻疹初起。

24. 贝母瓜蒌散（《医学心悟》）

［方歌］贝母瓜蒌臣花粉，橘红茯苓加桔梗，肺燥有痰咳难出，润肺化痰此方珍。

［药物组成］贝母、瓜蒌、花粉、茯苓、橘红、桔梗。

［功用］润肺清热，理气化痰。

［主治］燥痰咳嗽。

25. 丹参饮（《时方歌括》）

［方歌］丹参饮里用檀砂，心胃诸痛效验赊。百合汤中乌药佐，专除郁气不须夸。圣惠更有金铃子，酒下延胡均可嘉。

［药物组成］丹参、檀香、砂仁。

［功用］活血祛瘀，行气止痛。

［主治］心痛，胃脘诸痛。

26. 乌梅汤（《伤寒论》）

［方歌］乌梅丸用细辛桂，黄连黄柏及当归，人参椒姜与附子，清上温下能安蛔。

［药物组成］乌梅、细辛、干姜、黄连、当归、炮附子、蜀椒、桂枝、人参、黄柏。

［功用］温脏驱蛔。

［主治］（1）寒热夹杂的蛔厥症；（2）久泻、久痢。

27. 六君子汤（《太平惠民和剂局方》）

［方歌］四君子汤中和义，参术茯苓甘草比，益以夏陈名六君，祛痰补益气虚饵，除却半夏名异功，或加香砂胃寒使。

［药物组成］人参、白术、茯苓、甘草、陈皮、半夏。

［功用］益气健脾，燥湿化痰。

［主治］脾胃气虚兼痰湿证。

28. 六味地黄丸（《小儿药证直诀》）

［方歌］六味地黄山药萸，泽泻苓丹三泻侣，三阴并补重滋肾，肾阴不足效可居。滋阴降火知柏需，养肝明目加杞菊，都气五味纳肾气，滋补肺肾麦味续。

［药物组成］熟地、山茱萸、山药、牡丹皮、泽泻、茯苓。

［功用］滋补肝肾。

［主治］肝肾阴虚证。

29. 少腹逐瘀汤（《医林改错》）

［方歌］少腹茴香与炒姜，元胡灵脂没芎当，蒲黄官桂赤芍药，调经种子第一方。

［药物组成］小茴香、干姜、延胡索、没药、当归、川芎、官桂、赤芍、蒲黄、五灵脂。

［功用］活血祛瘀，温经止痛。

［主治］寒凝血瘀证。

30. 玉女煎（《景岳全书》）

［方歌］玉女石膏熟地黄，知母麦冬牛膝襄，肾虚胃火相为病，牙痛齿衄宜煎尝。

［药物组成］石膏、熟地黄、知母、麦冬、牛膝。

［功用］清胃热，滋肾阴。

［主治］胃热阴虚证。

31. 玉屏风散（《医方类聚》）

［方歌］玉屏风散少而精，芪术防风鼎足形，表虚汗多易受风，药虽相畏用相成。

［药物组成］防风、黄芪、白术。

［功用］益气固表止汗。

［主治］表虚自汗。

32. 玉液汤（《医学衷中参西录》）

［方歌］玉液山药芪葛根，花粉知味鸡内金，消渴口干溲多数，补脾固肾益气阴。

［药物组成］生山药、生黄芪、知母、葛根、五味子、天花粉、生鸡内金。

［功用］益气生津，固肾止渴。

［主治］脾肾两虚之消渴。

33. 甘草泻心汤（《伤寒论》）

［方歌］甘草泻心用芩连，干姜半夏参枣全。心下痞硬下利甚，更治狐惑心热烦。

［药物组成］炙甘草、黄芩、干姜、半夏、黄连、人参、大枣。

［功用］益气和胃，消痞止呕。

［主治］（1）伤寒痞证；（2）狐惑病。

34. 左金丸（《丹溪心法》）

［方歌］左金连茱六一丸，肝火犯胃吐吞酸；再加芍药名戊己，热泻热痢服之安；连附六一治胃痛，寒因热用理一般。

［药物组成］黄连、吴茱萸。

［功用］泻肝火，行湿，开痞结。

［主治］肝火犯胃证。

35. 龙胆泻肝汤（《医方集解》）

［方歌］龙胆栀芩酒拌炒，木通泽泻车柴草，当归生地益阴血，肝胆实火湿热消。

［药物组成］龙胆草、栀子、黄芩、木通、泽泻、车前子、柴胡、甘草、当归、生地。

［功用］清泻肝胆实火，清利肝经湿热。

［主治］（1）肝胆实火上炎证；（2）肝经湿热下注证。

36. 四妙勇安汤 (《验方新编》)

［方歌］四妙勇安金银花，玄参当归甘草加，清热解毒兼活血，热毒脱疽效堪夸。

［药物组成］金银花、玄参、当归、甘草。

［功用］清热解毒，活血止痛。

［主治］热毒炽盛之脱疽。

37. 四君子汤 (《太平惠民和剂局方》)

［方歌］四君子汤中和义，参术茯苓甘草比，益以夏陈名六君，祛痰补益气虚饵，除却半夏名异功，或加香砂胃寒使。

［药物组成］人参、白术、茯苓、甘草。

［功用］益气健脾。

［主治］脾胃气虚证。

38. 四逆汤 (《伤寒论》)

［方歌］温中散寒四逆汤，附子甘草与干姜，脉微欲绝可复元，四肢厥逆可回阳。

［药物组成］制附子、干姜、炙甘草。

［功用］温中祛寒，回阳救逆。

［主治］阳微欲绝证。

39. 四磨汤 (《济生方》)

［方歌］四磨汤治七情侵，人参乌药及槟沉，浓磨煎服调滞气，实者枳壳易人参。

［药物组成］人参、槟郎、沉香、天台乌药。

［功用］行气降逆，宽胸散结。

［主治］肝气郁结证。

40. 归脾汤 (《济生方》)

［方歌］归脾汤用术参芪，归草茯神远志齐，酸枣木香龙眼肉，兼加姜枣益心脾。

［药物组成］白术、人参、黄芪、当归、甘草、茯苓、远志、酸枣仁、木香、龙眼肉、生姜、大枣。

［功用］益气补血，健脾养心。

［主治］（1）心脾气血两虚证；（2）脾不统血证。

41. 生脉散（《医学启源》）

［方歌］生脉麦冬五味参，保肺清心治暑淫，气少汗多兼口渴，病危脉绝急煎斟。

［药物组成］人参、麦冬、五味子。

［功用］益气生津，敛阴止汗。

［主治］（1）温热、暑热、耗气伤阴证；（2）久咳伤肺，气阴两虚证。

42. 失笑散（《太平惠民和剂局方》）

［方歌］失笑灵脂与蒲黄，等分为散醋煎尝，血瘀胸腹时作痛，祛瘀止痛效非常。

［药物组成］五灵脂、蒲黄。

［功用］活血祛瘀，散结止痛。

［主治］瘀血停滞证。

43. 白头翁汤（《伤寒论》）

［方歌］白头翁治热毒痢，黄连黄柏佐秦皮，清热解毒并凉血，赤多白少脓血医。

［药物组成］白头翁、黄连、黄柏、秦皮。

［功用］清热解毒，凉血止痢。

［主治］热毒痢疾。

44. 白虎汤（《伤寒论》）

［方歌］白虎膏知甘草粳，气分大热此方清，热渴汗出脉洪大，加入人参气津生。

［药物组成］石膏、知母、粳米、甘草。

［功用］清热生津。

［主治］气分热盛证。

45. 瓜蒌薤白半夏汤（《金匮要略》）

［方歌］瓜蒌薤白半夏汤，祛痰宽胸效显彰；三味再加酒同煎，

宽胸散结又通阳。

［药物组成］瓜蒌实、薤白、半夏、黄酒。

［功用］行气解郁，通阳散结，祛痰宽胸。

［主治］痰盛瘀阻胸痹证。

46. 半夏白术天麻汤 (《医学心悟》)

［方歌］半夏白术天麻汤，苓草橘红枣生姜，眩晕头痛风痰盛，痰化风息保安康。

［药物组成］半夏、天麻、茯苓、橘红、白术、甘草、生姜、大枣。

［功用］化痰息风，健脾祛湿。

［主治］风痰上扰证。

47. 半夏泻心汤 (《伤寒论》)

［方歌］半夏泻心黄连芩，干姜草枣人参行，辛开苦降消痞满，治在调阳又和阴。

［药物组成］半夏、黄连、黄芩、干姜、甘草、大枣、人参。

［功用］寒热平调，消痞散结。

［主治］寒热错杂之痞证。

48. 半夏厚朴汤 (《金匮要略》)

［方歌］半夏厚朴与紫苏，茯苓生姜共煎服，痰凝气聚成梅核，降逆开郁气自舒。

［药物组成］半夏、厚朴、紫苏、茯苓、生姜。

［功用］行气散结，降逆化痰。

［主治］梅核气。

49. 地黄饮子 (《黄帝素问宣明论方》)

［方歌］地黄饮子山茱斛，麦味菖蒲远志茯，苁蓉桂附巴戟天，少入薄荷姜枣服。

［药物组成］熟干地黄、巴戟天、山茱萸、石斛、肉苁蓉、附子、五味子、官桂、白茯苓、麦冬、石菖蒲、远志、薄荷、生姜、大枣。

［功用］滋肾阴，补肾阳，开窍化痰。

［主治］下元虚衰，痰浊上泛之喑痱证。

50. 当归六黄汤（《兰室秘藏》）

［方歌］当归六黄二地黄，芩连芪柏共煎尝，滋阴泻火兼固表，阴虚火旺盗汗良。

［药物组成］当归、黄芩、黄连、黄柏、熟地黄、生地黄、黄芪。

［功用］滋阴泻火，固表止汗。

［主治］阴虚火旺所致的盗汗。

51. 当归补血汤（《内外伤辨惑论》）

［方歌］当归补血君黄芪，芪归用量五比一，补气生血代表剂，血虚发热此方宜。

［药物组成］黄芪、当归。

［功用］补气生血。

［主治］血虚阳浮发热证。

52. 回阳救急汤（《伤寒六书》）

［方歌］回阳救急用六君，桂附干姜五味群，加麝三厘与生姜，三阴寒厥建奇勋。

［药物组成］人参、茯苓、白术、甘草、陈皮、半夏、肉桂、附子、干姜、五味子、麝香、生姜。

［功用］回阳救逆，益气生脉。

［主治］寒邪直中三阴，真阳衰微证。

53. 竹叶石膏汤（《伤寒论》）

［方歌］竹叶石膏汤人参，麦冬半夏甘草临，更加粳米同煎服，清热益气养阴津。

［药物组成］竹叶、石膏、人参、麦冬、半夏、甘草、粳米。

［功用］清热生津，益气和胃。

［主治］伤寒、温病、暑病余热未清，气津两伤证。

54. 血府逐瘀汤（《医林改错》）

［方歌］血府当归生地桃，红花枳壳膝芎饶，柴胡赤芍甘桔梗，血化下行不作痨。

［药物组成］桃仁、红花、当归、生地黄、牛膝、川芎、桔梗、赤芍、枳壳、甘草、柴胡。

［功用］活血化瘀，行气止痛。

［主治］胸中血瘀证。

55. 阳和汤 (《外科证治全生集》)

［方歌］阳和汤法解寒凝，贴骨流注鹤膝风，熟地鹿胶姜炭桂，麻黄白芥甘草从。

［药物组成］熟地黄、肉桂、白芥子、姜炭、生甘草、麻黄、鹿角胶。

［功用］温阳补血，散寒通滞。

［主治］阴疽。

56. 导赤散 (《小儿药证直诀》)

［方歌］导赤木通生地黄，草梢兼加竹叶尝，清心利水又养阴，心经火热移小肠。

［药物组成］木通、生地黄、生甘草梢、竹叶。

［功用］清心养阴，利水通淋。

［主治］心经火热证。

57. 麦门冬汤 (《金匮要略》)

［方歌］麦门冬汤用人参，枣草粳米半夏存，肺痿咳逆因虚火，清养肺胃此方珍。

［药物组成］麦冬、半夏、人参、甘草、粳米、大枣。

［功用］清养肺胃，降逆下气。

［主治］（1）虚热肺痿；（2）胃阴不足证。

58. 苇茎汤 (《备急千金要方》)

［方歌］苇茎瓜瓣苡桃仁，清肺化痰逐瘀能，热毒痰瘀致肺痈，脓成未成均胜任。

［药物组成］苇茎、瓜瓣、薏苡仁、桃仁。

［功用］清肺化痰，逐瘀排脓。

［主治］肺痈，热毒壅滞，痰瘀互结证。

59. 杏苏散 (《温病条辨》)

［方歌］杏苏散内夏陈前，枳桔苓草姜枣研，轻宣温润治凉燥，咳止痰化病自痊。

［药物组成］苏叶、半夏、茯苓、前胡、杏仁、苦桔梗、枳壳、橘皮、甘草、大枣、生姜。

［功用］轻宣凉燥，理肺化痰。

［主治］外感凉燥证。

60. 吴茱萸汤 (《伤寒论》)

［方歌］吴茱萸汤重用姜，人参大枣共煎尝，厥阴头痛胃寒呕，温中补虚降逆良。

［药物组成］吴茱萸、生姜、人参、大枣。

［功用］温中补虚，降逆止呕。

［主治］肝胃虚寒，浊阴上逆证。

61. 身痛逐瘀汤 (《医林改错》)

［方歌］身痛逐瘀膝地龙，香附羌秦草归芎，黄芪苍柏量加减，要紧五灵桃没红。

［药物组成］秦艽、川芎、桃仁、红花、甘草、羌活、没药、当归、五灵脂、香附、牛膝、地龙。

［功用］活血祛瘀，通经止痛，祛风除湿。

［主治］痹证有瘀血者。

62. 沙参麦冬汤 (《温病条辨》)

［方歌］沙参麦冬扁豆桑，玉竹花粉甘草襄，肺胃阴虚燥象见，胃嘈干咳最堪当。

［药物组成］沙参、玉竹、生甘草、冬桑叶、麦冬、生扁豆、花粉。

［功用］清养肺胃，生津润燥。

［主治］肺胃津亏证。

63. 补中益气汤 (《脾胃论》)

［方歌］补中益气芪术陈，升柴参草当归身，虚劳内伤功独擅，

亦治阳虚外感因。

　　［药物组成］黄芪、白术、陈皮、升麻、柴胡、人参、甘草、当归。

　　［功用］补中益气，升阳举陷。

　　［主治］（1）脾虚气陷证；（2）气虚发热证。

64. 补阳还五汤（《医林改错》）

　　［方歌］补阳还五赤芍芎，归尾通经佐地龙，四两黄芪为主药，血中瘀滞用桃红。

　　［药物组成］黄芪、当归尾、赤芍、地龙（去土）、川芎、红花、桃仁。

　　［功用］补气，活血，通络。

　　［主治］中风之气虚血瘀证。

65. 良附丸（《良方集腋》）

　　［方歌］良附丸用醋香附，良姜酒洗加盐服，米饮姜汁同调下，心脘胁痛一齐除。

　　［药物组成］高良姜、香附子。

　　［功用］行气疏肝，祛寒止痛。

　　［主治］气滞寒凝证。

66. 阿胶鸡子黄汤（《通俗伤寒论》）

　　［方歌］阿胶鸡子黄汤好，地芍钩藤牡蛎草，决明茯神络石藤，阴虚动风此方保。

　　［药物组成］陈阿胶、生白芍、石决明、双钩藤、生地、清炙草、生牡蛎、络石藤、茯神木、鸡子黄。

　　［功用］滋阴养血，柔肝息风。

　　［主治］邪热久羁，阴血不足，虚风内动证。

67. 青蒿鳖甲汤（《温病条辨》）

　　［方歌］青蒿鳖甲知地丹，热自阴来仔细看，夜热早凉无汗出，养阴透热服之安。

　　［药物组成］青蒿、鳖甲、知母、生地、牡丹皮。

［功用］养阴透热。

［主治］温病后期，邪伏阴分证。

68. 苓桂术甘汤 (《金匮要略》)

［方歌］苓桂术甘化饮剂，温阳化饮又健脾，饮邪上逆胸胁满，水饮下行悸眩去。

［药物组成］茯苓、桂枝、白术、甘草。

［功用］温阳化饮，健脾利湿。

［主治］中阳不足之痰饮。

69. 金铃子散 (《素问病机气宜保命集》)

［方歌］金铃子散止痛方，延胡酒调效更强，疏肝泄热行气血，心腹胸胁痛经良。

［药物组成］川楝子、延胡索。

［功用］疏肝泄热，活血止痛。

［主治］肝郁化火证。

70. 炙甘草汤 (《伤寒论》)

［方歌］炙甘草汤参姜桂，麦冬生地与麻仁，大枣阿胶加酒服，虚劳肺痿效如神。

［药物组成］炙甘草、生姜、桂枝、人参、生地黄、阿胶、麦冬、麻仁、大枣。

［功用］益气滋阴，通阳复脉。

［主治］(1) 阴血阳气虚弱，心脉失养证；(2) 虚劳肺痿。

71. 参附汤 (《正体类要》)

［方歌］参附汤是救脱方，益气固阳效力彰，肢厥汗出脉欲绝，阳气暴脱急煎尝。

［药物组成］人参、附子。

［功用］益气回阳救脱。

［主治］阳气暴脱证。

72. 独参汤 (《十药神书》)

［药物组成］人参。

［功用］大补元气，救逆固脱。

［主治］元气大亏，阳气暴脱。

73. 荆防败毒散（《摄生众妙方》）

［方歌］荆防败毒草苓芎，羌独柴前枳桔同，疮疡痢疾表寒证，散风祛湿功效宏。

［药物组成］荆芥、防风、羌活、独活、柴胡、前胡、川芎、枳壳、茯苓、桔梗、甘草。

［功用］发汗解表，散风祛湿。

［主治］外感风寒湿邪。

74. 济川煎（《景岳全书》）

［方歌］济川归膝肉苁蓉，泽泻升麻枳壳从，肾虚津亏肠中燥，温润通便法堪宗。

［药物组成］当归、牛膝、肉苁蓉、泽泻、升麻、枳壳。

［功用］温肾益精，润肠通便。

［主治］肾阳虚弱，精津不足证。

75. 真武汤（《伤寒论》）

［方歌］真武汤壮肾中阳，茯苓术芍附生姜，少阴腹痛有水气，悸眩瞤惕保安康。

［药物组成］茯苓、芍药、生姜、附子、白术。

［功用］温阳利水。

［主治］阳虚水泛证。

76. 桃核承气汤（《伤寒论》）

［方歌］桃核承气五般施，甘草硝黄并桂枝，瘀热互结小腹胀，蓄血如狂最相宜。

［药物组成］桃仁、大黄、甘草、桂枝、芒硝。

［功用］逐瘀泻热。

［主治］下焦蓄血证。

77. 桂枝汤（《伤寒论》）

［方歌］太阳中风桂枝汤，芍药甘草枣生姜，解肌发表调营卫，

啜粥温服汗易酿。

［药物组成］桂枝、芍药、甘草、大枣、生姜。

［功用］解肌发表，调和营卫。

［主治］外感风寒表虚证。

78. 桂枝茯苓丸（《金匮要略》）

［方歌］金匮桂枝茯苓丸，桃仁芍药与牡丹，等分为末蜜丸服，缓消癥块胎可安。

［药物组成］桂枝、茯苓、牡丹皮、桃仁、芍药。

［功用］化瘀生新，调和气血。

［主治］瘀阻胞宫证。

79. 柴胡疏肝散（《景岳全书》）

［方歌］柴胡疏肝芍川芎，枳壳陈皮草香附，疏肝行气兼活血，胁肋疼痛立能消。

［药物组成］陈皮、柴胡、川芎、香附、枳壳、芍药、甘草。

［功用］疏肝理气，活血止痛。

［主治］肝气郁滞证。

80. 柴葛解肌汤（《伤寒六书》）

［方歌］柴葛解肌芷桔羌，膏芩芍草枣生姜，恶寒见轻热增重，解肌清热此方良。

［药物组成］柴胡、干葛、白芷、桔梗、羌活、石膏、黄芩、白芍、甘草、大枣、生姜。

［功用］解肌清热。

［主治］外感风寒，郁而化热证。

81. 逍遥散（《太平惠民和剂局方》）

［方歌］逍遥散用柴归芍，薄荷苓术煨姜枣，疏肝健脾调经卓，肝郁血虚脾弱。

［药物组成］柴胡、当归、茯苓、白芍、白术、生姜、甘草、薄荷。

［功用］疏肝解郁，养血健脾。

［主治］肝郁血虚脾弱证。

82. 凉膈散（《太平惠民和剂局方》）

［方歌］膈硝黄栀子翘，黄芩甘草薄荷饶，竹叶蜜煎疗膈热，中焦燥实服之消。

［药物组成］芒硝、大黄、栀子、连翘、黄芩、甘草、薄荷、竹叶。

［功用］泻火解毒，清上泄下。

［主治］上中焦邪郁生热证。

83. 通窍活血汤（《医林改错》）

［方歌］通窍全凭好麝香，桃红大枣老葱姜，川芎黄酒赤芍药，表里通经第一方。

［药物组成］麝香、赤芍、川芎、桃仁、红枣、红花、老葱、鲜姜、黄酒。

［功用］活血化瘀，通窍活络。

［主治］瘀血阻窍证。

84. 桑杏汤（《温病条辨》）

［方歌］桑杏汤中象贝宜，沙参栀豉与梨皮，身热咽干咳痰少，辛凉甘润燥能医。

［药物组成］桑叶、象贝、香豉、栀皮、梨皮、杏仁、沙参。

［功用］清宣温燥，润肺止咳。

［主治］外感温燥证。

85. 桑菊饮（《温病条辨》）

［方歌］桑菊饮中桔梗翘，杏仁甘草薄荷绕，芦根为引轻清剂，热盛阳明入母膏。

［药物组成］桑叶、菊花、桔梗、连翘、杏仁、甘草、薄荷、芦根、知母、石膏。

［功用］疏风清热，宣肺止咳。

［主治］风温初起。

86. 理中丸（《伤寒论》）

［方歌］理中干姜参术甘，温中健脾治虚寒，中阳不足痛呕利，

丸汤两用腹中暖。

［药物组成］人参、干姜、白术、炙甘草。

［功用］温中祛寒，补气健脾。

［主治］(1) 脾胃虚寒证；(2) 阳虚失血证；(3) 脾胃虚寒所致的胸痹，或小儿慢惊，或病后喜唾涎沫等。

87. 萆薢分清饮（《丹溪心法》）

［方歌］萆薢分清益智仁，菖蒲乌药盐煎成，下焦虚寒得温利，分清化浊效如神。

［药物组成］益智仁、川萆薢、石菖蒲、乌药。

［功用］温肾利湿，分清化浊。

［主治］下焦虚寒，湿浊下注，膏淋白浊。

88. 银翘散（《温病条辨》）

［方歌］银翘散主上焦疴，竹叶荆蒡豉薄荷，甘桔芦根凉解法，清疏风热煮无过。

［药物组成］连翘、金银花、薄荷、牛蒡子、荆芥穗、淡豆豉、竹叶、桔梗、生甘草、芦根。

［功用］辛凉透表，清热解毒。

［主治］温病初起，温邪初犯肺卫证。

89. 麻黄附子细辛汤（《伤寒论》）

［方歌］麻黄二两细辛同，附子一枚力最雄，始得少阴反发热，脉沉的证奏奇功。

［药物组成］麻黄、附子、细辛。

［功用］助阳解表。

［主治］素体阳虚，外感风寒证。

90. 麻黄汤（《伤寒论》）

［方歌］麻黄汤中臣桂枝，杏仁甘草四般施，发汗解表宣肺气，伤寒表实无汗宜。

［药物组成］麻黄、桂枝、杏仁、甘草。

［功用］发汗解表，宣肺平喘。

［主治］外感风寒表实证。

91. 旋覆代赭汤（《伤寒论》）

［方歌］旋覆代赭用人参，半夏姜甘大枣临，重以镇逆咸软痞，痞硬噫气力能禁。

［药物组成］旋覆花、半夏、甘草、人参、代赭石、生姜、大枣。

［功用］降逆化痰，益气和胃。

［主治］胃虚痰阻气逆证。

92. 清营汤（《温病条辨》）

［方歌］清营汤治热传营，身热夜甚神不宁，角地银翘玄连竹，丹麦清热更护阴。

［药物组成］犀角（水牛角代替）、生地、金银花、连翘、玄参、黄连、竹叶心、丹参、麦冬。

［功用］清营解毒，透热养阴。

［主治］热入营分证。

93. 清暑益气汤（《温热经纬》）

［方歌］王氏清暑益气汤，善治中暑气津伤，洋参冬斛荷瓜翠，连竹知母甘粳襄。

［药物组成］西洋参、石斛、麦冬、黄连、竹叶、荷梗、知母、甘草、粳米、西瓜翠衣。

［功用］清暑益气，养阴生津。

［主治］暑热气津两伤证。

94. 清瘟败毒饮（《疫疹一得》）

［方歌］清瘟败毒地连芩，丹膏栀草竹玄参，犀角翘芍知桔梗，泻火解毒亦滋阴。

［药物组成］生地、黄连、黄芩、牡丹皮、石膏、栀子、甘草、竹叶、玄参、犀角（水牛角代替）、连翘、芍药、知母、桔梗。

［功用］清热解毒，凉血泻火。

［主治］温疫热毒，气血两燔证。

95. 羚角钩藤汤（《通俗伤寒论》）

［方歌］俞氏羚角钩藤汤，桑菊茯神鲜地黄，贝草竹茹同芍药，肝风内动急煎尝。

［药物组成］羚羊角、双钩藤、霜桑叶、滁菊花、鲜生地、生白芍、川贝母、淡竹茹、茯神、生甘草。

［功用］凉肝息风，增液舒筋。

［主治］肝热生风证。

96. 葛根黄芩黄连汤（《伤寒论》）

［方歌］葛根黄芩黄连汤，再加甘草共煎尝，邪陷阳明成热痢，清里解表保安康。

［药物组成］葛根、黄芩、黄连、炙甘草。

［功用］解表清里。

［主治］协热下利证。

97. 葶苈大枣泻肺汤（《金匮要略》）

［方歌］喘而不卧肺成痈，口燥胸痛数实呈，葶苈一丸十二枣，雄军直入夺初萌。

［药物组成］葶苈、大枣。

［功用］泻肺去痰，利水平喘。

［主治］（1）肺痈，喘不得卧；（2）支饮胸满。

98. 犀角地黄汤（《备急千金要方》）

［方歌］犀角地黄芍药丹，血热妄行吐衄斑，蓄血发狂舌质绛，凉血散瘀病可痊。

［药物组成］犀角（水牛角代替）、生地、芍药、牡丹皮。

［功用］清热解毒，凉血散瘀。

［主治］热入血分证。

99. 膈下逐瘀汤（《医林改错》）

［方歌］膈下逐瘀桃牡丹，赤芍乌药元胡甘，归芎灵脂红花壳，香附开郁血亦安。

［药物组成］五灵脂、当归、川芎、桃仁、牡丹皮、赤芍、乌药、

延胡索、甘草、香附、红花、枳壳。

[功用] 活血逐瘀，破癥消结。

[主治]（1）膈下瘀阻气滞，形成痞块，痛处不移，卧则腹坠；（2）肾泻、久泻由瘀血所致者。

100. 藿香正气散（《太平惠民和剂局方》）

[方歌] 藿香正气大腹苏，甘桔陈苓术朴俱，夏曲白芷加姜枣，感伤岚瘴并能驱。

[药物组成] 大腹皮、白芷、紫苏、茯苓、半夏曲、白术、陈皮、厚朴、苦桔梗、藿香、甘草。

[功用] 解表化湿，理气和中。

[主治]（1）外感风寒，内伤湿滞证；（2）山岚瘴疟等。